Robert Schleip · Heike Oellerich · Miriam Wessels

DER FASZIEN CODE

Bibliografische Information der Deutschen Nationalbibliothek
Die Deutsche Nationalbibliothek verzeichnet diese Publikation in der Deutschen Nationalbibliografie; detaillierte bibliografische Daten sind im Internet über https://dnb.de abrufbar.

Für Fragen und Anregungen
info@m-vg.de

Wichtige Hinweise
Dieses Buch ist für Lernzwecke gedacht. Es stellt keinen Ersatz für eine individuelle medizinische Beratung dar und sollte auch nicht als solcher benutzt werden. Wenn Sie medizinischen Rat einholen wollen, konsultieren Sie bitte einen qualifizierten Arzt. Der Verlag und die Autoren haften für keine nachteiligen Auswirkungen, die in einem direkten oder indirekten Zusammenhang mit den Informationen stehen, die in diesem Buch enthalten sind.

Ausschließlich zum Zweck der besseren Lesbarkeit wurde auf eine genderspezifische Schreibweise sowie eine Mehrfachbezeichnung verzichtet. Alle personenbezogenen Bezeichnungen sind somit geschlechtsneutral zu verstehen.

Originalausgabe
2. Auflage 2025

Türkenstraße 89
80799 München
Tel.: 089 651285-0

Redaktion: Sarah Holzwarth
Umschlaggestaltung: Maria Verdorfer
Umschlagabbildung: Marco Grundt Fotografie
Fotos: alle Fotos von Marco Grundt Fotografie, außer: FASZIO®: 9, 15, 16, 18, 32, 33, 34, 36, 38, 40, 42, 49, 52, 55, 56, 66, 71, 72, 75, 77, 92, 93, 95, 99–102, 116, 152o–250o, 272; Dr. Jean-Claude Guimberteau: 21; Fascia Research Society. Fotografiert von Thomas Stephan: 28, 30; Tom Flemons © Intension Designs: 31; BellaBambi®: 108; TOGU®: 112
Illustrationen: alle Illustrationen von FASZIO®
Models: Heike Oellerich, Lena Schönteich, Carsten Peckmann, Gustavo Paulo Silva
Layout: Katja Muggli
Satz: Daniel Förster, Belgern
Druck: Balto Print UAB, Litauen
Printed in the EU

Wir produzieren nachhaltig
www.m-vg.de

ISBN Print 978-3-7423-2513-6
ISBN E-Book (EPUB, Mobi) 978-3-7453-2298-9

Weitere Informationen zum Verlag finden Sie unter
www.rivaverlag.de
Beachten Sie auch unsere weiteren Verlage unter: www.m-vg.de

Robert Schleip · Heike Oellerich · Miriam Wessels

DER FASZIEN CODE

Wie die Genetik des Bindegewebes deine Gesundheit beeinflusst und du typgerecht trainierst, um Beweglichkeit und Fitness zu optimieren

riva

INHALT

VORWORT
VON TOM MYERS

Dieses Buch nimmt sich – mit allem Drum und Dran – eines der interessantesten Ergebnisse der aktuellen Faszienforschung vor: den genetischen Unterschied zwischen Menschen mit »festerem« und »lockerem« Fasziengewebe. Welch ein Vergnügen! Es ist erfreulich, ein Buch darüber zu lesen, wie das Wissen über unser Fasziensystem direkt zum Training und zur Behandlung von uns selbst, aber auch von Patienten beitragen kann. Um aus Kapitel 1 zu zitieren: »Die Faszie ist weder eine leblose, träge Hülle noch ein magisches Heilmittel. Sie ist vielmehr ein dynamisches Netzwerk, in das alle weiteren Körperbestandteile eingewebt sind und über das wir großen Einfluss auf unsere Gesundheit nehmen können.« Dem stimme ich zu.

Faszienviskosität, Elastizität, Plastizität und die Fähigkeit des Remodellierens – jede dieser Eigenschaften hat immense Anwendungsmöglichkeiten in Training, Medizin, Rehabilitation und Sport, von denen die meisten leider noch nicht umgesetzt werden. Dieses Buch vermittelt dir Kenntnisse über die spezifischen Eigenschaften des Spektrums von einem festen zu einem lockeren Fasziengewebe und zeigt, wie man gewebespezifische Übungen, Behandlungen und Trainingseinheiten zu Hause anwenden kann. Es richtet sich darüber hinaus auch an medizinische und therapeutische Berufsgruppen, die Patienten faszial in Bewegung bringen wollen. Auch für mich persönlich ist es eine Freude, die Theorie der myofaszialen Leitbahnen aus meinem Werk *Anatomy Trains* so deutlich in den Übungssequenzen eingesetzt zu sehen – danke!

Und schließlich ist es sehr beeindruckend, dass dieses aufstrebende Thema so gründlich behandelt wird. In Kapitel 1 lernen wir viel über das, was wir bisher über die Faszie im Allgemeinen wissen, aber das wahrlich Entscheidende erfahren wir ab Kapitel 2. Neigen unsere Faszien eher zur fest gewebten, härteren Seite (genetisch angepasst an nördliche Klimazonen) oder eher zum weicheren, lockeren Ende des Spektrums (genetisch angepasst an heißere Klimazonen)? Jede Tendenz birgt sowohl Vorteile als auch Herausforderungen – mit unmittelbaren Auswirkungen auf Training und Gesundheit und mit zahlreichen Aha-Erlebnissen.

Die Genetik scheint die Geschwindigkeit des Umbaus unseres Fasziennetzes zu bestimmen. Wenn wir es zu schnell und zu stark aufbauen, neigen wir dazu, steif zu werden wie der »Tin Man« aus *Der Zauberer von Oz* – ich gehöre zu diesem Typ: Ich bin robust, aber nicht biegsam. Wenn wir es zu langsam aufbauen, wird es locker, die Gelenke und das Zentrum werden instabil – diese Menschen sind sehr biegsam, aber oft nicht so stabil. Die meisten von uns befinden sich irgendwo in der Mitte dieses Spektrums, weit entfernt von Extremen und Krankheiten wie das Ehlers-Danlos-Syndrom oder Morbus Bechterew. Selbst innerhalb der Norm gibt die Seite, auf der man sich befindet, Aufschluss darüber, wie man seinen Körper trainieren sollte, um ein Maximum an Gesundheit zu erreichen. Es gibt nicht das eine Training für alle. Wirklich lockere Menschen – »Elfen« genannt in diesem Buch – brauchen in ihrer sportlichen Praxis etwas anderes als Dehnung, um den Mangel an Stabilität auszugleichen. »Wikinger« müssen beharrlich ihre Mobilität trainieren und der Tendenz ihres Körpers widerstehen, die Übungen nicht ordentlich auszuführen. Die Rehabilitation nach einer Verletzung muss bei den Elfen langsamer vonstattengehen, Wikinger hingegen verlieren ihre yogischen Fortschritte innerhalb weniger Tage nach der letzten Stunde – und so weiter: Die Auswirkungen dieses einen Faktors – des Zustands der Faszien – sind unzählig. Hier erfährst du, wie du dich selbst und andere einschätzen kannst, um zu sehen, wo du auf dieser Skala stehst. Dann kannst du die richtigen praktischen Übungen wählen, um bessere Ergebnisse in deinem Training oder deiner Körperarbeitspraxis zu erzielen.

Und von wem kannst du über diesen ganz neuen Aspekt des Trainings etwas lernen? An dieser Stelle darf ich dir die Autoren vorstellen, die das Thema Faszien mit Begeisterung und Freude füllen. Ich habe Heike und Miriam in der Anfangsphase eines neu gedachten Faszientrainings kennengelernt und schätze sie als Expertinnen. Mit ihrem lockeren und spielerischen Ton erläutern sie wissenschaftliche Zusammenhänge leicht verständlich. Gleichzeitig solltest du die vielen Forschungsreferenzen nicht mit »Wissenschaftlichkeit« verwechseln – sowohl Heike als auch Miriam sind erfahrene Praktikerinnen, die jeden Tag instinktiv und erfinderisch Probleme lösen. Mit anderen Worten: In diesem Buch gibt es neben der evidenzbasierten Praxis auch jede Menge »praxisbasierte Evidenz«.

Während Heike und Miriam uns eine Vielfalt an praktischen Anwendungen bescheren, ist gut zu wissen, dass die Umsetzungen auf den Forschungsergebnissen meines Freundes und langjährigen Weggefährten Dr. Robert Schleip, den ich sehr bewundere, basieren. Niemand hat mehr dazu beigetragen, die Praktiker mit den reinen Forschern der Biomechanik zu verbinden, als Robert. Er hat über die verfügbaren Forschungsergebnisse auf dem faszinierenden Gebiet der Faszien und ihrer klinischen Bedeutung berichtet, sie ergänzt und unermüdlich zusammengefasst, und das mit sehr gutem Erfolg. Danke, Robert, dass du für uns alle – auch für Heike und Miriam – die Weichen gestellt hast.

Wir stehen noch ganz am Anfang, wenn es darum geht, die gesundheitlichen Auswirkungen des »Fasziensystems« und unserer »biomechanischen Autoregulation« bis hin zu den zellulären und epigenetischen Auswirkungen von Haltung und Bewegung zu verstehen. Dieses Buch bietet ein direkt nutzbares Anwendungsprotokoll für einen Faktor, der weder muskulär noch neural ist, sondern sich direkt aus der Funktionsweise unserer biologischen Struktur ergibt. Bravo!

Thomas Myers
praktiziert seit 50 Jahren integrative Manualtherapie in unterschiedlichen klinischen und kulturellen Umgebungen. Er hält Vorträge und unterrichtet über das Fasziensystem, strukturelle Integration und die Zukunft der Bewegungslehre. Tom ist der Autor des revolutionären Standardwerks *Anatomy Trains*.

VORWORT
DER AUTOREN

Wir, Heike und Miriam, arbeiten seit 25 Jahren zusammen als Autorinnen, Konzeptentwicklerinnen und Ausbilderinnen im Bewegungs- und Therapiebereich. Von Anfang an war unser Antrieb, bestehende Gesetzmäßigkeiten im Training sowie Therapiekontext kritisch zu hinterfragen und die daraus resultierenden Erkenntnisse für alle verständlich aufzubereiten und in innovative Bewegungen umzusetzen. Dies ist bis heute unsere gemeinsame Passion. Während der Entwicklung von Übungen mit bestimmten Wirkungszielen kam es bei dem intensiven Experimentieren immer wieder zu Konflikten: Die eine erlebte den Effekt als dehnend, die andere als kräftigend, Übungen schienen der anderen mühelos, während sich die eine in Ausgangspositionen zwängte und so weiter. Wir fanden dafür gute Kompromisse, aber das Thema beschäftigte uns.

Vor rund zehn Jahren hörten wir bei einem Faszienlehrgang von Robert zum ersten Mal etwas von genetisch verschiedenen Konstitutionstypen. Diese wurden vom Faszienexperten als »Wikinger« und »Tempeltänzer« bezeichnet. Auch wenn dies nur eine Information von vielen war, ahnten wir sofort, dass dort der Schlüssel zu unserer unterschiedlichen Bewegungswahrnehmung steckte: Wir sind physiologisch eine Wikinger- und eine Tempeltänzer-(beziehungsweise Elfen-)Frau!

Für mich – Heike – war diese Erkenntnis ein großes Aha-Erlebnis, das sich einschneidend auf mein Selbstbild auswirkte. Ich, die immer zu trampelig, zu laut, zu ungelenk gewesen war, konnte dies nun als Potenzial werten, in zielgerichtete Bahnen lenken und Stärken entwickeln. Jetzt bin ich glücklich, ein Wikingertyp zu sein, und habe großen Spaß daran, meine Kompetenzen zu nutzen und in meinem Training auch »die Elfe in mir« auszuleben.

Ganz typgerecht arbeitet in mir – Miriam – seitdem dieses Wissen und ich hinterfrage mich: Bin ich zu emotional für die derzeitige Welt? Brauche ich mehr Stabilität, um entspannter, leichter und fröhlicher als »Elfe« zu bestehen? Wo kann die Welt mich brauchen und ich mir trotzdem ehrlich, wahrhaftig und ressourcenschonend treu bleiben? Ich passe meine Bewegungsroutine immer wieder an, um mich zu fordern, aber nicht zu überfordern. Und die Effekte benötigen Zeit für ihre Integration.

Durch diese Auseinandersetzungen haben wir die These der genetischen Tendenz zu nordischen und tropischen Gewebetypen weiterverfolgt, ausgeweitet und überall wiedergefunden: körperlich, emotional, im Handeln, in der Pathologie, der Therapie und vielem mehr. Das lässt auf einen Transfer in andere Lebenssituationen schließen. Diese ganzheitliche Betrachtungsweise haben wir fest in unser Menschenbild, unsere Trainingskonzepte und unsere therapeutischen Ansätze integriert. Durch unsere persönliche und berufliche Erfahrung über die Jahre wuchs der Wunsch, diese

Erkenntnisse auch durch ein Buch zu verbreiten. Denn das Wissen über den eigenen Gewebetypen kann nicht nur Trainingsprogramme, sondern auch die Selbstwahrnehmung, Selbstakzeptanz und Selbstliebe positiv ändern.

Dadurch sind wir auch zu der Erkenntnis gelangt, dass für uns die Bezeichnung »Tempeltänzer« nicht optimal ist. Das Wort ist im Deutschen nicht so gängig und die Eigenschaften, die mit diesem Bild dargestellt werden sollen, tauchen nicht sofort in den Köpfen der Europäer auf. Zudem geht es uns um eine ganzheitliche Betrachtung, die über Bewegungseigenschaften hinausgeht.

Deshalb haben wir die Bezeichnung »Elfen« gewählt. Auch wenn diese formal ebenfalls im Norden »beheimatet« sind, bilden sie perfekt den Gegenpol zu den festen, robusten Wikingern. Denn man assoziiert nach unserer Erfahrung damit sofort leichte, flinke, zarte, elegante, bewegliche und sensible Wesen. Diese Verknüpfung hat auch Robert gefallen, sodass wir uns schnell auf eine Verwendung des Begriffs »Elfen« einigen konnten. Und so schließt sich ein Kreis: Der Mann, der uns vor einem Jahrzehnt mit einem Funken inspiriert hat, ist nun unser Mitautor bei dem ersten Buch, das diese These ausgiebig beleuchtet. Welch glückliche Fügung!

Auch von meiner Seite – Robert – eine freudige Bewunderung der exzellenten Publikation, die vor allem meine beiden Mitautorinnen mit viel Kreativität, Cleverness und Elan geschaffen haben. Die gemeinsame Zusammenarbeit hat mich selbst sehr bereichert und bezüglich der multiplen Talente der beiden Pionierinnen mehr als beeindruckt. Du darfst dich gefasst machen auf eine geballte Ladung an inspirierenden Anregungen, Einsichten, humorvollen Einlagen und jede Menge praktischer Anregungen für den eigenen Alltag.

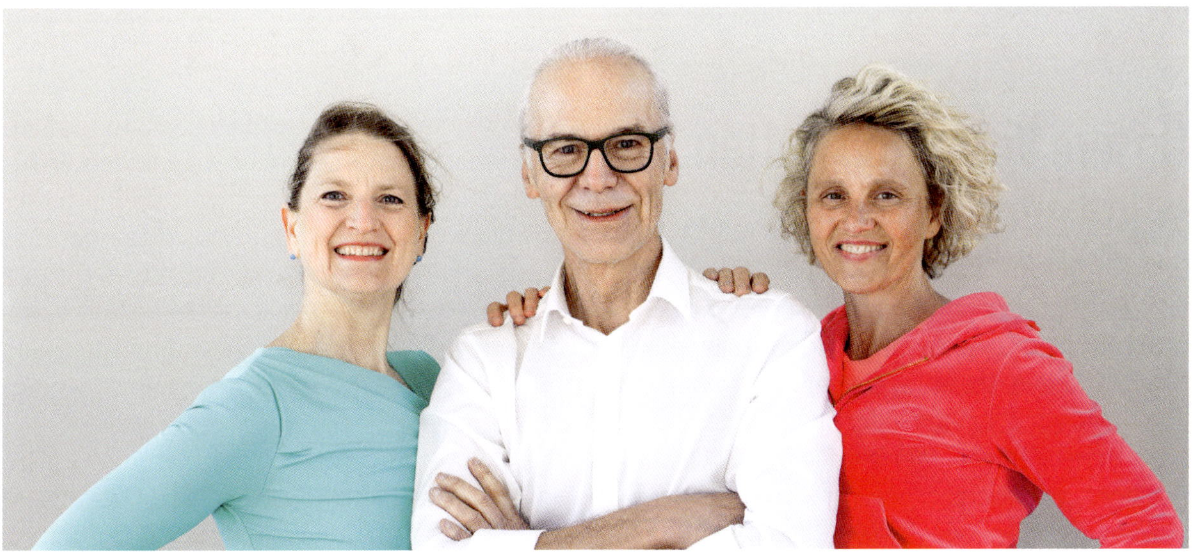

EINFÜHRUNG

Der zunehmende Zivilisationsreichtum und maschinengestützte Alltag des 21. Jahrhunderts haben dazu geführt, dass sich in den Industrieländern eine zunehmende Bewegungsarmut eingeschlichen hat. Der heutige Wohlstandsgewinn geht mit Bewegungsverlust einher. Das schafft auf der einen Seite den Boden für Zivilisationskrankheiten wie Übergewicht, Arthrose, Bluthochdruck oder Diabetes und auf der anderen Seite eine Sportindustrie, die mit Körperkult ein leistungsorientiertes Training in den Fokus setzt. In beiden Fällen werden die gesundheitsorientierten Aspekte wenig berücksichtigt. Die Lücke, die ein bewegungsmonotoner Alltag als etablierte Schonhaltung der Gesellschaft öffnet, führt zur Verkümmerung der körperlichen Funktionen und Strukturen. Geschlossen werden kann sie durch die Integration vielseitiger und lebhafter Bewegungsfreude sowie gezielte Übungen, die das auffangen.

Unsere Vorfahren hatten keine andere Wahl

Funktionelle Bewegungen gehörten automatisch zum täglichen Überlebens-(Fitness-)Training unserer Vorfahren. Diese sogenannten Urbewegungen, wie Gehen, Laufen, Rennen, Springen, Klettern, Heben, Tragen, Werfen, Ziehen, Schieben, Schlagen und dergleichen, prägten einen gesunden, straffen und leistungsstarken Körper. Dennoch gab es genetische Veranlagungen, die Einfluss auf die Bewegungsfähigkeit, Kraftgenerierung, Konstitution, Nahrungsverwertung und psychische Stabilität hatten und durch deren Ausprägung sich entweder arktische oder tropische Gewebetypen herauskristallisierten. Beide Typen haben sich mit ihren Kompetenzen perfekt an die jeweilige Lebensumgebung angepasst. Diese werden von uns als »Elfen« und »Wikinger« bezeichnet.

Perspektivwechsel

In diesem Buch fokussieren wir uns auf diese beiden Konstitutionstypen, um dir mithilfe von zwei Selbsttests einen Perspektivwechsel zu ermöglichen und dich selbst und deine Mitmenschen darin wiederzukennen.

Nach einem kurzen, einfach verständlichen Blick in fasziale Zusammenhänge folgen Erläuterungen individueller Ausprägungen der unterschiedlichen Gewebetypen. Auf dieser Grundlage lassen sich spezifische Potenziale, Defizite und Krankheitsbilder logisch erklären und nachvollziehen. Dazu gibt es Anwendungsbeispiele zur Selbsthilfe mit geeigneten Tools sowie Lösungsansätze zum Umgang mit Stressoren.

Dieses Wissen ist sowohl wertvoll für die eigene Lebensgestaltung, den Umgang mit Ernährung und Umweltfaktoren als auch in der Anwendung in Training oder Therapie, wenn es darum geht, unentdeckte Stellschrauben zu finden, schneller zu diagnostizieren und klüger zu therapieren.

Vorteil des typgerechten Trainings

Das Einzige, was uns langfristig gesund hält und jederzeit eine hohe Lebensqualität sichert, ist ausreichend Aktivität. Da sind sich Ärzte, Therapeuten und Wissenschaftler inzwischen sehr einig.

Aktivität bedeutet ein Training, das einen Wachstumsreiz im Gewebe auslöst und eine strukturelle und funktionale Anpassung des Körpers erfordert. So individuell ein Mensch veranlagt ist und sich an seine Lebensumstände angepasst hat, sollte sein Training gestaltet werden. In diesem Buch werden viele Übungen aus den Bereichen Alltag, Fitness, Yoga und Atmung vorgestellt sowie deren Reiz auf das jeweilige Gewebe beschrieben. Denn auch bei gleicher Ausführungsintention entstehen typgerechte Anforderungen. Die genetischen Unterschiede der beiden Gewebetypen ermöglichen ihnen unterschiedliche Vorteile in der Bewegungsausführung. Während genetische »Elfen« mit ihrer Beweglichkeit glänzen (du siehst sie im Folgenden auf allen Übungsbildern links), können »Wikinger« durch ihre Stabilität punkten (auf den Bildern rechts). Es wird Zeit, die Potenziale beider Typen optimal zu nutzen. Mit der faszial ausgerichteten Perspektive und der Integration des Leitbahnenmodells für eine ausgeglichene Bewegungshaltung wird das Training neu aufgerollt und sowohl arktische als auch tropische Gentypen auf bevorstehende Anforderungen vorbereitet, sodass eine Verletzungsgefahr minimiert wird.

Zukunftsweisende Denkmodelle

In der Vorbereitung für dieses Buch hatten wir im Autorenteam begeisternde Diskussionen und gemeinsame Lernerfahrungen in Bezug auf die hier vorgestellten Unterscheidungsmerkmale der beiden Konstitutionstypen. Es gab mitunter lebhafte Gespräche im Sinne eines gemeinsamen Voneinander-Lernens zwischen der eher erfahrungsorientierten Perspektive der beiden trainings- und therapieorientierten Autorinnen, Heike Oellerich und Miriam Wessels, und der primär wissenschaftlichen Ausrichtung des Faszienforschers Dr. Robert Schleip. Wir möchten ausdrücklich darauf hinweisen, dass einige der in diesem Buch vorgeschlagenen Verhaltensmerkmale der beiden Konstitutionstypen plausible Denkmodelle sind, die zwar durch ernstzunehmende Hinweise gestützt, aber aktuell noch nicht evidenzbasiert bewiesen sind.

Jetzt tauche ein in deine gewebegenetischen Ursprünge, lerne deine faszialen Wurzeln kennen, habe Spaß beim Entdecken, erfahre, welchem Bindegewebstyp du eher entsprichst und wie du Bewegung optimal typgerecht gestalten kannst.

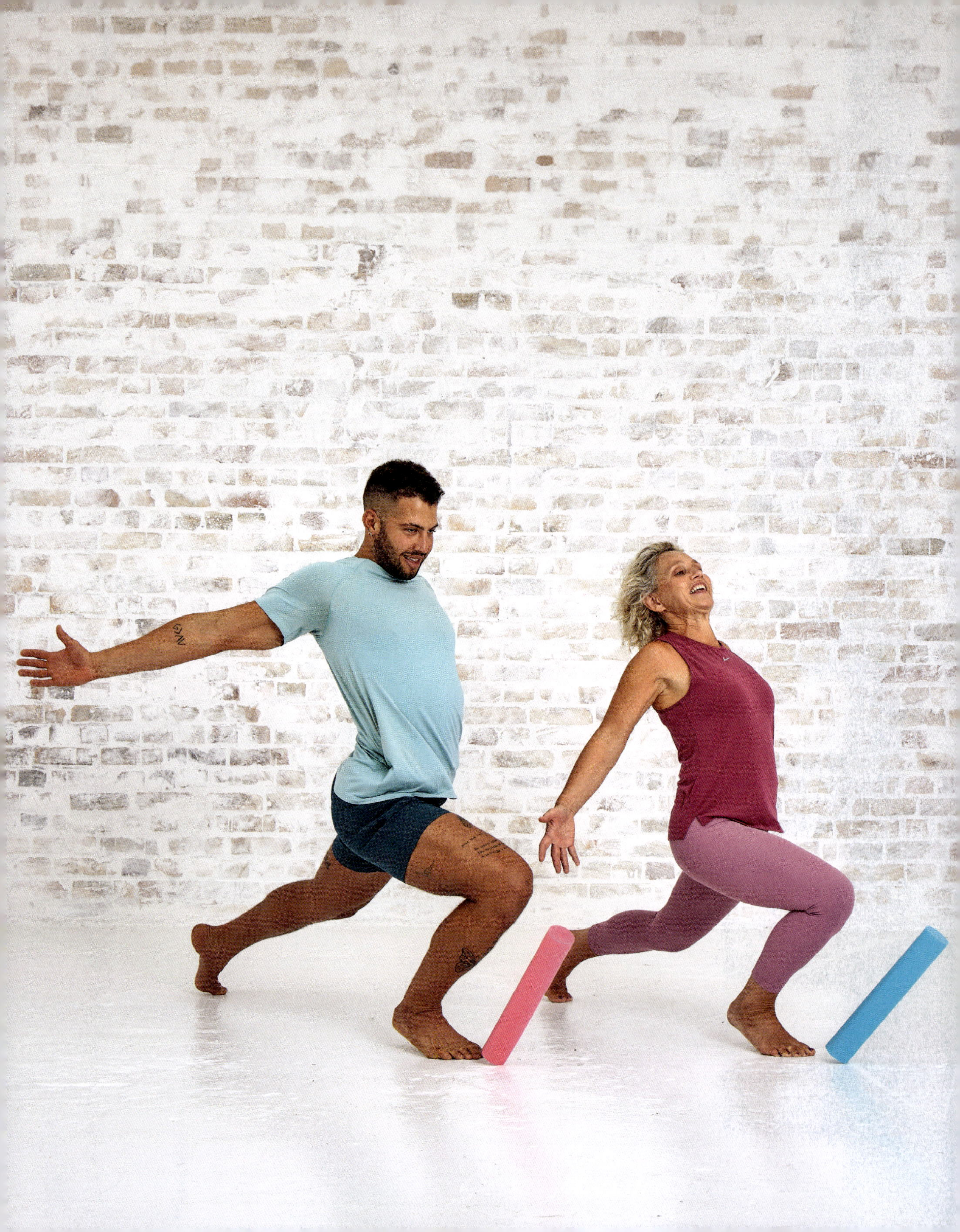

1

KLEINE BINDEGEWEBSKUNDE FÜR GROSSE WIRKUNG

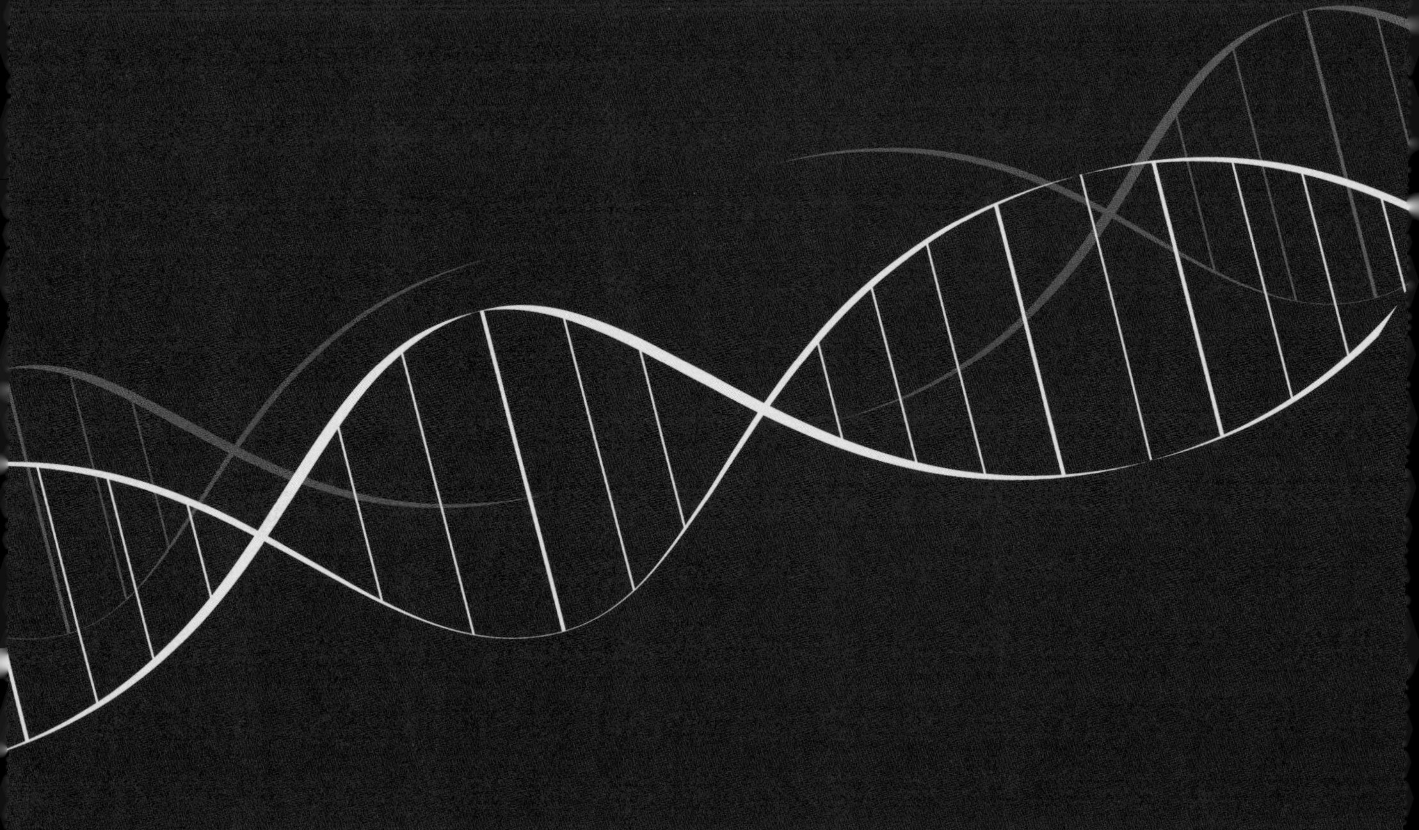

ENTDECKE DAS BINDEGEWEBE IN DIR

Die Faszie ist das vielseitigste Gewebe im menschlichen Körper, das in den letzten Jahren verstärkte Aufmerksamkeit erfahren hat. Intensive Forschung hat das Verständnis über die Funktionsweise des faszialen Gewebes erweitert und seine Wichtigkeit für die Gesundheit und das Wohlbefinden besser beleuchtet. Die Faszie hat mittlerweile so an Bedeutung gewonnen, dass ihr zahlreiche Experten den Status eines eigenen Organs zuschreiben. Wir verwenden die Bezeichnung »Faszie« im Singular, um zu verdeutlichen, dass jeder Mensch nur eine Faszie hat, die sich vielseitig differenziert, unter anderem in Struktur, Konsistenz und Funktion.

Lange Zeit in den stillen Hintergrund des schulmedizinischen Interesses gerückt, ist die Faszie heute das lebhafte Zentrum eines regelrechten Gesundheitsphänomens. Mediziner, Trainer, Therapeuten und »Beweger« (also Menschen, die sich gerne bewegen) machen sich das Wissen um die Komplexität dieses Organs zunutze. Während man vor Jahrzehnten annahm, dass es lediglich ein Füllgewebe im Körper sei, weiß man heute, dass es mit seiner Omnipräsenz an unzähligen Stoffwechselprozessen, Reizweiterleitungen, Muskel- und Organtätigkeiten sowie am Immunsystem beteiligt ist und so eine wesentliche Grundlage für Gesundheit, Wohlbefinden und Funktionalität bildet. Die Faszie umschließt, durchzieht und verbindet einzelne Strukturen, wodurch sie eine innere Balance schafft.

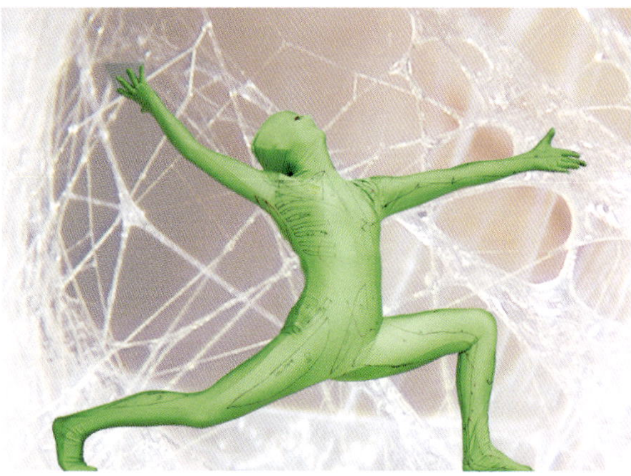

Jedes Lebewesen hat nur eine Faszie, die facetten- und funktionsreich alles durchzieht, verbindet und versorgt.

Der Faszien-Hype

Die letzten Jahre haben einen bemerkenswerten Wandel in der Wahrnehmung der Faszie mit sich gebracht. Ursprünglich war dies angetrieben von einem kurzzeitigen Faszien-Hype in der Fitnessszene, der sie zu einem fast schon magischen Element des Körpers stilisierte, sich dabei aber auf das sogenannte Ausrollen fokussierte. In dieser Phase bezog sich Faszien-»Training« sehr häufig auf den mehr oder minder kompetenten Umgang mit der aus einem therapeutischen Kontext stammenden Intervention auf Hartschaumgegenständen. Fitnesscoaches, Yoga- und Pilatesenthusiasten sowie Anhänger anderer Bewegungsdisziplinen begannen vermehrt oder mit neuer Begeisterung, die Faszie als Schlüssel zu besserer Flexibilität, Schmerzlinderung und als Allzweckwaffe zur Steigerung der körperlichen Fitness und Gesundheit zu betrachten. Es ist wahr, dass diese Strukturen eine entscheidende Rolle bei der Körperbewegung und -stabilität spielen, jedoch wurde die Bewertung ihrer Funktion in dieser Euphorie oft übertrieben beziehungsweise einseitig dargestellt. Es mangelte an Hintergrundwissen und individualisierter Anwendungsempfehlung. Statt sich eingehend mit der Wirkung zu befassen, wurden zeitweise medienwirksame Konzepte nahezu unreflektiert weitergegeben.

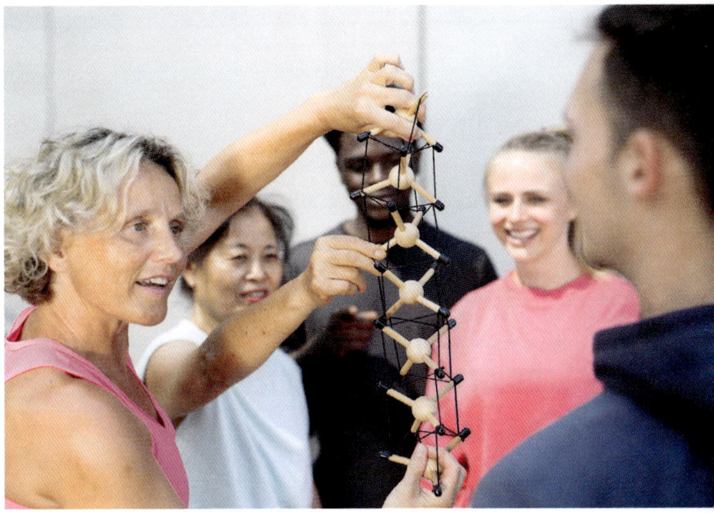

Die Medizin des 21. Jahrhunderts ist ein Raumschaffen für innere und äußere Bewegungsfreiheit.

Die moderne Faszie

Diese Sicht auf die Funktion der Faszie hat sich stark weiterentwickelt. Sie wird heute als ein komplexes Spannungsnetzwerk gesehen, das den gesamten Körper durchzieht und verbindet. Sie reagiert auf Belastungen, beeinflusst die Haltung und trägt zur Schockabsorption bei. Als Teil des großen Ganzen ist sie aus einer ganzheitlichen Sichtweise auf den Körper nicht mehr wegzudenken. Ursprünge von Schmerzen und Funktionsstörungen sind in ihr verankert. Hintergründe des Erfolgs von Dehnen, Kräftigen und Wahrnehmen lassen sich über dieses Organ erklären. Ein geschmeidiges und elastisch-resilientes Fasziennetz kann die freie Beweglichkeit fördern und Verletzungen vorbeugen. Sie ist nicht die alleinige Antwort auf alle gesundheitlichen Fragen, aber sie kann neue Perspektiven schaffen und wird inzwischen als starke Einflussgröße berücksichtigt.

Aktuelle Faszienforschung

Die Faszienforschung ist weiter im Fluss und liefert in vielen Bereichen neue Erkenntnisse für einen verändernden Blickwinkel.

Vernetzung und Kommunikation

Moderne Untersuchungen haben gezeigt, dass die Faszie ein omnipräsentes Gewebenetzwerk ist. Sie durchdringt den gesamten Körper und umgibt nicht nur alle Muskelbereiche, sondern auch Organe, Nerven und Gefäße. Diese Vernetzung macht sie zu einem eigenständigen Organ, das sich funktionsbedingt differenziert und mit dem gesamten Organismus interagiert. Auch hat die Faszie eine wichtige mechanische Funktion. Sie ist mit einer Vielzahl an Rezeptoren ausgestattet, die Informationen über Spannung, Dehnung und Druck im Körper senden. Diese sensorische Funktion ist wichtig für die Körperwahrnehmung und die Koordination von Bewegungen. Die Faszie hilft bei der Übertragung von Kräften zwischen verschiedenen Gewebekonstruktionen und kann Spannung aufnehmen, speichern und sie bei Bedarf wieder freigeben.

Schmerzen und Verletzungen

Faszien sind dicht besiedelt mit sensorischen Nervenendigungen, die potenzielle Gewebeschädigungen an das Gehirn signalisieren und dort eine Schmerzempfindung auslösen können. Verklebungen oder Verhärtungen können die Kommunikationswege einschränken oder Fehlinformationen senden. Neurologische Erkrankungen und Verletzungen hängen folglich sehr häufig eng mit der Faszie zusammen. Entstehen Gewebeblockaden, zum Beispiel durch Bewegungsmangel oder Fehlhaltungen, können zusätzliche Schmerzen hervorgerufen werden. Die Blockade kann aber auch die Ursache für die Schmerzen sein. Da an sämtlichen Verletzungen immer auch Bindegewebe beteiligt ist, sind Schädigungen damit automatisch faszialer Natur und haben körperweite Auswirkungen.

Faszienrolle (Foam Rolling)

Das Rollen auf einer Hartschaumrolle soll meist als Selbstmassage zur Lockerung der Faszie dienen. Es ist eine populäre Technik, um Muskelverspannungen zu reduzieren und Verklebungen zu lösen. Inzwischen haben unsere Erfahrungen allerdings ergeben, dass ein anschmiegsameres Material in den meisten Fällen bevorzugt werden

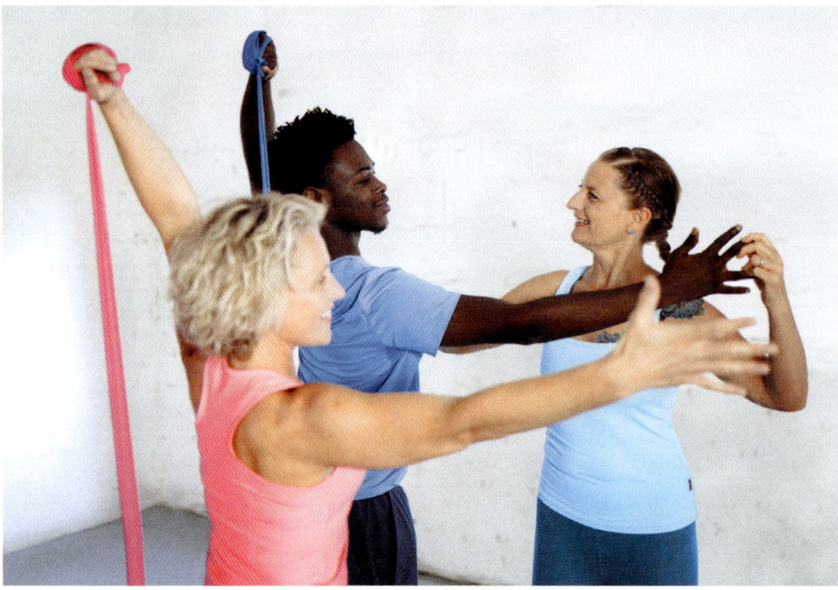

Bewegung als Anforderung ist der Schlüssel für Gesundheit und der wichtigste Aspekt für Prävention und Reha. Deshalb verschwimmen in der Faszienbehandlung die Grenzen zwischen Therapie und Training.

sollte, da es organischer in das Gewebe eindringen und von diesem nachgebender aufgenommen werden kann. Eine weitere Technik, um mit der Faszie und nicht gegen diese zu arbeiten, ist das Liften mit flexiblen Saugnäpfen. Dabei werden durch Unterdruck die faszialen Schichten abgehoben, um mehr Raum zwischen ihnen zu schaffen, damit die einzelnen Strukturen besser gegeneinander verschieblich werden (Releasing und Cupping, siehe ab Seite 108).

Faszie und Bewegung

Das Verständnis der faszialen Anatomie hat auch die Art und Weise beeinflusst, wie wir Bewegung und Training betrachten. Sie spielt eine wichtige Rolle im Sport und in der Leistungsoptimierung von Athleten. Moderne Forschungsergebnisse haben gezeigt, dass dieses Gewebe eine entscheidende Wirkung auf Beweglichkeit, Flexibilität, Kraftübertragung und Verletzungsprävention hat. Die Faszie ist die Basis für eine funktionale Kraftübertragung entlang körperweiter Leitbahnen innerhalb einer Bewegung. Ein optimales, langkettiges Faszie-Muskel-Konstrukt kann also die Leistungsfähigkeit steigern und spielt eine wichtige Rolle bei der Speicherung und Freisetzung von Bewegungsenergie.

Angewandtes Faszienwissen

In der Medizin und Therapie findet das Fasziensystem immer mehr Beachtung und wird zunehmend in die Behandlung einbezogen.

Die moderne Medizin

Die Bedeutung der Faszie und ihre Rolle in verschiedenen medizinischen Disziplinen hat stark zugenommen. Faszienforschung und -praxis entwickeln sich weiter und es werden kontinuierlich neue Erkenntnisse und Techniken gefunden, um die Gesundheit und das Wohlbefinden der Menschen zu verbessern. Dieses Hintergrundwissen ist über die Jahre Teil des Alltags von Ärzten und Therapeuten geworden. Bei Operationen werden die faszialen Zusammenhänge im Körper wesentlich detaillierter berücksichtigt und in der Nachsorge beachtet. Rehamaßnahmen werden systemischer gestaltet und beziehen alltagsnahe Kraftübertragungswege mit ein. Therapiebereiche wie Osteopathie und Rolfing® erfahren deutlich mehr Anerkennung und Therapeuten der Physiotherapie finden Ursprünge von Schmerzen an unerwarteten Orten im Körper. Die allgemeine Sichtweise des Körpers hat sich von einer isolierten Betrachtung einzelner Bereiche zu einem ganzheitlichen Ansatz entwickelt, der nun das Fundament für nachhaltige Gesundheit darstellt.

Medizinischer Alltag

In der Medizin findet allgemein ein Umdenken statt. Zwischen Erkrankungen und Faszie wird immer mehr ein Zusammenhang gesehen, unter anderem in Bezug auf den Stoffwechsel, aber auch die Interaktion verschiedener Strukturen miteinander wird zunehmend stärker berücksichtigt. Die Faszie hat auch in der inneren Medizin an Bedeutung gewonnen, da sich Reaktionen von Krankheiten und Verletzungen im faszialen

Gewebe auch negativ auf die Organtätigkeit auswirken können. Chirurgen berücksichtigen zum Beispiel die Faszienstruktur während operativer Eingriffe. Auch in der ästhetischen Medizin gibt es Techniken wie das Lifting, bei dem die Faszie zur Straffung und Verjüngung der Haut genutzt wird.

Therapeutische Ansätze

Die Faszie spielt eine wichtige Rolle in der Orthopädie und Rehabilitation von Verletzungen und muskulären Problemen. Faszientraining und -dehnung sowie spezielle manuelle Techniken sind erfolgreiche Therapieansätze zur Verbesserung des allgemeinen Gesundheitszustandes. Physiotherapeuten, Osteopathen, Rolfer und Sportmediziner nutzen Techniken wie Faszienrelease und -training, um Verklebungen und Spannungen zu lösen und die Beweglichkeit zu verbessern. Bei Sportverletzungen wie Sehnenentzündungen oder Muskelzerrungen bestimmt die Faszie den Erfolg des Heilungsprozesses und der Rehabilitation maßgeblich.

Blick in die Zukunft

Das wachsende Interesse am faszialen Gewebe hat dazu beigetragen, das Verständnis von der Funktionsweise des menschlichen Körpers zu vertiefen und neue Ansätze für die Gesundheitsversorgung und das Wohlbefinden zu entwickeln. Die Faszie ist ein komplexes Gewebe mit vielen Facetten und ihre Rolle im Körper wird weiterhin erforscht. Die Fascia Research Society führt regelmäßig weltweit die vielen Fäden der Erkenntnisse zusammen und agiert als interdisziplinäre Austauschplattform. Die Faszie ist weder eine leblose, träge Hülle noch ein magisches Heilmittel. Sie ist vielmehr ein dynamisches Netzwerk, in das alle weiteren Körperbestandteile eingewebt sind und über das du großen Einfluss auf deine Gesundheit nehmen kannst. Die Faszienforschung schreitet weiterhin voran und es gibt noch viel zu entdecken und zu verstehen.

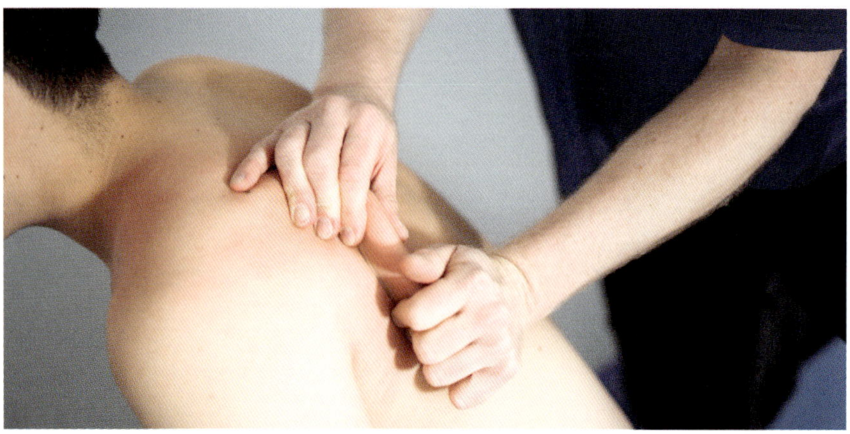

Für die verschiedenen Ausprägungen der Faszienstrukturen eignen sich unterschiedliche Therapieformen. Zum Beispiel profitiert die oberflächliche Faszie besonders von einer lösenden Technik.

FASZIENEINBLICKE: VIELFALT IN STRUKTUR UND FUNKTION

Die Faszie zu verstehen bedeutet, eine andere Perspektive einzunehmen und den eigenen Körper und seine Funktionen neu zu betrachten. Das Grundwissen dieses Organs verschafft Einblicke hinter die Kulissen der natürlichen Motorik und geht weit über den Bewegungsapparat hinaus. Der Organismus funktioniert wie ein sich anpassendes Uhrwerk. Zug und Druck sind die Motoren für das Antreiben der Zahnräder. Das beginnt mit der automatischen Herz- und Atemtätigkeit, geht über die unwillkürliche Kontraktionsfähigkeit von Darm, Gefäßen und Organen bis zur willkürlichen Aktivität des Bewegungsapparates bestehend aus Muskeln, Sehnen, Knochen und Gelenken. Mit letzterem können wir bewusst Einfluss nehmen auf die beiden unbewussteren Systeme. Denn die Faszie agiert als verbindendes Metaorgan, das interaktiv Impulse weiterleitet, ein dreidimensionales Transportwegenetz bildet und das Leitmilieu für Austausch und Prozessaktivität bereitstellt. Im Gegensatz zu einem typischen Uhrwerk spielen jedoch flüssige Prinzipien und hydraulische Eigenschaften in der faszialen Dynamik eine zusätzliche wesentliche Beitragsrolle. Über die Faszie kannst du zu einem selbstbestimmten Gestalter deiner Befindlichkeit, Fitness, Leistungsstärke und Widerstandsfähigkeit werden. Sie ist die Basis für das Entfalten des eigenen Potenzials auf allen Ebenen, macht die funktionale Komplexität des Körpers verständlicher und stellt die Verbindung zwischen Gewebe und Organsystem her.

7 Strategien für ganzheitliche Gesundheit

Um gesund und fit zu bleiben, ist Bewegung der Werkzeugkasten, in dem du verschiedene Tools für unterschiedliche Bedürfnisse der körpereigenen Strukturen zur Verfügung hast. Das schafft die Impulse, dein Fasziennetz kompetent zu konstruieren, instand zu halten und zu reparieren.

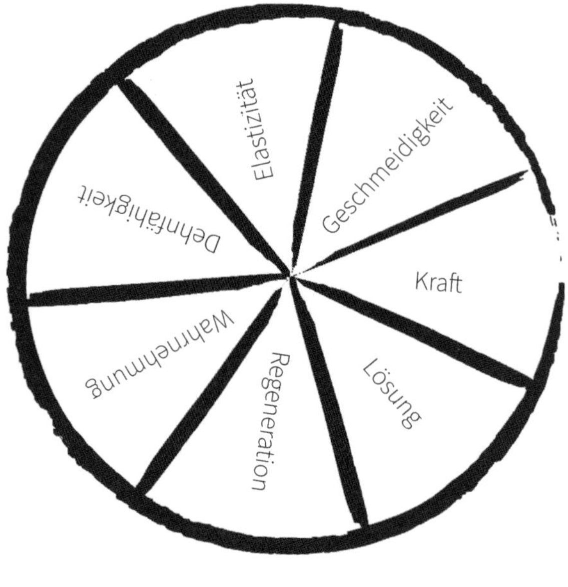

Die sieben Bewegungsstrategien eines ganzheitlichen Faszientrainings

Dementsprechend benötigen die weitgefächerten Mechanismen in deinem Körper Vielseitigkeit in deiner Mobilität. Diese kann man in sieben Kernqualitäten bündeln, mit denen das fasziale Netz stimuliert, gekräftigt, geweitet und geschmeidig gemacht wird, um seine zahlreichen Aufgaben bestmöglich bewältigen zu können. Körperstrukturen benötigen Dehnfähigkeit für freie Beweglichkeit und Aufrichtung. Bänder und Sehnen erhalten durch Elastizität mehr Zug- und Rückstellkraft. Lockeres Bindegewebe gewährleistet durch Geschmeidigkeit die Versorgung des Organismus. Funktionaler Muskelaufbau bildet Kraft in den Übertragungswegen. Körperliche Durchlässigkeit wird durch das Lösen von Blockaden erreicht. Zellen brauchen Zeiten der Regeneration für eine optimale Funktionsfähigkeit. Informationsverarbeitung und -weiterleitung werden durch Wahrnehmung stimuliert.

Durch diese Bewegungsqualitäten werden alle direkten und weiterführenden Funktionen im faszialen Netzwerk unterstützt und damit die allgemeine Gesundheit gestärkt.

Wisse, was du tust, dann kannst du machen, was du willst

Dabei steht eines immer im Vordergrund: Es gibt kein Richtig oder Falsch. Es kommt auf die Natürlichkeit in der Ausführung an. Löst du die »Handbremse« der Verkopfung und folgst der Funktionalität, unterstützt dies häufig ein zielführendes, intuitives Handeln, das noch mehr deinem Selbst entspricht. Um in diese Selbstverständlichkeit von Bewegungsabläufen zurückzufinden, benötigst du Vertrauen in dich selbst und ein fundiertes Hintergrundwissen. Im Folgenden werden die wichtigsten theoretischen Zusammenhänge erklärt und anhand von Grafiken in einer verständlichen und zugänglichen Weise dargestellt.

Wunderwerk Faszie

Wie du gelernt hast, ist die Faszie das verbindende Gewebe im Körper. Sie durchzieht und umgibt dich in Form eines faszialen Netzwerks ohne Anfang und Ende. Sie prägt dein äußeres Erscheinungsbild, hält Körper und Geist gesund, macht straff und beweglich, ist Struktur und Substanz zwischen und in den Zellen. Sie ist deine »Ursuppe«, in die sich Gewebe, Organe, Knochen und Muskeln hinein entwickelt haben. Die Faszie stabilisiert, reagiert auf Impulse, ist zugleich fest und geschmeidig und modelliert sich immer wieder neu.

Wissenschaftler erkannten dies vor etwa 20 Jahren. Sie fanden heraus, dass alle faserigen Strukturen Teil eines körperweiten faszialen Netzwerkes sind. Über dieses Netzwerk ist alles im Organismus miteinander verflochten. So werden Prozesse gesteuert und über darüber weitergeleitete Reize interagiert der ganze Körper. In einigen Abschnitten fungiert die Faszie in Form von Fasern als Sehnen oder Bänder, in anderen sind Faszienkonstrukte mit Muskelmasse, Knochen- oder Organzellen gefüllt oder sie dient mit ihrer speziellen Vakuolenstruktur für gebundenes Wasser und Fett als Puffer- und Speicherzone. Das fasziale Netzwerk ist ein lebendiges Organ

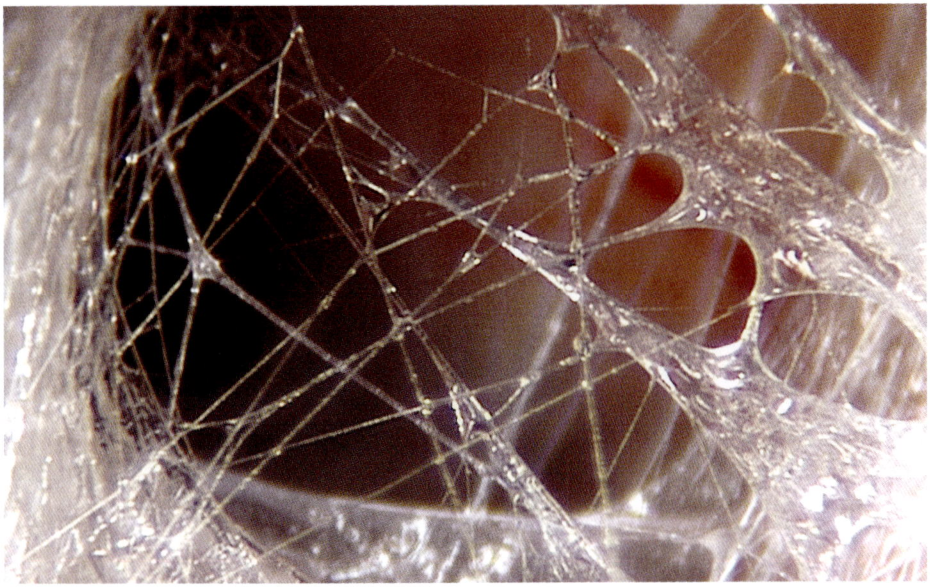

Lockeres fasziales Gewebe

mit Stoffwechselvorgängen, Immunabwehr, Aufbauzellen und Rezeptoren. Durch ihre Konsistenz hat sie die Gabe, eine geschmeidige Stabilität zu bieten und sich somit immer wieder den Gegebenheiten anpassen zu können.

Fasziale Kontinuität der Funktionsebenen

Durch die fasziale Strukturvielfalt und Kontinuität agiert jeder Funktionsbereich eigenständig und bleibt zugleich Teil des dreidimensionalen Fasziennetzwerks mit körperweiter Interaktion. Das lockere Fasziengewebe (LCT – *loose connective tissue*) lässt Strukturen gegeneinander gleiten und ermöglicht so Zusammenspiel, Transfer und Beweglichkeit innerhalb und zwischen den Ebenen. Bindegewebsstränge *(Retinacula cutis)* verankern tiefer gelegene festere Strukturen (Knochenhaut, Myofaszie) mit der Oberhaut und begrenzen dadurch den Verschieblichkeitsradius. Ihre Fasern verlaufen erst leicht diagonal durch das tiefe Fettgewebe (DAT – *deep adipose tissue*), treffen dann auf die oberflächliche Faszie und ziehen von dort in gerader Linie durch das oberflächliche Fettgewebe (SAT – *subcutaneous adipose tissue*) zur Dermis. Die Adipozyten, also Fettzellen, sind ebenfalls ein wichtiger Baustein im faszialen, lockeren Bindegewebe. Sie haben nicht nur eine wichtige Speicherfunktion für Nahrungsmittelenergie in Form von Lipiden, sondern haben auch Einfluss auf Temperaturregulation, Hormonsteuerung, Immunantwort und Entzündungsreaktionen im Gewebe. Alle Funktionsebenen schaffen gemeinsam eine dynamische Symbiose aus Flexibilität und Stabilität.

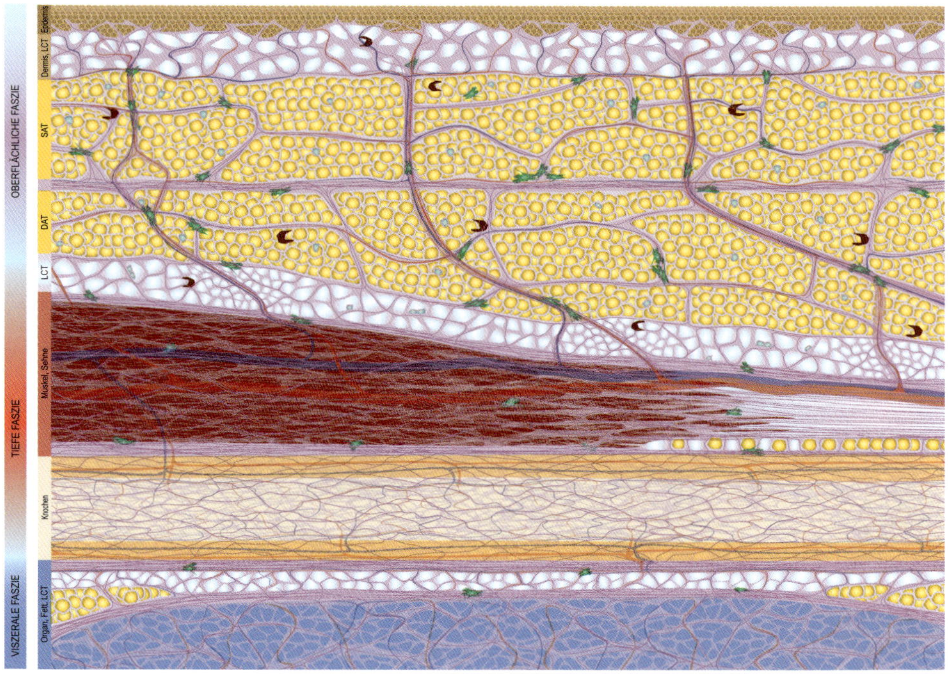

Fasziale Kontinuität in den unterschiedlichen Funktionsebenen des Körpergewebes

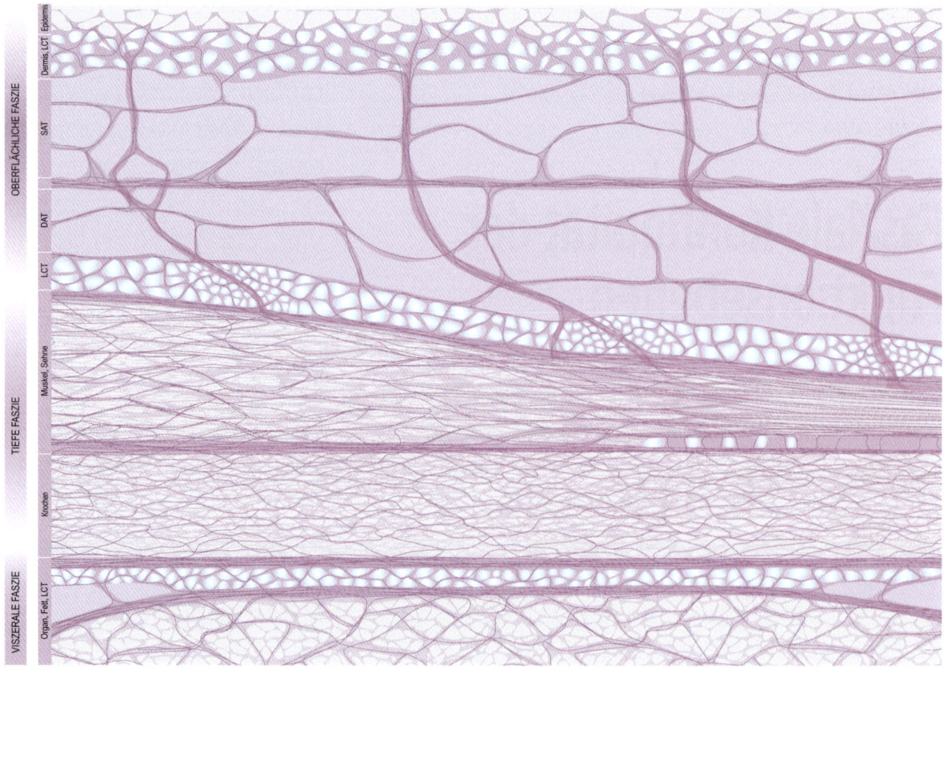

Darstellung der faszialen Kontinuität ohne Gewebeinhalte wie Muskelproteine, Fett und Organzellen

Entfernt man Hautschuppen, Fettmoleküle, Muskelfasern, kalkhaltige Knochensubstanz und Organzellen, bleibt eine funktional differenzierte Faszienarchitektur, deren Kontinuität den gesamten Körper bildet, auskleidet und gestaltet. Ein Perspektivwechsel in der Betrachtung von Körper und Bewegung erscheint klar und notwendig: Du bist eine Faszie und alles andere ist darin eingelagert.

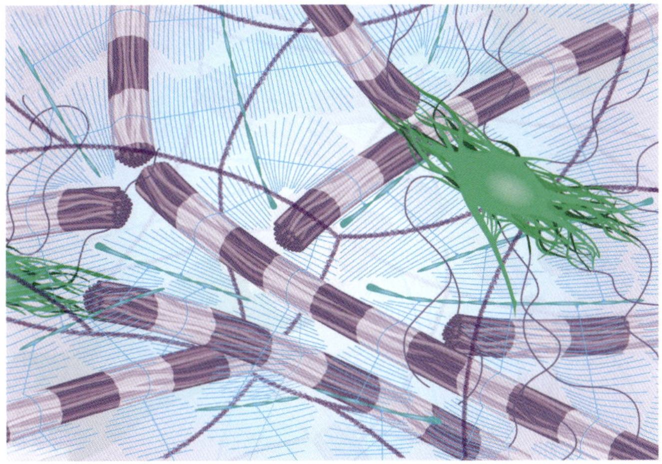

Alle Bestandteile der Faszie

Bestandteile des faszialen Netzwerkes

Die Faszie enthält hauptsächlich kollagene Fasern für Festigkeit und Stabilität (diese sind zug- und reißfest und können katapultartig zurückfedern), elastine Fasern für Dehnfähigkeit und Geschmeidigkeit (ein lockerer Verbund, der sich bis zu 150 Prozent reversibel verlängern kann) sowie verschiedene Zucker-Eiweiß-Verbindungen (Verbindungsproteine sind unter anderem Glycosaminoglykane und Hyaluronanketten), die Wasser in der Faszie binden und speichern.

Die so entstehende Grundsubstanz aus gebundenem Wasser und Verbindungsproteinen dient als Zirkulationsmilieu und Transportweg, stabilisiert das Gewebe und schützt es vor Überbelastung und unerwünschten Einwirkungen. Zugleich ermöglicht sie ein Gleiten der Fasern, die Verteilung von Nährstoffen und den Abbau von Abfallprodukten.

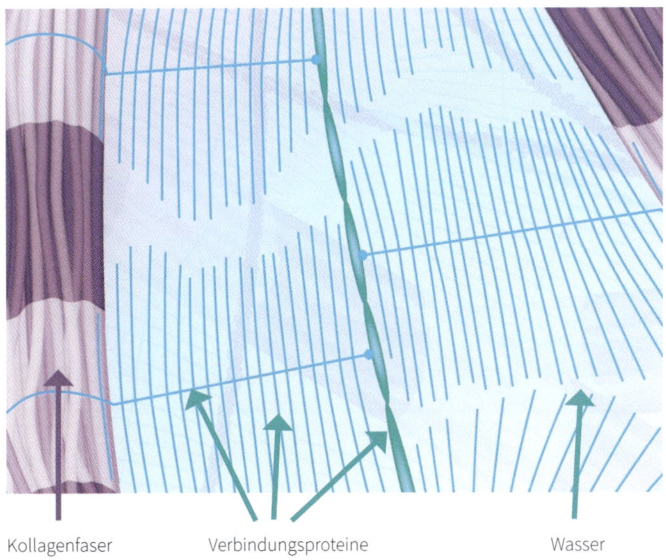

Grundsubstanz mit Verbindungsproteinen, die Kollagenfasern zusammenführen

Die Faszie als Ganzes ist wie ein Flusssystem zu sehen. Nur wenn dieses innere Ökosystem intakt und ausbalanciert ist, kann die Grundsubstanz ungehindert fließen und den Organismus in Schwung und gesund halten.

Die jeweilige Mischung und Ausrichtung dieser Bestandteile ermöglicht es, dass das Fasziengewebe funktionsentsprechend an einigen Stellen entweder fester (zum Beispiel Sehnen) oder weicher (zum Beispiel lockeres Bindegewebe) ist. Aus diesen ausgeklügelten Verbindungen entwickeln sich kleinere und größere Verknüpfungen zwischen und innerhalb von Organen, Knochen, Muskulatur, Bändern und Sehnen. Als Gesamtkonstrukt dient die Faszie auch dem Schutz des Körpers, indem sie Puffer- und Speicherzonen bildet. Durch das gebundene Wasser wird die Faszie stoßfester, durch die Inhaltsstoffe reißfester.

Wird durch Wassermangel oder fehlende Bindefähigkeit das Milieu »spröder«, beginnt es zu verkleben und führt zu ungewollter Steifheit. Daher ist es wichtig, den Wasserhaushalt des Körpers in einem gesunden Zustand zu halten, damit die Faszie ihren zahlreichen und elementaren Aufgaben nachkommen kann.

Ein weiterer wichtiger Bestandteil der Faszie sind spezifische Bindegewebszellen (Fibroblasten). Sie produzieren Faserelemente (Kollagen und Elastin), Verbindungsproteine und Enzyme und sind damit entscheidend für einen permanenten Auf-, Ab- und Umbau von Gewebe sowie für die individuelle Grundkonstitution. Damit machen sie auch den Unterschied in der genetischen Veranlagung auf der Hypo-/Hyperbeweglichkeitsskala (siehe ab Seite 56). Detailliertere Informationen zu den Zellen im Bindegewebe erhältst du auf den folgenden Sonderseiten.

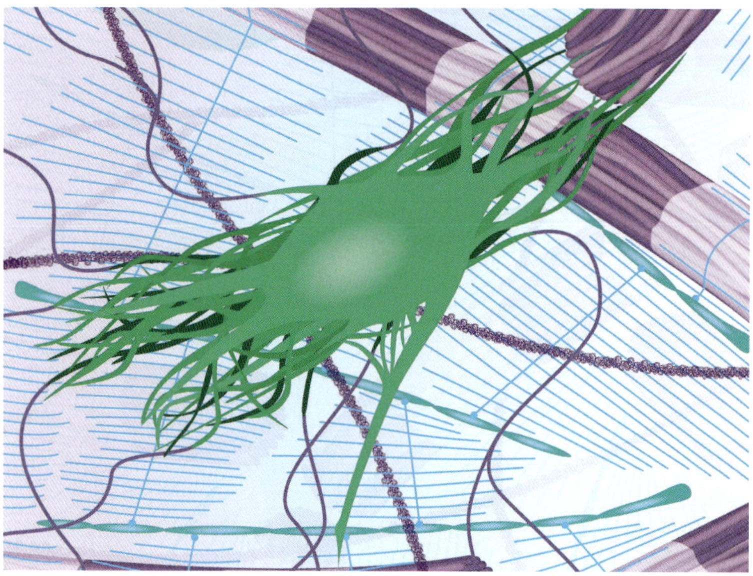

Die bindegewebsspezifische Zelle: der Fibroblast

DER FIBROBLAST UND SEINE ZELLFAMILIE

Zur Vereinfachung bezeichnen wir in diesem Buch die spezifischen Bindegewebszellen mit dem Sammelbegriff »Fibroblasten«. Für diejenigen, die ihre Faszie detaillierter kennenlernen möchten, stellen wir an dieser Stelle die unterschiedlichen Bindegewebszellen sowie deren Funktionen und Zusammenhänge vor. Gemeinsam machen all diese Zellen jedoch nicht mehr als zehn Prozent des Volumens des Bindegewebes aus. Der große Rest besteht aus der extrazellulären Matrix, von der sie umgeben sind. Alle Zelltypen aus der Fibroblastenfamilie arbeiten im faszialen Gewebe als interaktives Team zusammen, um strukturelle Integrität, Funktionalität und Reaktionsfähigkeit des Gewebes aufrechtzuerhalten.

Fibroblasten

Die Fibroblasten sind der häufigste Zelltyp und stammen üblicherweise aus dem Mesoderm. Sie sind für die Synthese von kollagenen und elastinen Fasern verantwortlich. Sie schütten Enzyme aus, die den Abbau kaputter oder nicht benötigter Fasern steuern und die Neubildung von Kollagen und anderen ECM-Komponenten ermöglichen. Des Weiteren sind die Fibroblasten für die Produktion von Zucker-Eiweiß-Verbindungen verantwortlich, welche Wasser an Fasern binden und diese als Grundsubstanz umgeben und durchfeuchten. Die Grundsubstanz hält das Gewebe zusammen und verleiht ihm Festigkeit und Struktur.

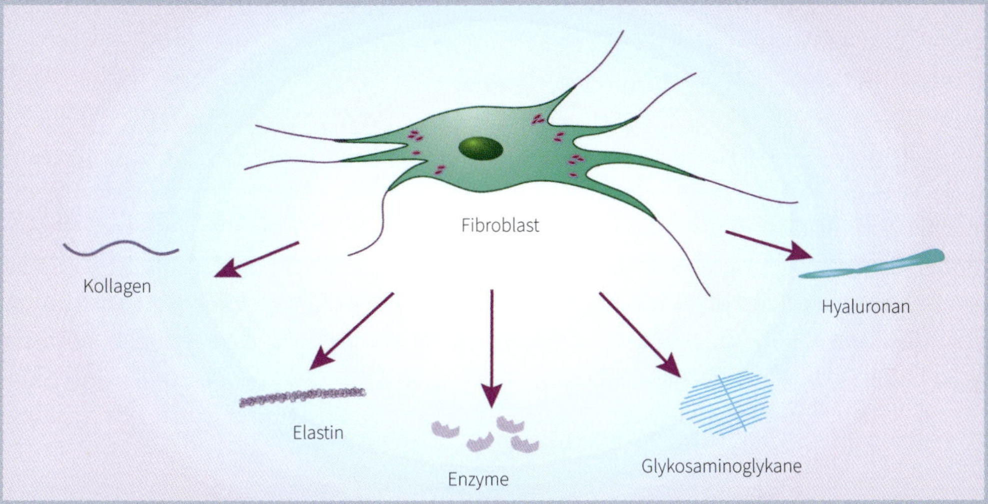

Der Fibroblast produziert unterschiedliche Bestandteile, die zur Bildung der Faszie benötigt werden.

Überwiegend sind Fibroblasten aktiv, können aber auch eine inaktive Form annehmen, in der sie vorübergehend ruhen. Diese spindelförmigen Zellen können sich zu Knochenzellen (Osteozyten), Fettzellen (Adipozyten), glatten Muskelzellen (Myozyten) oder Knorpelzellen (Chondrozyten) differenzieren. Damit sind sie auch der entscheidende Faktor für die Gewebekonstitution und Neigung zu einer Wikinger- oder Elfen-Spezialisierung auf der Hypo-/Hyperbeweglichkeitsskala (siehe ab Seite 56).

Myofibroblasten

Ein weiterer wichtiger Zelltyp im faszialen Gewebe sind die Myofibroblasten, die üblicherweise aufgrund mechanischer oder chemischer Stimulation aus Fibroblasten entstehen. Bei Wunden sind das aktivierte Makrophagen, die innerhalb einiger Stunden diese Zellwandlung auslösen. Myofibroblasten enthalten kontraktile Faserbündel im Zellinneren, die denen von glatten Muskelzellen wie zum Beispiel in den Arterienwänden ähneln. Dieser Umstand ermöglicht es ihnen, Zugkräfte auf das Gewebe über lange Zeit auszuüben, ohne dabei zu ermüden. Allerdings können sie dadurch nicht so blitzschnell kontrahieren, wie dies bei Skelettmuskelfasern fast immer der Fall ist.

Sie sind besonders während der Wundheilung von großer Bedeutung, da sie sich langsam, aber kräftig zusammenziehen und so die Wundränder schließen. Ihre geringe Kontraktionsgeschwindigkeit von durchschnittlich einem Zentimeter pro Monat kann allerdings in einem Zeitfenster von Monaten nahezu unbemerkt dauerhafte Bewegungs- und Funktionseinschränkungen von Gelenken (Kontrakturen), wie eine beginnende Schultersteife, verursachen. Durch chronischen Stress wird langanhaltend Adrenalin und TFG-beta-1* ausgeschüttet, was die Myofibroblasten aktiviert und kontrahieren lässt.

Während man früher annahm, dass diese Zellen nur bei Verletzungen und bei pathologischen Prozessen eine Rolle spielen, konnten unsere eigenen Forschungen zeigen, dass sie sich auch in einer gesunden Faszie befinden – allerdings mit einer ganz anderen Dichte beziehungsweise Häufigkeit. In der menschlichen Lendenfaszie fanden wir interessanterweise eine besonders hohe Dichte dieser Zellen, mehr als an anderen vergleichbaren Faszienabschnitten und auch mehr als bei der Lendenfaszie von Vierbeinern. Deswegen vermuten wir, dass es sich bei uns Menschen in einigen Fällen von häufigen Rückenschmerzen um eine fasziale Fibrosierung handelt, also eine faserige Versteifung und Verklebung, die mit einer vermehrten Dichte der Zellen zusammenhängt.

Fasziazyten

Fasziazyten sind rundliche Zellen, die meist im Übergangsbereich zwischen lockerem und festem Bindegewebe angesiedelt sind. Sie sind spezialisiert auf die Produktion von Hyaluronan, einem Bestandteil der Grundsubstanz, das eine besonders hohe Wasserbindungskapazität besitzt. Damit beeinflussen diese Zellen die Gleiteigenschaft der Gewebeschichten positiv. Offenbar wirken Scherkräfte, die durch das Verschieben von übereinanderliegenden Gewebeschichten zueinander entstehen, als besonders wirksamer Booster auf diese Zellen (wie zum Beispiel bei geschmeidigen Bewegungen oder Cuppen, siehe ab Seite 108). Faszienbereiche, die regelmäßig auf diese Weise mechanisch stimuliert werden, haben eine bis zu zehnmal höhere Dichte an Fasziazyten.

Telozyten

Die Rolle der Telozyten im faszialen Gewebe ist noch weitgehend unbekannt und Gegenstand laufender Forschung. Telozyten sind Zellen mit besonders langen und dünnen Fortsätzen sowie einem kleinen Zellkern. Ursprünglich hielt man sie daher für Nervenzellen. Wie man heute weiß, sind sie jedoch Bindegewebszellen, die sich auf informelle Signalübertragungen innerhalb des Bindegewebes spezialisiert haben. Damit scheinen sie wichtige Aufgaben bei der Gewebereparatur und der Regulierung des Zellstoffwechsels zu erfüllen.

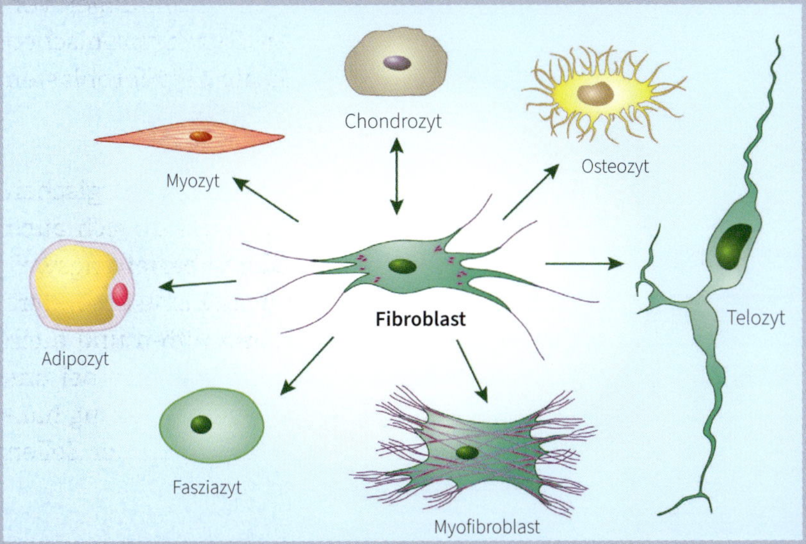

Umwandlungsmöglichkeiten des Fibroblasten

Funktionen des faszialen Netzwerkes

Die Faszie ist darauf gepolt, sich den Anforderungen, die an sie gerichtet werden, anzupassen. Fasziale Strukturen modellieren sich immer wieder neu. Es herrscht ein ständiger Auf-, Ab- und Umbau, es wird ununterbrochen verwoben, getrennt, gezogen und gedrückt. Mit der Faszie hat die Natur die Voraussetzung geschaffen, dass sich ein Körper nahezu allen Gegebenheiten anpassen kann.

Flexible Stabilität

Die Faszie zieht sich als omnipräsentes Gewebenetzwerk durch und um den Körper. Sie umhüllt, verbindet, stabilisiert, gibt Form, hält durch Dehnspannung aufrecht und alles an seinem Platz. Mithilfe elastischer Spannkraft erzeugt und speichert das Gewebe Energie, die es in Form von Schnellkraft wie Federn, Springen, Werfen und Ähnlichem wieder abgibt. Zugleich lässt die Flexibilität geschmeidige Bewegungen und einen großen Aktionsradius zu.

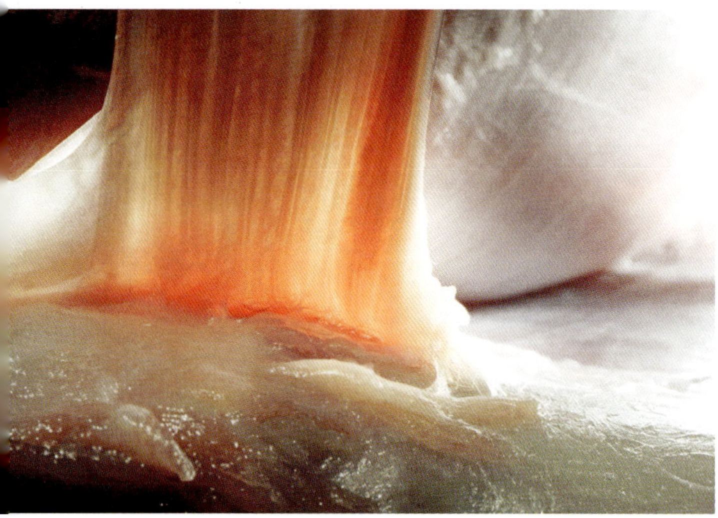

Ökosystem Faszie

Das mit Grundsubstanz durchfeuchtete Fasernetz beherbergt und bildet das Blutbahnensystem (arterielle und venöse Gefäße) und das Lymphgefäßsystem. So bietet es das Milieu für Stoffwechselvorgänge sowie für den Austausch und Transport von Nähr- und Abfallstoffen. Diese Prozesse finden vorwiegend im lockeren Fasziengewebe (LCT) statt. Markant sind die multiplen Interaktionen von Zellen, Stoffwechsel, Immunsystem und Nervenfunktionen mit und innerhalb dieser flüssigkeitsreichen Faszienstruktur, die gleichzeitig als Einbettung für Nervenfasern dient.

Die Faszie ist also Aufenthaltsort, Transportweg sowie Ver- und Entsorgungsmilieu von und für Zellen (unter anderem Immun-, Fett-, Nerven- und Bindegewebszellen). Die Fibroblasten agieren als Zellbauarbeiter, die für den Auf- und Abbau des Gewebenetzwerkes zuständig sind. Mithilfe einer Vakuolenarchitektur werden dreidimensionale Räume gebildet, die eine Gleitfähigkeit, Verformbarkeit und Stabilisierung des Gewebes ermöglichen.

Mikroskopische Fotografie von parallel verlaufendem Gewebe

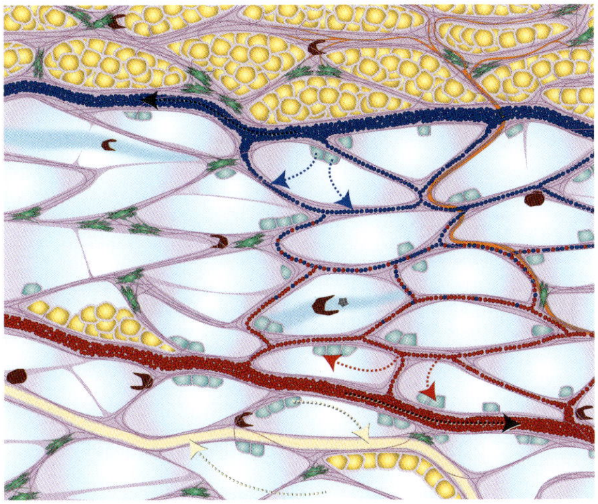

Die Faszie als Ökosystem

Grundsubstanz
Kollagen-Elastin-Fasernetz
Mikrovakuole
Fibroblast
sonstige Bindegewebszelle
Fettzelle
Immunzellen
Lymphgefäß
Arteriole
Venole
Kapillarsystem
Nervenfaser mit Rezeptor

Die Wechselwirkung zwischen Faszie und Immunsystem

Innerhalb und mittels der Fasziale agiert auch das Immunsystem. Zum einen bildet es über die Oberflächenspannung des gebundenen Wassers eine Schutzbarriere, um das Eindringen von Fremdkörpern zu erschweren. Zum anderen erkennen und bekämpfen Abwehrzellen, wie zum Beispiel Makrophagen und Mastzellen, in die durchlässige Grundsubstanz eingedrungene Fremdkörper, schädliche Mikroorganismen wie Bakterien, Viren und Pilze sowie entartete Zellen. Beide Zelltypen sind an der Abwehr von Krankheitserregern sowie an der Regulierung von Entzündungsprozessen beteiligt. Sie sind wichtige

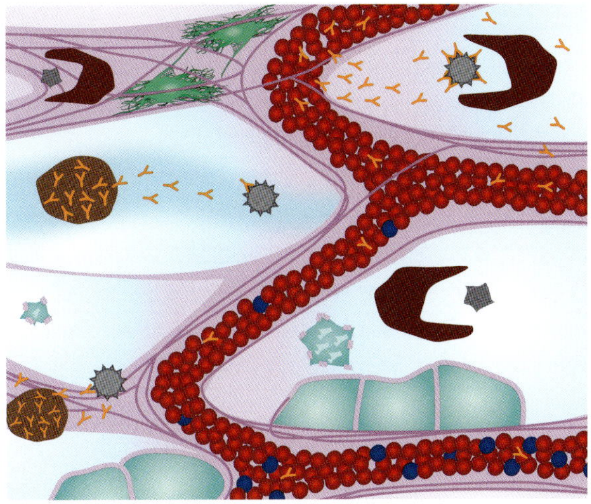

Fasziale Relevanz im Immunsystem

Körpereigene Immunantwort
Plasmazelle
Antikörper
Autophagie
Fresszelle

Externe Eindringlinge
Antigen
Fremdkörper

Fasziale Bestandteile
Grundsubstanz
Kollagen-Elastin-Fasernetz
Mikrovakuole
Fibroblast
sonstige Bindegewebszelle
Arteriole
Venole
Kapillarsystem

Agenten des Immunsystems. Die Effektivität der körpereigenen Abwehr von Krankheiten und Infektionen ist abhängig von der Qualität des Faszienmilieus. Die ungestörte fasziale Transport- und Versorgungseigenschaft ist die regulative Voraussetzung für eine gut funktionierende Abwehr sowie für das Zellrecycling (Autophagie) durch Erkennen, Zerlegen und Verwerten von zelleigenen Bestandteilen. Sie muss flüssig genug sein, damit die Stoffe des Immunsystems in der Lage sind, an den Ort ihrer Bestimmung zu gelangen und Erreger und Fremdkörper zu eliminieren. Sind Wege zum Beispiel im Fasernetz und in Gefäßen durch Übersäuerung oder verklebte Fasern eingeengt, verstopft oder komplett verschlossen, erschwert dies die Arbeit des Immunsystems. Dann kann der Zustand der Faszie auch die Durchblutung beeinflussen. So beeinträchtigt eine Störung im Fasziensystem die körpereigene Abwehr, was zu einer erhöhten Anfälligkeit für Infektionen führen kann.

Sechster Sinn

Die Faszie bildet das reichhaltigste Sinnesorgan des Menschen mit einer immensen Anzahl an Rezeptoren für das Körper- und Bewegungsgefühl, für die Orientierung und die Emotionen. Sie agiert als ausgefeiltes Kommunikationssystem in Wechselbeziehung mit dem Nervensystem. Dadurch reagiert die Faszie ununterbrochen auf aktuelle und regelmäßige Anforderungen und Reize mit Spannungsänderungen und Empfindungssignalen (siehe Seite 69).

Die Faszie: das verbindende Gewebe

Sobald du dich bewegst, ist das ein komplexer Vorgang, an dem ständig Reizweiterleitungen über das Nervensystem, Kettenreaktionen über Kraftübertragungswege und Bewegungsabfolgen, die auf Erfahrungen beruhen, beteiligt sind. Das Gehirn lenkt immer Bewegungszusammenhänge und nie einzelne Muskeln.

Je mehr Bewegungserfahrungen ein Mensch sammelt, desto verzweigter werden die Nervenverbindungen im Gehirn. Diese sogenannte Bewegungsintelligenz ist auch das Potenzial für ein gutes Reaktionsvermögen, eine allgemeine Fitness und einen verletzungsfreien Alltag.

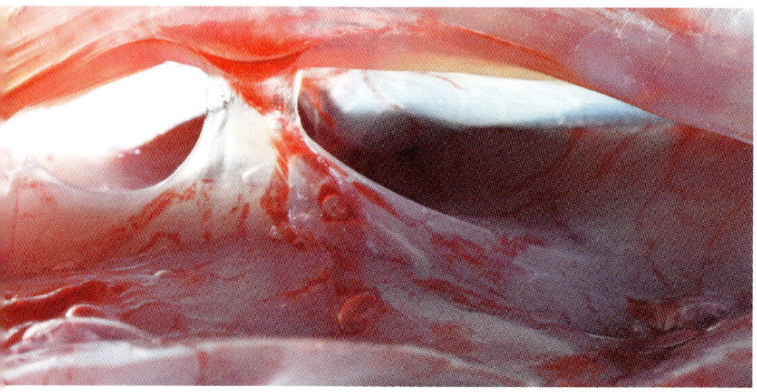

Mikroskopische Fotografie von in der Faszie gebildeten kleinsten Blutgefäßen

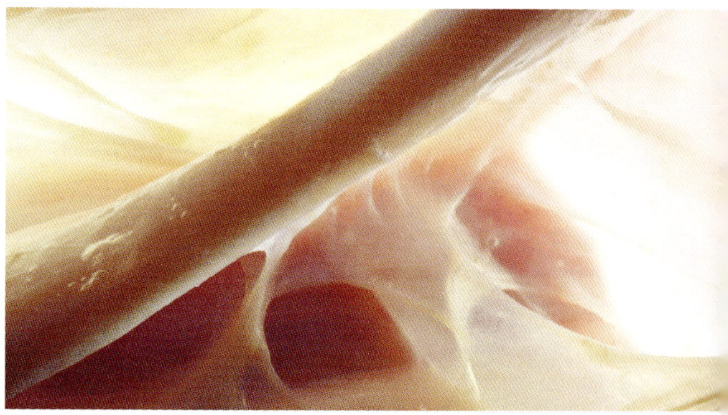

Mikroskopische Fotografie von in fasziales Gewebe eingebetteter Struktur

Tensegrity

Da das fasziale Gewebenetz im Körper omnipräsent ist, ihn durchzieht und umgibt, hat es die Fähigkeit, durch eine vernetzte Zugspannung alles an seinem Platz zu halten und die aufrechte Haltung zu gewährleisten. Durch die Dehn- und Rückstellfähigkeit der Fasern entsteht eine flexible Aufspannung, die es dir ermöglicht, dich in alle Richtungen zu bewegen und dann an den ursprünglichen Ort zurückzukommen, wie ein Gummiband – nachgebend und haltend zugleich. Machst du einen Ausfallschritt, bedarf es einer festen und gleichzeitig elastischen Struktur, um die Füße wieder zusammenzubringen. Dies erzeugt und speichert mithilfe elastischer Spannkraft Energie im Gewebe, die in Form von Schnellkraftbewegungen wie Federn, Springen, Werfen und Ähnlichem wieder abgegeben wird.

Dieses flexible und zugleich stabile Konstrukt beinhaltet Prinzipien, die der Künstler Kenneth Snelson erstmals detailliert beschrieb und sein Mentor Richard Buckminster Fuller später in die Welt der Architektur einführte. Dabei handelt es sich um eine Verbindung zwischen druckstabilen Stäben und zugspannungsresistenten Fasern. Allerdings berühren sich die Stäbe nicht untereinander, sondern sind lediglich über die Zugelemente miteinander verbunden. Der Architekt Fuller gab dieser Struktur die Bezeichnung »Tensegrity-Modell«, was sich aus den englischen Wörtern tension (Zugspannung) und integrity (Ganzheit, Zusammenhalt) zusammensetzt.

Zahlreiche Experten schlagen nun vor, dieses Modell auch auf den menschlichen Körper anzuwenden. Danach würden die Knochen nicht so sehr als Stützapparat dienen, sondern wären in ihrer Position primär durch das Spannungsgleichgewicht der faszialen Elemente bestimmt. Das körperweite Fasziennetzwerk kann nach diesem Modell als ein tensegrales Zugspannungsnetzwerk gesehen werden, das Körperhaltung und Bewegungsfluss maßgeblich gestaltet. Dieses vorgespannte Netzwerk hat eine große dynamische Verformbarkeit, bezieht alle Strukturen und Regionen des Körpers ein, schafft eine systemweite Impulsübertragung und verteilt Belastungen über das Variieren seiner Kraftübertragungswege (Leitbahnen).

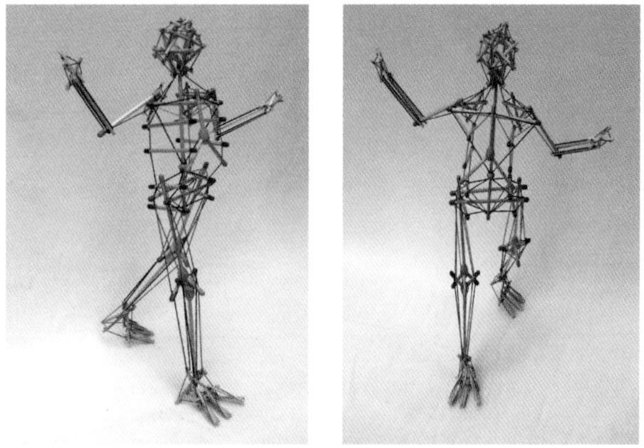

Das Tensegrity-Modell in menschlicher Form (erstellt von Tom Flemons)

Spannungszustände steuern

Gehen wir davon aus, dass unser Gewebe immer »unter Spannung steht«, bekommt diese Bezeichnung eine andere, positive Bedeutung. Bewegung wird durch eine funktionale Umverteilung von Spannungszuständen innerhalb des faszialen Netzes überhaupt erst möglich. Tensegral betrachtet sprechen wir also im Training weniger davon, einen Muskel anzuspannen, sondern die entsprechende Leitbahn aufzuspannen, was immer mit dem Zentrieren (Zusammenziehen) einer anderen Leitstruktur einhergeht. Danach wird die zur Aktivität aufgebaute Spannung wieder zurück in die Ruhespannung »gelöst«.

Haltungsmonotonie und Bewegungsarmut führen hingegen zu Fehlzügen im Leitbahnensystem, was den Körper dazu veranlasst, unökonomisch zu kompensieren und mit Überspannungen, die langfristig zu Verspannungen führen, zu reagieren.

Dennoch wird zur Regeneration häufig eine grundsätzliche Absenkung des allgemeinen Tonus benötigt. Denn durch den allgegenwärtigen Alltagsstress für Körper und Geist zieht sich das fasziale Netz zusammen und befindet sich deshalb latent in Aktionsbereitschaft. Es gibt aber auch eine grundsätzliche Überspannung, die dem Körper hilft, schnell auf Bedrohungen mit hoher Leistungsbereitstellung zu reagieren. Das ist für einen kurzen Zeitraum sinnvoll, da der Körper das »Überleben der aktuellen Gefahr« priorisiert und dafür jegliche verfügbare Energie bündelt. Das lässt uns besonders wachsam sein und über uns hinauswachsen.

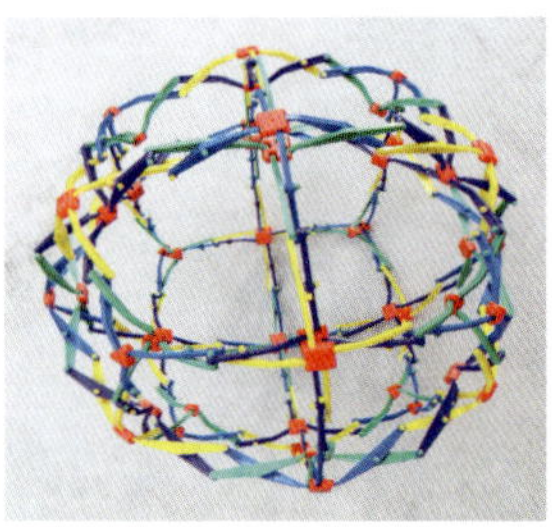

Aufspannung = exzentrisch

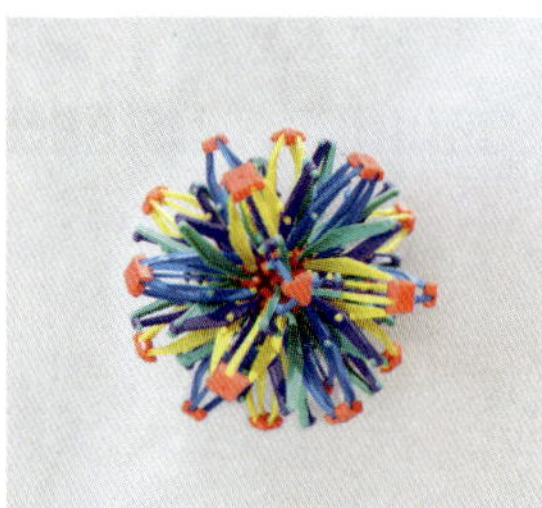

Zentrierung = konzentrisch

Entwickelt sich dieses Muster allerdings zu einem Dauerzustand, löst dies eine Minderversorgung aus, denn dieser »Fight or Flight or Freeze«-Zustand geht zu Lasten zahlreicher Organismusprozesse, die dafür auf ein Minimum reduziert werden.

Perspektivwechsel Faszientraining: aktive Leitbahnen für freie Beweglichkeit

In Anlehnung an *Anatomy Trains* von Thomas Myers arbeiten wir mit dem Denkmodell der Faszienleitbahnen. Demnach verlaufen im tensegralen Spannungssystem Kraftübertragungswege in Form von myofaszialen Verbindungen in unterschiedlichen Richtungen und Ebenen, die für die jeweils ausgeführte Aktivität das größtmögliche Potenzial ausschöpfen und im Gegenzug bei auftretender Belastung die bestmögliche Verteilung ermöglichen. Dies unterstützt eine gesunde Funktionalität und Natürlichkeit für jede Art von kleiner, feiner, aber auch großer und weiträumiger Bewegung des Organismus.

Neben dem von uns favorisierten Modell von Thomas Myers, auf dem diese fünf Hauptleitbahnen aufbauen, existieren in der Fachwelt weitere zusätzliche Beschreibungsmodelle von myofaszialen Verbindungen. Im Vergleich zu den von uns verwendeten fünf Hauptleitbahnen herrscht hier jedoch eine relativ hohe Kongruenz. Auch wenn es weder für diese fünf Leitbahnen noch für zahlreiche andere in der Literatur beschriebene myofasziale Verbindungen eine bisher ausreichende wissenschaftliche Evidenz gibt, haben sich die von uns verwendeten fünf Hauptleitbahnen unseres Erachtens in der klinischen Praxis durch eine sehr hohe Nützlichkeit und Vorhersagegenauigkeit ausgezeichnet.

Vergleicht man die körperweite Kraftübertragung mit einem weit verzweigten Straßennetz, fungieren die fünf Hauptleitbahnen als »Autobahnen«, auf denen Reize auf dem direktesten Weg von A nach B gelangen. Gleichzeitig bilden sie im Zusammenspiel die Voraussetzung für eine dynamische Stabilisation mit der Fähigkeit, flexibel zu agieren. Sie sind Schlüsselwege für eine gesunde Haltung, eine harmonische Bewegungskoordination sowie die Versorgung und Lagesicherung der Organe.

Wir greifen dieses Wissen in diesem Buch immer wieder auf, um die faszialen Leitbahnen nachhaltig zu trainieren (siehe Kapitel 4 ab Seite 149) und entstandene Ungleichgewichte positiv zu beeinflussen (siehe Kapitel 3 ab Seite 105). Dabei spielt die Zentralleitbahn eine Schlüsselrolle als Anker für Bewegung und Aufspannung, als Schnittstelle im körperweiten Leitsystem und als Stütze für Sitz und Funktion der Organe.

Dreidimensionales Training

Mit dem Verständnis der Zugspannung über fasziale Leitbahnen, die den Körper flexibel zusammenhalten und gleichzeitig kraftvoll aufspannen, ergibt sich unter anderem ein ganzheitlich effektives Core-Training sowie starke Gelenke und Muskeln. Mit spezifischen Übungen wird das volle Potenzial für schmerzfreie und gesunde Beweglichkeit erweckt. Die Aktivierung von Leitbahnen verbessert durch gezielte Feinkoordination das intra- und interstrukturelle Zusammenspiel. Vor, zurück, nach rechts und links, das sind die üblichen Bewegungsrichtungen im angeleiteten Sport. Der Alltag sieht jedoch vielfältiger aus. Einschränkungen und Schmerzen führen häufig zu verringerter Beweglichkeit. Erlebe, wie durch intelligentes und gezieltes Training unter Nutzung der langkettigen Leitbahnen die Gelenke und Muskeln mehr funktionale Stärke erfahren, die Bewegungsamplitude wieder vergrößert und Belastungen körperweit kompensiert werden.

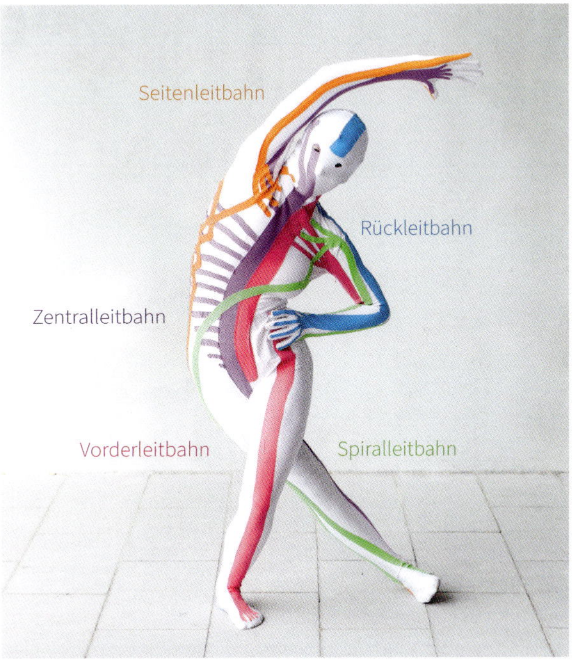

Übersicht aller Leitbahnen

DIE FÜNF LEITBAHNEN

Auf den nächsten Seiten lernst du die fünf Hauptleitbahnen (basierend auf *Anatomy Trains*) durch Ansicht, Beschreibung und eine Anleitung zum Erfühlen kennen. Steige ein in dieses perspektivverändernde Konzept mit erlebbarem Hintergrundwissen.

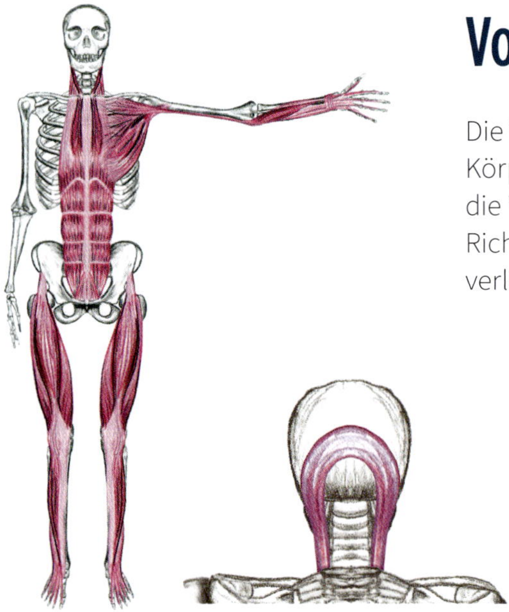

Vorderleitbahn (VLB)

Die Vorderleitbahn verläuft zwischen Kopf und Füßen auf der Körpervorderseite. Besonderheit ist der Kopfbereich, in dem die VLB wie eine Schlaufe um den Hinterkopf – also hinten – Richtung Brustbein und gerade Bauchmuskeln verläuft. Das verlängert buchstäblich den Blick auf Bauchmuskeltraining.

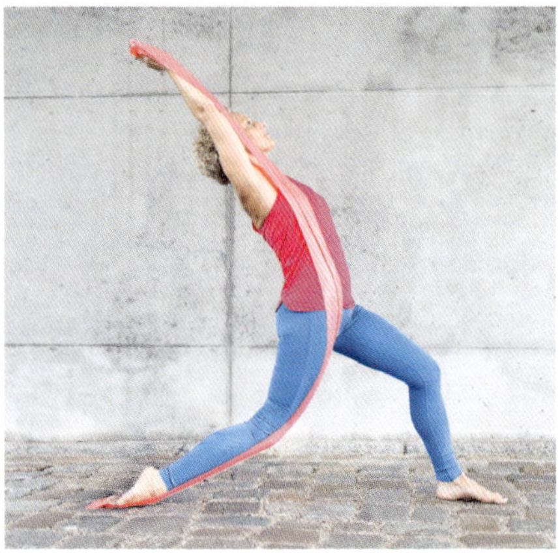

Längenaufspannung der Vorderleitbahn

Um die Vorderleitbahn in voller Länge zu spüren, hebe einen Arm gestreckt neben das Ohr nach oben, mit der Handfläche nach vorn ausgerichtet (»O-O-Regel«). Stelle den Fuß auf der gleichen Körperseite möglichst weit nach hinten auf den Spann. Neige dich nun bogenförmig nach hinten und schiebe das Brustbein sowie die Hüfte dabei vor, wobei das vordere Knie beugt. Atme mehrmals tief in den Bogen hinein und wechsle dann die Seite. Stütze dich gegebenenfalls mit der freien Hand an einer Wand, Stuhllehne oder Ähnlichem ab.

FÜHLE DIE VORDERLEITBAHN

Verlauf oberes Ende

Lege die Hände von links und rechts an den Hinterkopf, sodass sich die Fingerspitzen berühren. Führe die Finger wie bei einer Schlaufe jeweils hinter den Ohren entlang, schräg den Hals runter zum oberen Ende des Brustbeins, wo sich die Hände wieder treffen.

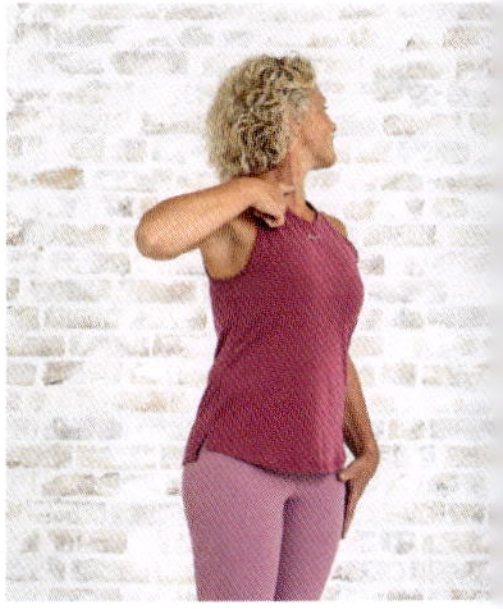

Erspüre Spannungsveränderungen: Drehe den Kopf aufrecht zu einer Seite. Berühre unterhalb des nach vorn zeigenden Ohres den hervortretenden Muskelstrang und zeichne diesen bis zum Brustbein nach. Wechsle die Seite. Diese Kopf-Brustbein-Verbindungen gehören zur Kopfschlaufe, die zur Generierung der Bauchmuskelkraft benötigt wird.

Verlauf Mitte

Für den Armbereich lege eine Hand auf das Brustbein und streife damit auf der gegenüberliegenden Seite über die Brustmuskulatur an der Arminnenseite entlang bis in die Handfläche und Fingerinnenseiten. Für den Rumpfabschnitt beginnst du mit beiden Händen am oberen Ende des Brustbeins und wanderst mit den Fingern entlang der Brustbeinfaszie über die geraden Bauchmuskeln bis zum Schambein.

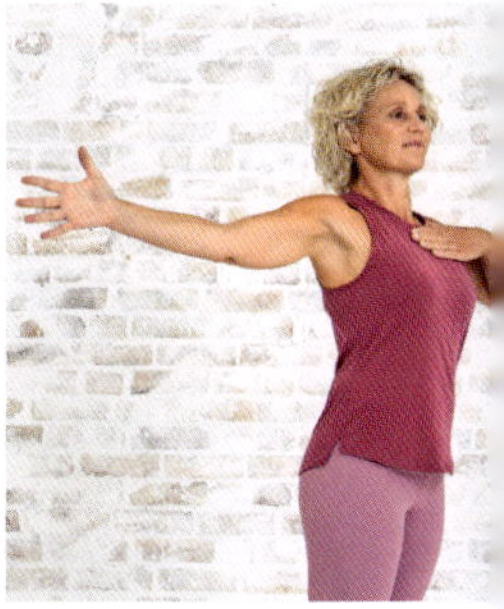

Erspüre Spannungsveränderungen: Breite einen Arm zur Seite aus. Biege die Finger zurück und schiebe den Handballen nach außen. Ziehe darüber den Arm auf Schulterhöhe nach hinten. Hebe gleichzeitig das Brustbein nach vorn an.

Verlauf unteres Ende

Setze die Hände links und rechts vorn an die Hüftknochen. Von dort bewege sie über die Oberschenkelvorderseiten, die Kniescheiben, die Schienbeine und Fußrücken bis auf die Zehennägel.

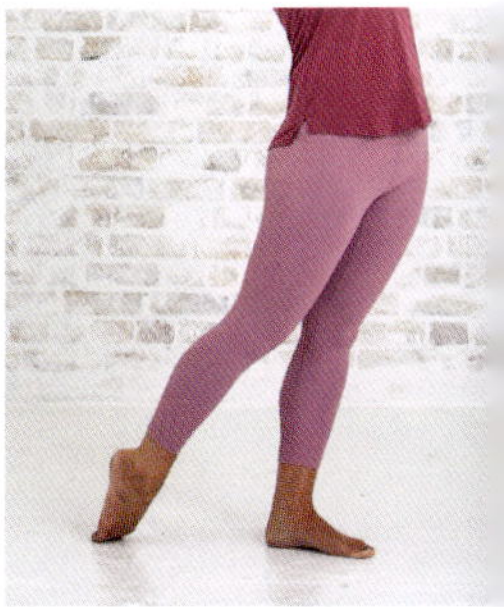

Erspüre Spannungsveränderungen: Setze einen Fuß auf den Spann nach hinten. Kippe nun das Becken mehrmals intensiv vor und leicht zurück. Halte dich gegebenenfalls mit einer Hand seitlich an einer Stuhllehne oder Ähnlichem fest. Wechsle die Seite. Durch vieles Sitzen ist dieser Bereich oft verkürzt, deshalb ist es wichtig, Spann und Hüftbeuger bei Übungen mit einzubeziehen.

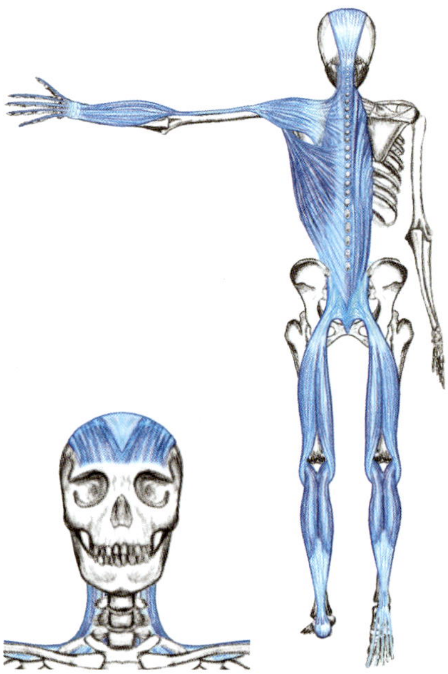

Rückleitbahn (RLB)

Die Rückleitbahn verläuft zwischen Kopf und Füßen auf der Körperrückseite. Besonderheiten sind die Endbereiche, die sich am Kopf bei den Augenbrauen – also vorn – und bei den Füßen auf der Zehenunterseite – also vorn unten – befinden. Das erweitert buchstäblich den Blick auf Rückenschmerzen, deren Ursache und therapeutische Ansätze.

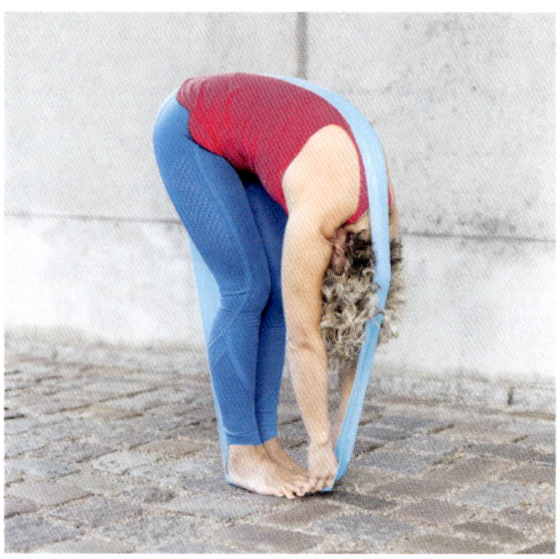

Längenaufspannung der Rückleitbahn

Um die Rückleitbahn in voller Kontinuität zu spüren, gehe in eine Hocke und forme mit dem Körper einen geschlossenen Kreis. Dazu ziehe die Stirn Richtung Knie und lege die Fingerinnenseiten unter die Zehen. Richte nun den Rücken-Nacken-Bereich bogenförmig auf, bis die Arme gestreckt sind, ziehe dabei die Zehen mit hoch. Drücke mit den Armen nach außen, bis die Schulterblätter aktiviert sind. Die Beine strecken nur so weit durch, dass die Finger unter den Zehen verbleiben können.

FÜHLE DIE RÜCKLEITBAHN

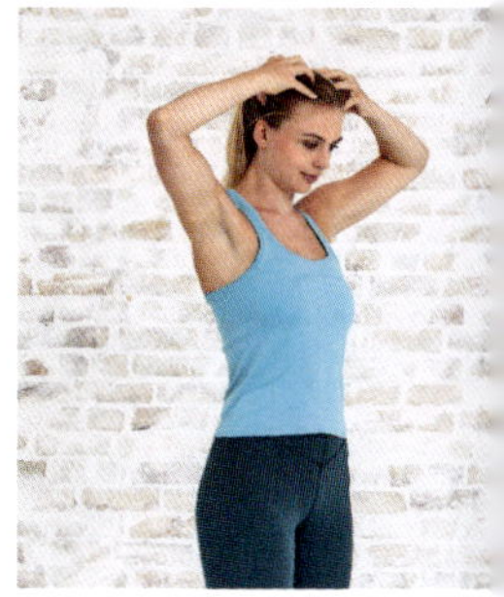

Verlauf oberes Ende
Lege die Finger auf die Augenbrauen. Von dort wandere mittig über den Kopf hinweg zum Nacken.

Erspüre Spannungsveränderungen: Spreize die Finger entlang der Strecke zwischen Augenbrauen und Nacken. Schiebe per Fingerdruck die Kopfhaut hin und her, neige die Stirn hinunter und spiele mit den Augenbrauen. Eine Verschieblichkeit der Sehnenhaube ist wichtig für den Spannungsausgleich in der Leitbahn.

Verlauf Mitte
Für den Armbereich lege eine Hand an das gegenüberliegende Schulterblatt. Streiche von dort über die Armrückseite und den Handrücken bis zu den Fingernägeln. Die Verbindung vom Nacken zum Becken verläuft an der Wirbelsäule entlang und ist lagebedingt nur eingeschränkt zu ertasten. Führe eine Hand von der Schädelkante mittig den Rücken herunter, bis es nicht weiter geht. Setze die andere Hand von unten so hoch wie möglich wieder an und gleite bis zum Kreuzbein herunter.

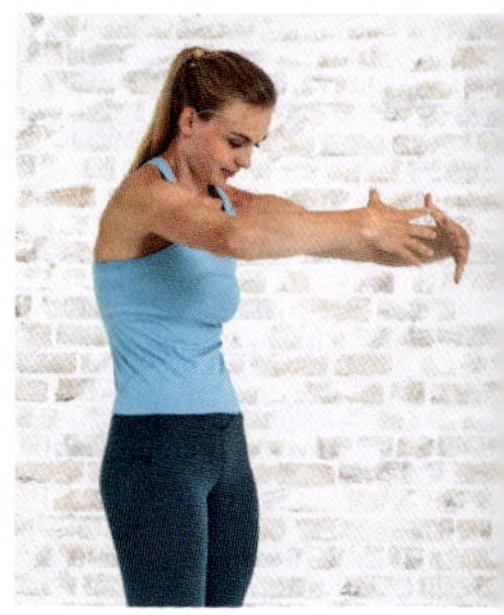

Erspüre Spannungsveränderungen: Stelle dich hin und umspanne mit Oberkörper und Armen eine große imaginäre Kugel, sodass der Rücken sich bogenförmig aufspannt und die Arme einen Kreis bilden, bei dem die Fingerkuppen zueinander zeigen. Lasse die imaginäre Kugel sich drehen, größer und kleiner werden. Die Arme sind wichtig, um die Körperrückseite dreidimensional aufzuspannen und zu zentrieren.

Verlauf unteres Ende
Lege beide Hände zusammen an das Kreuzbein. Ziehe sie dann jeweils nach rechts und links schräg zu den Pobacken runter. Von dort geht es an den Beinrückseiten über die Kniekehlen, die Waden und die Achillessehnen entlang zu den Fersen und weiter über die Fußsohlen bis unter die Zehen.

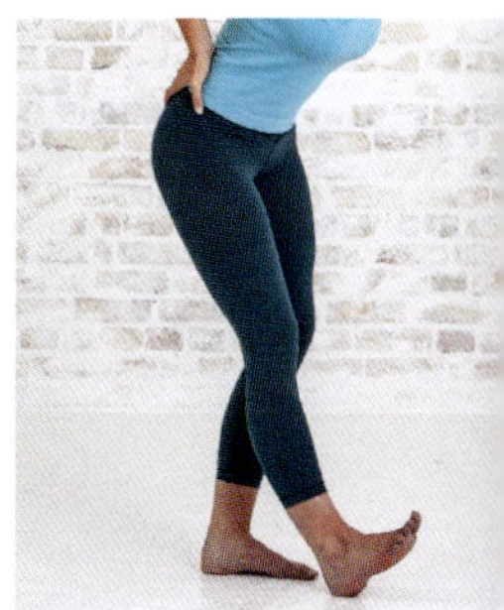

Erspüre Spannungsveränderungen: Stelle eine Ferse nach vorn und lasse das Knie locker gebeugt. Zeitgleich neigst du den Oberkörper nach unten, streckst das Bein durch und ziehst die Zehen Richtung Schienbein. Wechsle die Seite. Die Kontinuität von den Rückenstreckern über den unteren Rücken und das Gesäß zum Beinabschnitt bildet ein stabilisierendes »Gummiband« in Bewegung.

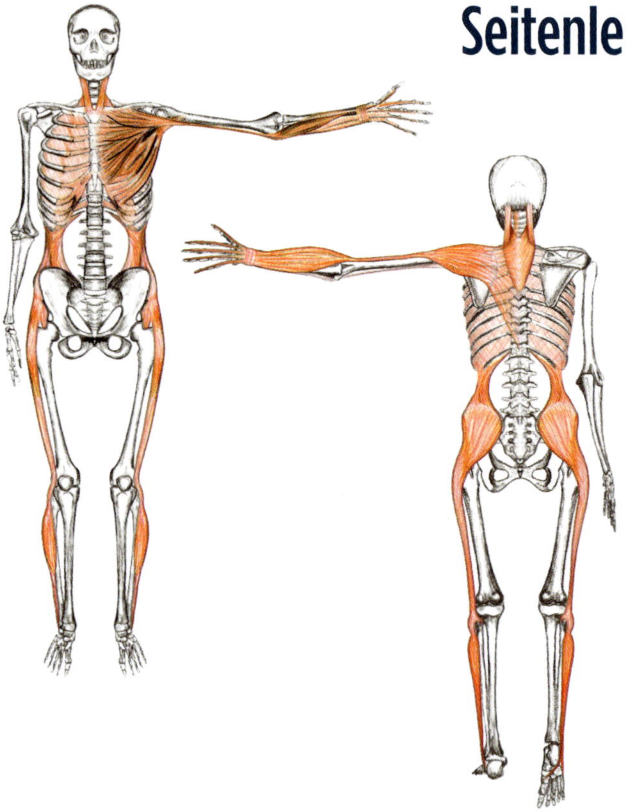

Seitenleitbahn (SLB)

Die Seitenleitbahn umfasst jeweils seitlich von Kopf bis Fuß die großen Gelenke und verleiht ihnen die nötige Mobilität und Stabilität für uneingeschränkte Funktionalität. Sie hält den Körper in Rechts-Links-Balance und spielt somit eine wichtige Rolle, wenn es um die Belastungskompensation alltäglicher Bewegungen geht.

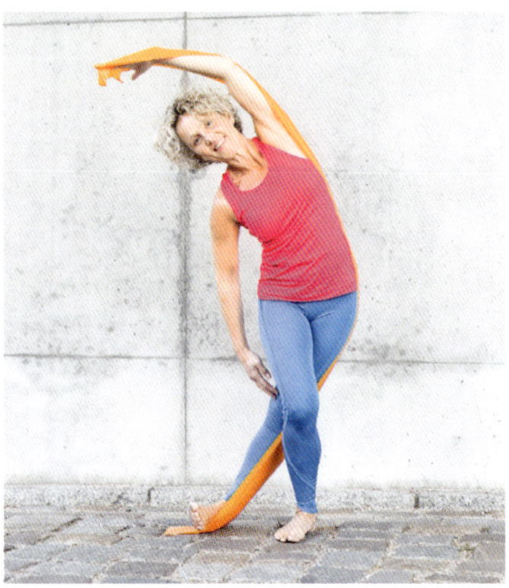

Längenaufspannung der Seitenleitbahn

Stelle dich aufrecht hin, kreuze mit einem Fuß rückwärtig das andere Bein und kippe diesen Fuß auf die Außenkante. Strecke den Arm auf der gleichen Seite neben dem Ohr hoch (»O-O-Regel«), die Handfläche zeigt nach vorn. Schiebe die Hüfte zur Armseite und neige den Oberkörper zur anderen Seite, sodass sich seitlich ein großer Bogen aufspannt. Wechsle die Seite.

FÜHLE DIE SEITENLEITBAHN

Verlauf oberes Ende

Lege die Finger zuerst links und rechts an die Hinterkopfkante und gleite jeweils schräg über den Hals runter zu den brustbeinnahen Schlüsselbeinenden. Danach positioniere die Hände mittig an der Hinterkopfkante und gleite den Nacken runter bis zu den Schulterblättern.

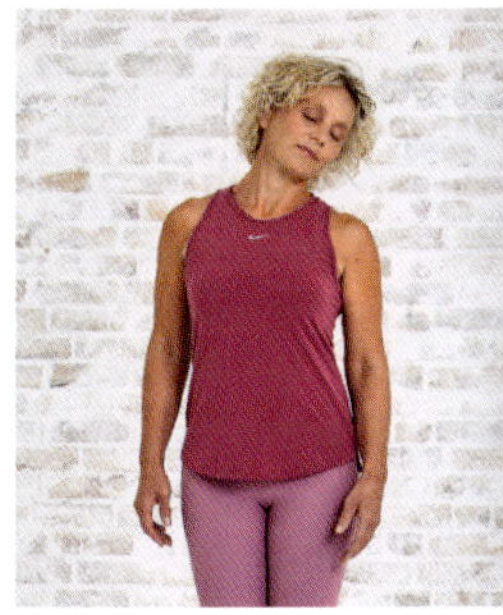

Erspüre Spannungsveränderungen: Neige den Kopf zur Seite mit dem Ohr Richtung Schulter. Drehe aus dieser Position den Kopf ein paar Mal mit der Nase hoch und runter. Wechsle die Seite. Gemeinsam halten vorderer und hinterer Verlauf den Kopf im Lot und sind für seine Beweglichkeit zuständig.

Verlauf Mitte

Für den Armbereich lege eine Hand auf das Brustbein und streife damit auf der gegenüberliegenden Seite über die Brustmuskulatur an der Arminnenseite entlang über die Handfläche zu den Fingerinnenseiten. Weiter geht es von den Fingernägeln über den Handrücken und die Armaußenseite zum Schulterblatt. Setze dann eine Hand unter die gegenüberliegende Achselhöhle, den Daumen auf den Brustmuskel, die restlichen Finger zum Schulterblatt gerichtet. Gleite über die Rippen und Taille zum Becken. Dabei ziehst du Daumen und Finger gleichzeitig zusammen und schiebst sie wieder auseinander.

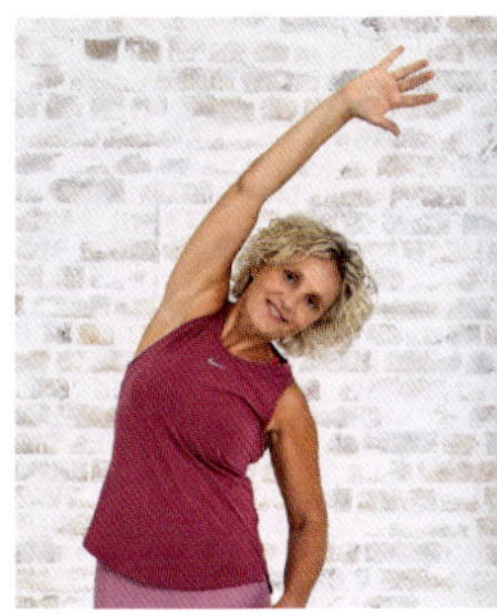

Erspüre Spannungsveränderungen: Strecke den Arm neben dem Ohr hoch (»O-O-Regel«), die Handfläche zeigt nach vorn. Neige den Oberkörper zur anderen Seite, sodass sich die Rippen öffnen. Drehe aus dieser Position den Oberkörper ein paar Mal mit dem Brustbein hoch und runter. Wechsle die Seite. Der mehrdirektionale Verlauf der SLB dient als Schwunggeber für Schrittbewegungen.

Verlauf unteres Ende

Lege die Hände links und rechts auf das Becken. Streife seitlich über die Gesäßmuskeln an der Außenseite der Beine runter zu den Außenknöcheln und weiter über die Fußaußenkanten quer unter der Fußsohle zur Innenkante.

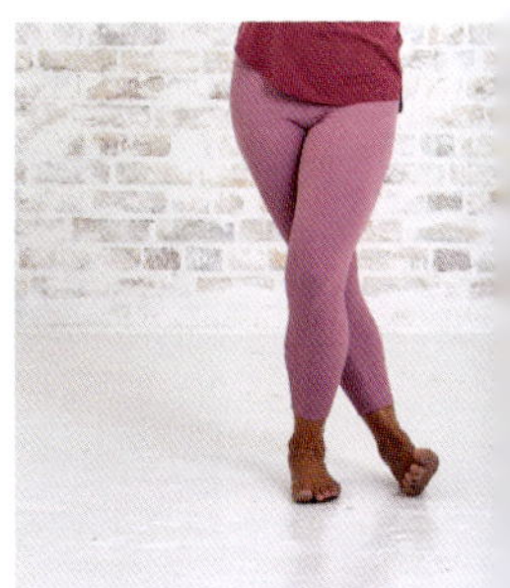

Erspüre Spannungsveränderungen: Kreuze einen Fuß hinter dem Standbein. Ziehe mehrmals die Fußinnenkante und Zehen vom hinteren Fuß hoch, sodass sich die Fußsohle vom Boden löst. Wechsle die Seite. Der seitliche Spannungsbogen ist bei Bewegung ein gelenkstabilisierendes »Gummiband«.

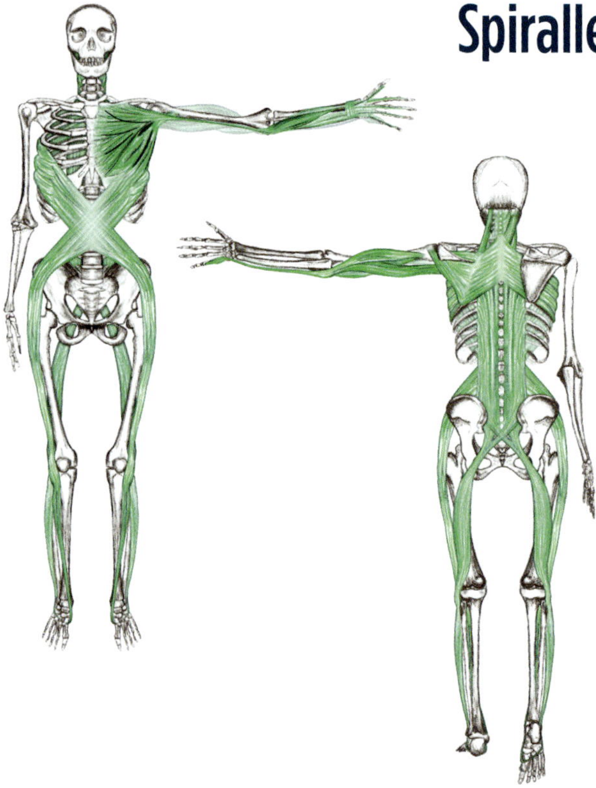

Spiralleitbahn (SPLB)

Spiralig schlängelt sich diese Leitbahn vorn und hinten vom Kopf abwärts um den Körper und bildet um die Füße herum jeweils eine Schlaufe, den sogenannten Steigbügel. Über den linearen Verlauf im Rückenabschnitt wird die Wirbelsäule während der Wirbeldrehungen tensegral stabilisiert. So ermöglicht sie Rotationen und Spiralbewegungen in voller Körperlänge ebenso wie das Abbremsen dieser Bewegungen.

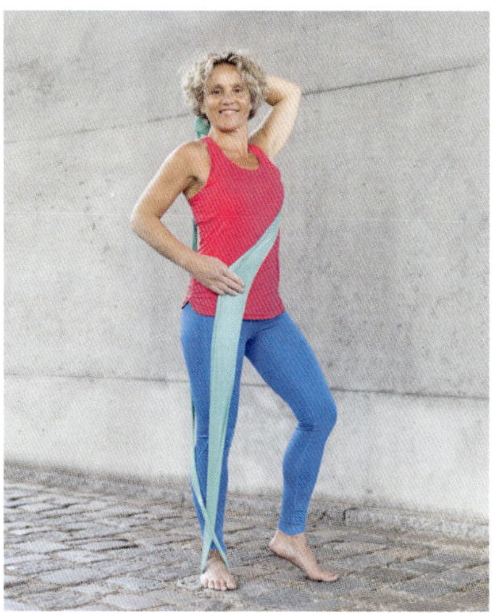

Längenaufspannung der Spiralleitbahn

Stelle ein Bein vor und drehe die Füße jeweils nach außen. Rotiere nun spiralig mit dem Oberkörper in Richtung des vorstehenden Beines. Nimm den Arm mit in den Spiralverlauf, indem du ihn diagonal hoch und nach hinten streckst. Den rückwärtigen Leitbahnanteil integrierst du über eine zeitgleiche Aufrichtung in der Körperlängsachse. Wechsle die Seite.

FÜHLE DIE SPIRALLEITBAHN

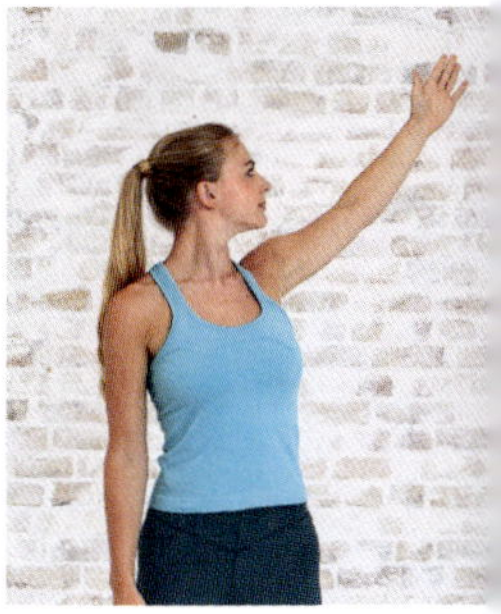

Verlauf oberes Ende
Lege eine Hand an den Hinterkopf. Dort beginnt und endet die Spiralleitbahn. Für den hinteren Verlauf führe die Hand den Nacken herunter. Dann starte wieder am Hinterkopf und ziehe für den vorderen Verlauf die Hand schräg zum gegenüberliegenden Schulterblatt.

Erspüre Spannungsveränderungen: Strecke einen Arm diagonal seitlich hoch. Ziehe den Arm zurück und folge mit dem Gesicht der Hand. Wechsle die Seite.

Verlauf Mitte
Für den Armbereich hinten greife mit einer Hand über die gegenüberliegende Schulter zum dortigen Schulterblatt und wandere über Trizeps und Ellenbogen bis zum kleinen Finger. Vorn gehe über die Brustmuskulatur an den Arminnenseiten entlang bis in die Handflächen und Fingerinnenseiten. Um den hinteren Verlauf im Rumpf nachzufühlen, führe eine Hand vom Nacken mittig den Rücken weitmöglichst herunter. Setze die Hand von unten wieder an und gleite runter bis zum Kreuzbein. Den vorderen Verlauf erspüre, indem du eine Hand von der Achselrückseite über den Bauch bis zum gegenüberliegenden Beckenrand ziehst.

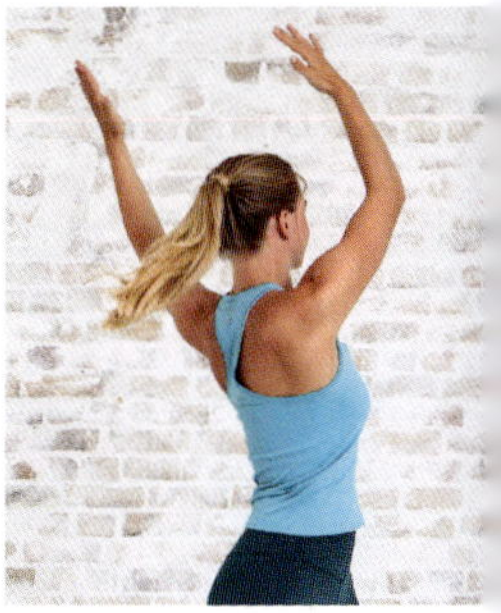

Erspüre Spannungsveränderungen: Stelle dich stabil hin. Schwinge die Arme zu einer Seite hoch, sodass der Oberkörper in einer Spiralrotation folgt. Wechsle die Seite.

Verlauf unteres Ende
Lege eine Hand auf das Kreuzbein. Folge dem Verlauf, indem du über die Beinrückseite fährst. Wechsle auf Höhe des Knies zum seitlichen Unterschenkel bis zum Außenknöchel. Wandere weiter unter die Fußsohle bis kurz vor den Großzehballen. Positioniere nun die andere Hand von der Fußinnenseite ebenfalls hinter dem Großzehballen, sodass sich die Finger beider Hände berühren und eine Art Steigbügel bilden. Setze dann das Ertasten mit der Hand an der Fußinnenseite fort, indem du die Finger über den Fußrücken schräg über das Schienbein, seitlich am äußeren Rand der Kniescheibe vorbei und den seitlichen Faserzug am Oberschenkel hoch bis zum oberen Beckenrand ziehst.

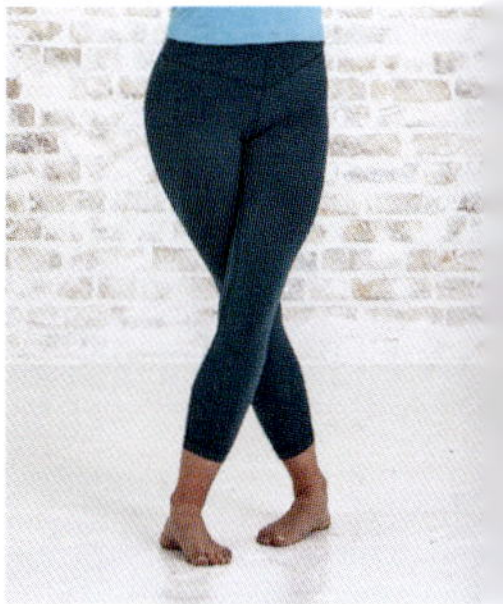

Erspüre Spannungsveränderungen: Kreuze mit Abstand die Beine. Versetze die Ferse des hinteren Beins so weit wie möglich zur gegenüberliegenden Seite, sodass du die Verschraubung im vorderen Bein spürst. Wechsle die Seite. Die überkreuzende Beinschlaufe verbindet Fußgewölbe mit Becken und trägt so zu einer gesunden Knieführung beim Gehen bei.

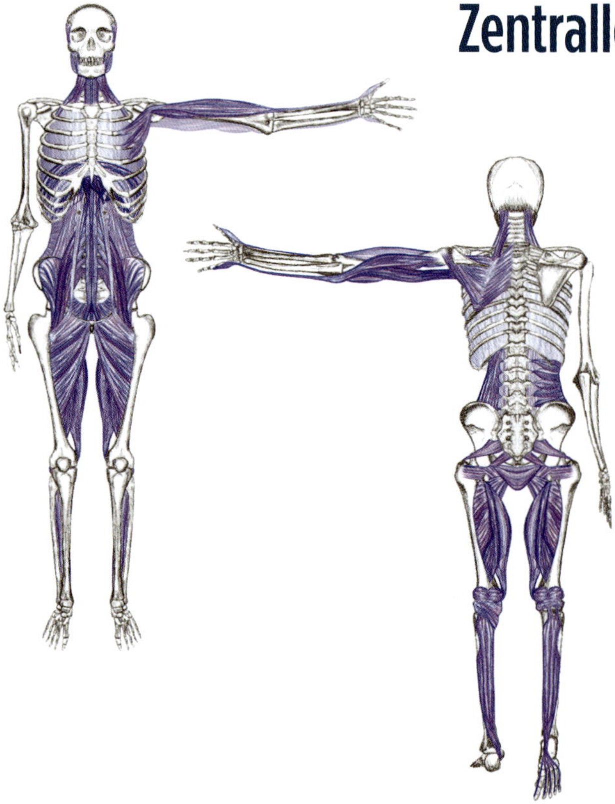

Zentralleitbahn (ZLB)

Die Zentralleitbahn ist weitaus komplexer und beziehungsreicher als die oberflächlicheren Leitbahnen. In ihrem tiefliegenden Verlauf vom Kopf bis zu den Füßen spannt sie sich dreidimensional um und durch die Bauch- und Brustorgane auf. So bildet sie den zentralen »Kern« des Körpers und einen Verbindungsbereich zu und zwischen allen äußeren Leitbahnen.

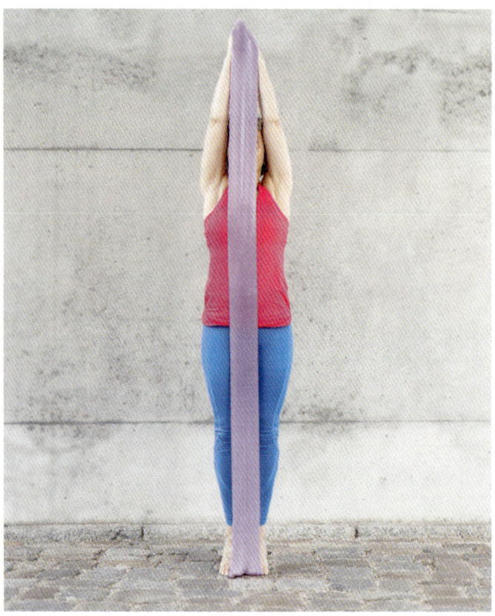

Längenaufspannung der Zentralleitbahn

Stelle dich mit eng aneinandergesetzten Füßen hin. Schließe die Augen. Hebe die Arme gerade über den Kopf und drücke die Handflächen zusammen. Komme nun mit einer intensiven Hochstreckung des ganzen Körpers auf die Zehenspitzen (alternativ Vorderfüße).

FÜHLE DIE ZENTRALLEITBAHN

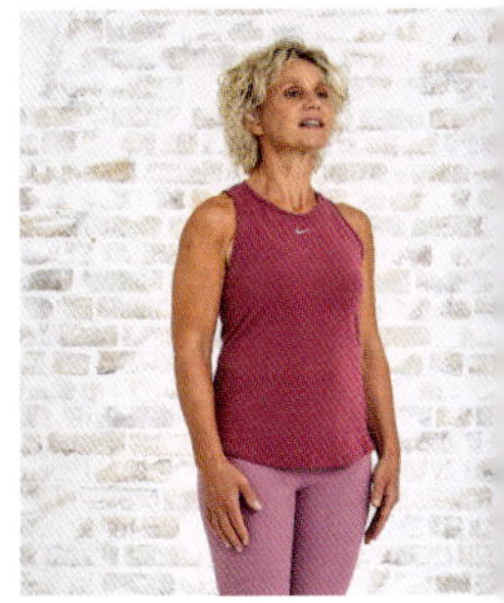

Verlauf oberes Ende
Ein Großteil des Verlaufs befindet sich im Körperinneren und ist deshalb nur bedingt zu ertasten. Beginne mit den Fingern an den Schläfen und ziehe sie runter zu den großen Kaumuskeln. Fahre weiter über den Unterkiefer unters Kinn und ertaste vorsichtig Zungenbein, Schlundmuskulatur, tiefe Halsmuskeln, Speise- und Luftröhre bis zum Schlüsselbein beziehungsweise Schulterblatt. Da auch die Zunge Teil der Zentralleitbahn ist, strecke sie weit heraus.

Erspüre Spannungsveränderungen: Drücke die Zunge fest gegen den Gaumen.

Verlauf Mitte
Im Armverlauf tritt die Zentralleitbahn vom Schulterblatt und kleinen Brustmuskel kommend an der Oberarminnenseite an die Oberfläche. Zeichne den weiteren Weg über den Unterarm bis zu den Fingerspitzen sanft nach. Im Rumpf verläuft die Zentralleitbahn vom Schlüsselbeinring zu den innenliegenden Strukturen des Brustbeins und des Rippenfells zum Zwerchfell und zur inneren Bauchwandfaszie sowie entlang des faszialen Bands an der Innenseite der Wirbelsäule und des Psoas. Atme tief ein und spanne so den Körperkern dreidimensional auf, um die innere Kontinuität wahrzunehmen. Als sogenanntes inneres Außen umschließt die Zentralleitbahn auch vom Mund bis zum After einen durchlässigen »Schlauch« (Speiseröhre, Magen, Darm). Um diesen wahrzunehmen, sauge kurz und intensiv Luft ein.

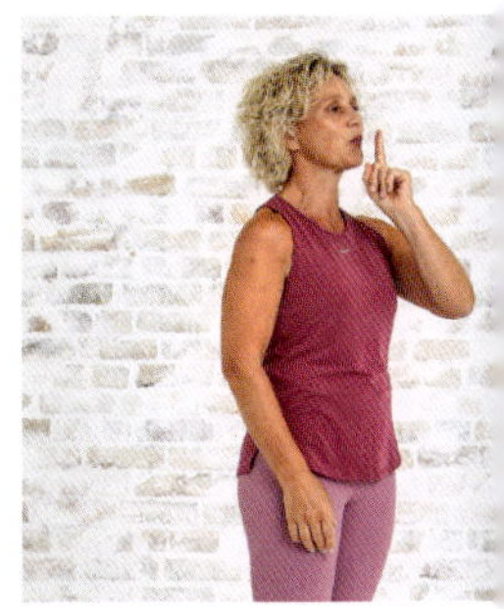

Erspüre Spannungsveränderungen: Puste kraftvoll gegen einen Widerstand wie den Zeigefinger, um die innere Zentrierung zu fühlen. Die räumliche Struktur im Rumpf sorgt für dynamische Stabilität und ermöglicht ein effizientes Zusammenspiel aller Leitbahnen.

Verlauf unteres Ende
Vom unteren Ende der Bauchwandfaszie verläuft die Zentralleitbahn zum inneren Beckenring und Beckenboden. Positioniere die Hände seitlich am Schambein und folge den Innenschenkeln über die Zentralleitbahn an die Oberfläche. Vom Knie verlagert sich der Verlauf ins Beininnere, zum Innenknöchel und dann tiefliegend durch die Fußsohle zu den Zehen. Erspüre das, indem du dich auf die Zehenspitzen stellst.

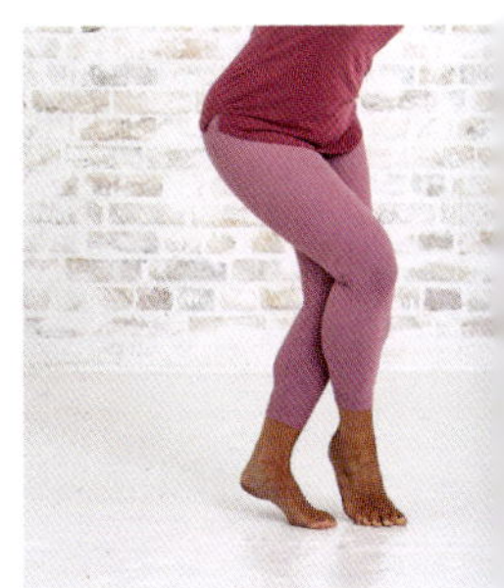

Erspüre Spannungsveränderungen: Stelle dir vor, dass du dringend auf die Toilette musst. Kreuze die Beine eng hintereinander, komme auf die Vorderfüße, presse die Innenschenkel zusammen und schiebe den Po nach hinten. Wechsle die Seite.

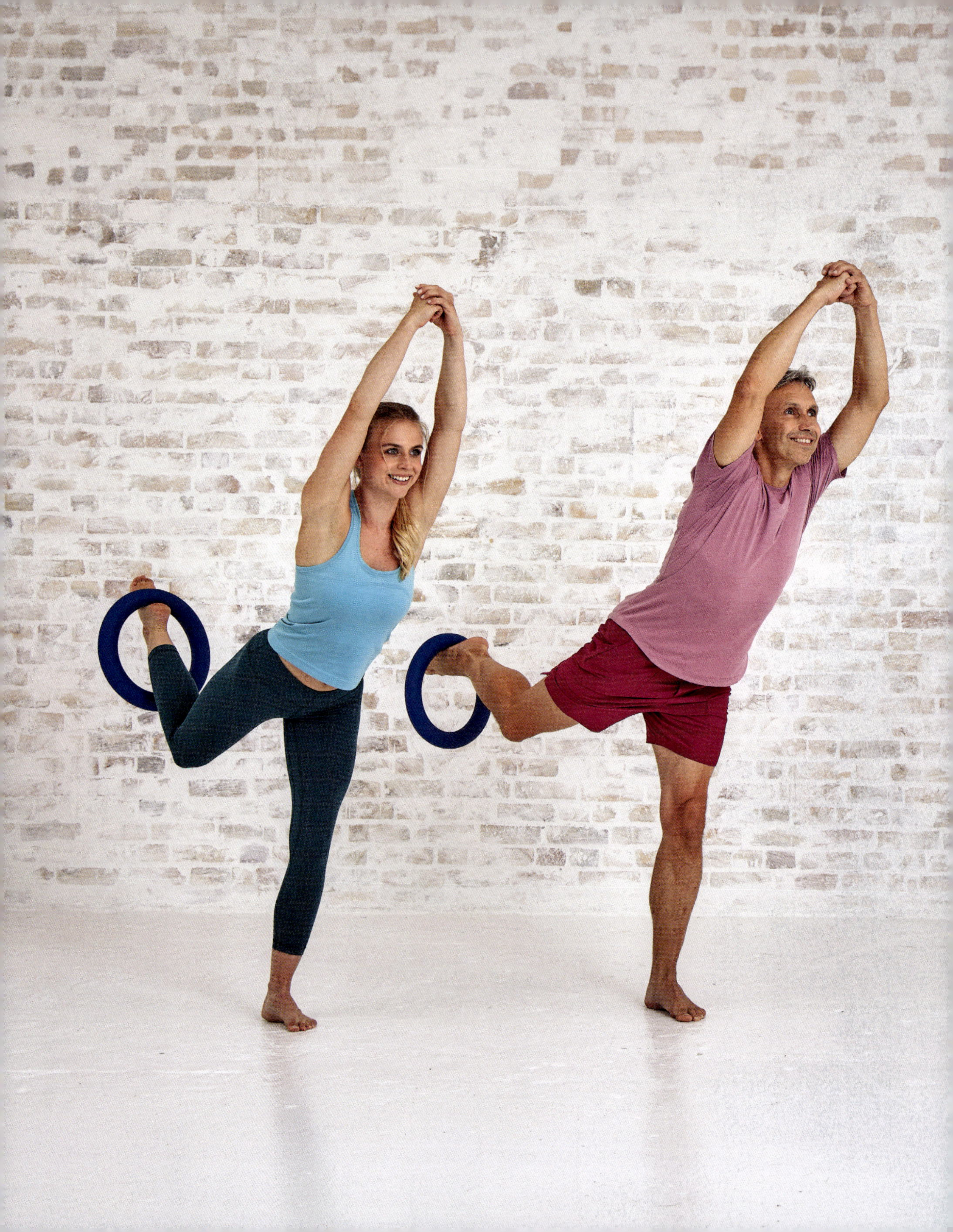

2

ELFE ODER WIKINGER – **DIE ZWEI BINDEGEWEBSTYPEN UND IHRE MERKMALE**

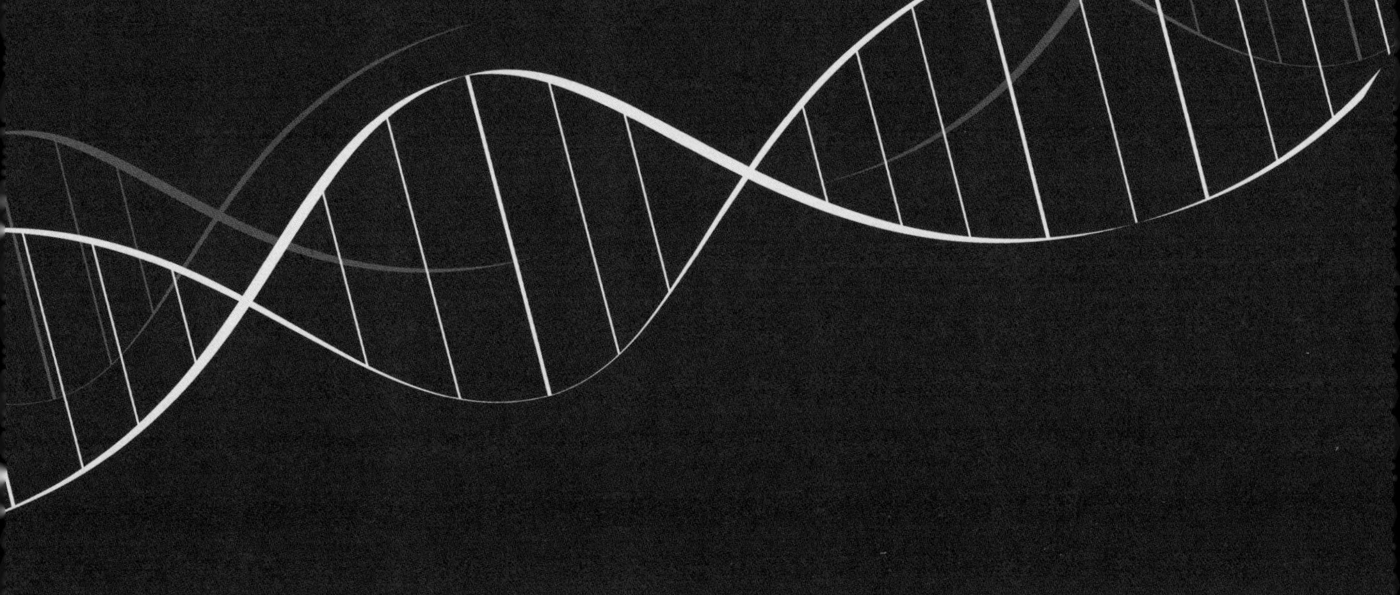

DIE EVOLUTION MACHT ES MÖGLICH

Diverse Anpassungsmerkmale in der Genetik sind das Ergebnis jahrtausendalter Erfahrungen und Traditionen, die es den Menschen ermöglichen, in sehr unterschiedlichen, teils extremen Klimazonen zu leben. Sie sind ein Beweis für die menschliche Anpassungsfähigkeit und das Potenzial, in verschiedenen Umgebungen zu überleben.

Ein wissenschaftlicher Ausflug in die Geschichte

Die Vermutung, dass es bei uns Menschen ein genetisches Spektrum an unterschiedlich ausgeprägten Spezialisierungen für das Ausmaß an allgemeiner Gelenkbeweglichkeit gibt – und dass dieses von extrem beweglich und instabil am einen Ende des Spektrums bis zu extrem stabil und unbeweglich am anderen Ende reicht –, ist nicht neu. Relativ neu und bisher auch nur primär in Fachkreisen bekannt ist die Hypothese, dass diese unterschiedlichen Ausprägungen mit funktionellen Anpassungsvorgängen unserer Vorfahren an ihre unterschiedlichen klimatischen Lebensbedingungen zusammenhängen. Dieser Rückschluss wurde 2007 erstmals von dem spanischen Rheumatologen Alfonse T. Masi und dem holländischen Bewegungswissenschaftler Andry Vleeming ausführlicher vorgestellt.

Körperbau

Als Hinweis dafür trugen Masi und Vleeming eine ganze Reihe von klugen Beobachtungen zusammen: Bevölkerungen, die sich seit vielen Generationen an das Leben im arktischen Klima angepasst haben, weisen tendenziell einen breiteren Rumpf und kürzere Gliedmaßen auf, im Gegensatz zu Menschen in tropischen Zonen, die sich eher durch längere Gliedmaßen und eine vergleichsweise große Körperoberfläche kennzeichnen. Die jeweilige Anpassung ermöglicht eine verstärkte Speicherung beziehungsweise Abkühlung der Körpertemperatur. Es liegt nahe, dass ein gedrungener Körperbau tendenziell weniger zu einer allgemeinen Überbeweglichkeit der Gelenke neigt, als dies bei einem filigranen, schlanken Menschen mit langen Gliedmaßen, langem Hals und ausgeprägter Taille der Fall ist.

Muskelenergie

Zudem führten die beiden Forscher an, dass eine höhere Steifigkeit des muskulären Gewebes im arktischen Klima den Vorteil mit sich bringen könnte, dass einfache Alltagsbewegungen mit einem erhöhten Bewegungs- und Reibungswiderstand verbunden sind, was für die Erzeugung von ausreichender Körperwärme – auch ohne sportliche Sprünge und Kniebeugen – im kalten Klima durchaus nützlich sein könnte. Im tropischen Klima ist es von Vorteil, bei Alltagstätigkeiten möglichst wenig Muskelenergie aufzubringen und damit einen unnötigen Temperaturanstieg des Körpers zu vermeiden.

Spezifische Eiweißstruktur

Alfonse T. Masi und Andry Vleeming berichteten von klaren Hinweisen, dass sich eine spezifische Eiweißstruktur auf Zelloberflächen (mit dem Namen HLA-B27) genetisch bedingt auffallend häufig bei Menschen in kälteren Klimazonen findet. Dieser Faktor ist besonders häufig bei der Versteifungskrankheit Morbus Bechterew zu finden (siehe Seite 130), die ihrerseits wesentlich häufiger im arktischen als im tropischen Klima verbreitet ist.

Ebenfalls konnten die Wissenschaftler zeigen, dass Menschen mit dieser Versteifungspathologie auffallend selten zu einer Skoliose im jugendlichen Wachstumsalter (idiopathische juvenile Skoliose) neigen. Das gilt auch umgekehrt: Menschen mit einer jugendlichen Skoliose sind quasi »immunisiert« dagegen, später noch eine Bechterew-Versteifung zu entwickeln. Das trifft sich mit der Beobachtung, dass die sogenannte Wikinger-Hand (Morbus Dupuytren) wesentlich häufiger in skandinavischen Ländern als im Mittelmeerraum, in Südostasien oder in Afrika zu finden ist. So weit die, wie wir meinen, sehr überzeugenden Hinweise der beiden Forscher.

Evolutionäre Medizin

Natürlich sollte dieses Erklärungsmodell nicht zu einem vorschnellen und vereinfachenden Schubladendenken verführen. Sicherlich spielen neben diesen evolutionär-klimatischen Spezialisierungen auch noch eine Reihe zusätzlicher Faktoren eine Rolle, die sowohl über die Genetik als auch über den individuellen Lebensstil die allgemeinen motorischen Fähigkeiten des Körpers beeinflussen.

Das grundlegende Modell passt jedoch sehr gut zu einem ebenso modernen Konzept in den Gesundheitswissenschaften, das unter dem Namen »evolutionäre Medizin« zunehmende Verbreitung findet. Dieses besagt, dass es sich bei vielen Unterschiedlichkeiten an körperlichen Eigenschaften bei uns Menschen um eine sinnvolle Variation der Evolution handelt, sodass manche mehr auf spezifische Umweltbedingungen vorbereitet sind und ein anderer Teil mehr auf andere Herausforderungen. Eines der ersten Male, dass dieses allgemeine Prinzip entdeckt wurde, war bei der Erforschung der sogenannten Sichelzellanämie, einer genetisch bedingten Störung der roten Blutkörperchen, die diese darin behindert, ausreichend Sauerstoff zu binden. Ursprünglich hatten die Mediziner das als eine eindeutige Dysfunktion der Gesundheit betrachtet. Dann fiel ihnen jedoch wider Erwarten auf, dass diese Anomalie besonders häufig in afrikanischen Ländern zu finden ist, in denen die von einer Stechmücke übertragene Malariainfektion die größte gesundheitliche Bedrohung der Bevölkerung darstellt. Die überraschende Erkenntnis: Menschen mit dieser Anomalie werden besonders selten von den Mücken gestochen und haben deshalb in diesen Regionen eine wesentlich höhere Überlebenswahrscheinlichkeit.

Später wurde ein ähnlicher Vorteil bei Menschen mit Farbenblindheit entdeckt. Diese Menschen mögen zwar etwas länger brauchen, um im Dschungel am lichten Tag eine reife von einer unreifen Frucht zu unterscheiden, dennoch können sie abends im Dunkeln tendenziell kleinere Helligkeitsunterschiede und Schattenbildungen erkennen. Einen solch begabten Späher unter sich zu haben kann für den ganzen Stamm zu einer rechtzeitigen Warnreaktion und damit einer größeren Überlebenschance beitragen.

Spezialisierung statt Manko

Anstatt sich darauf zu fixieren, das eigene Abweichen vom durchschnittlichen Mittelmaß an körperlichen Eigenschaften zu beklagen, lautet der Vorschlag der evolutionären Medizin, herauszufinden, ob dies nicht als eine besondere Spezialisierung zu verstehen ist, die mit wichtigen Vorteilen für bestimmte Lebensbedingungen verbunden ist. Und wie bei allem in der Evolution gilt auch hier: »Everything has a trade-off«, das heißt: »Alles in der Evolution ist ein Kompromiss, alles hat seinen Preis.« Selbst der größte Vorteil geht, genau betrachtet, mit ein paar relativen Nachteilen in anderen Aspekten einher.

Wenn du daher das nächste Mal einen besonders steifen Menschen siehst, der im Yogaunterricht auf dem Boden sitzend die Beine nicht weiter als 30 Grad auseinanderspreizen kann – oder wenn du selbst davon betroffen bist –, dann solltest du weniger darüber nachdenken, was dieser Mensch für eine psychische oder körperliche »Störung« hat und womit er »das verdient hat«, sondern du könntest das als eine besondere Form einer funktionellen Spezialisierung bewundern. Auch mit dem weitsichtigen Hintergedanken, dass es nicht auszuschließen ist, dass du selbst bei veränderten Lebensumständen, wie etwa in einem arktischen Klima, dir zukünftig eine solche Eigenschaft im eigenen Körper wünschen könntest und dir dann womöglich gerne von den funktionellen Gewebeeigenschaften dieser Person »eine Scheibe abschneiden« würdest.

Talent und Herausforderung

Es kann auch sein, dass die betroffene Person einmal den Wunsch verspürt, zusätzlich zu ihrer genetisch favorisierten Stabilität noch etwas beweglicher zu werden, zum Beispiel, wenn man mit den eigenen Kindern auf Bäumen herumklettern möchte, ohne dass diese bei jedem dritten Ast behilflich sein müssen. Oder wenn eine hyperbewegliche Elfe in der Schwangerschaft eine so bewegliche Gelenkverbindung der Wirbelsäule mit dem Becken entwickelt, dass dies bei ihr mit häufigen Rückenschmerzen beim längeren Sitzen einhergeht und sie sich daher gerne eine Prise Wikingerstabilität für diesen Bereich wünscht.

Dann geht es nicht darum, eine Krankheit zu heilen oder sich für eine andere Dysfunktion im Nachteil zu sehen, sondern um eine funktionelle Ergänzung. Wir sehen dieses Buch daher als freundliche Einladung an uns alle, Frieden mit unserer jeweiligen evolutionären Spezialisierung zu schließen und, egal, ob du nun Elfe oder Wikinger oder etwas dazwischen bist, mit den hier vorgestellten Übungen und Empfehlungen das Beste daraus zu machen und körperlich und psychisch zu wachsen.

ELFEN-TYP: EVOLUTIONSMERKMALE UND EIGENSCHAFTEN

Die von uns im Folgenden beschriebenen Eigenschaften auf der psychischen, sozialen sowie physiologischen Ebene der beiden Bindegewebstypen beruhen in zahlreichen Aspekten primär auf unserer klinischen Erfahrung, haben also eine hohe Übereinstimmung im beruflichen und privaten Alltag von uns drei Autoren gezeigt. Dennoch sollten sie nur als relativ häufige Tendenzen verstanden werden, von denen es selbstverständlich auch zahlreiche Ausnahmen gibt.

Der Elfen-Typ hat sich genetisch perfekt in seiner tropischen Umwelt eingefunden, indem er Eigenschaften ausprägte, die sein Überleben sicherten. Aufgrund der besonders dehnfähigen und weichen Strukturen konnten sich Elfen durch das Dickicht schlängeln. Mit ihrer anmutigen und flexiblen Art, sich zu bewegen, waren sie flink und geräuschlos im Dschungel unterwegs. Durch ihr fragiles Wesen und eine 360-Grad-Wahrnehmung waren sie in der Lage, Gefahr frühzeitig zu spüren und ihr auszuweichen. Lange Extremitäten entwickelten sich, um ein Hangeln und Klettern in der Natur zu ermöglichen. Der Körper war zudem stets darauf bedacht, schlank zu bleiben, sodass eine hohe Agilität in den Bewegungen gesichert war. Ein Speichern von Energie war nicht nötig, da Nahrung einfach zugänglich war und die Temperatur durchgehend warm.

Physiologie

Die heutigen Elfen sind immer noch überaus dehnbar und häufig besteht eine Hypermobilität insbesondere in den Gelenken, was sich in einer niedrigeren Gelenkstabilität äußert. Aufgrund einer geringen kollagenen Faserdichte tendieren sie schneller zu Cellulite, blauen Flecken und haben eine langsamere Wundheilung. Weitere Merkmale liegen in einer hängenden Ohrläppchenform, einem dünnen, beweglichen Zungenband und flaumiger Körperbehaarung.

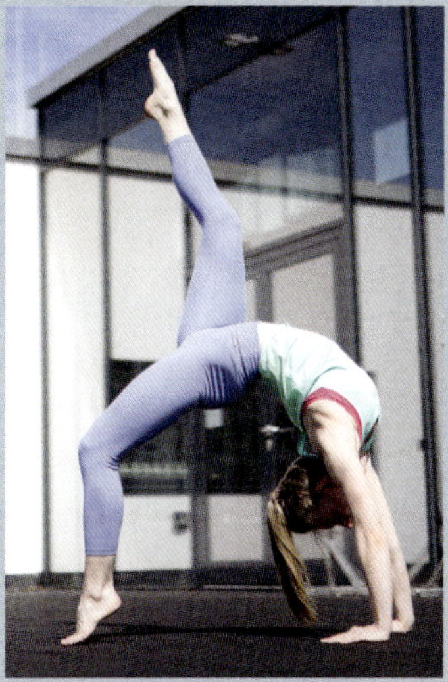

Elfe, die sich in ihrem Talent bewegt

Die tropischen Typen haben eine höhere Empfindsamkeit und eine bessere Körperwahrnehmung für feinsinnige Bewegungen. Ihre Fragilität prädestiniert sie für tänzerische, geschmeidige Aktivitäten, lässt sie elegant aussehen und ermöglicht weiträumige und feinmotorische Bewegungen.

Das Erscheinungsbild zeichnet sich durch eine weiche, dünne Haut und feingliedrige Strukturen aus, was in der westlich geprägten Welt bei Frauen als ästhetisch empfunden wird, während »elfigen« Männern oft nicht so viel zugetraut wird und sie in eine androgyne Schublade gesteckt werden. Diese stereotype Betrachtung entspricht einem alten Rollenbild, das sich glücklicherweise gerade in Auflösung befindet.

Charaktereigenschaften

Elfen sind anpassungsfähig und fügen sich in Situationen immer wieder (neu) ein. Mit ihrem Ideenreichtum finden sie schnell kreative und unerwartete Lösungen. Ihre sensible Art lässt sie meistens überlegt und abwägend handeln, aber auch emotional impulsiv ohne Rücksicht auf den eigenen Nachteil. Ist es ihnen gegeben, Zeit und Raum loszulassen, können sie sich auf Projekte einlassen, sich in ihnen verlieren und treiben lassen. Elfen sind sanft, nachgebend, zurückhaltend, empathisch, sinnlich, hingebungsvoll und intuitiv, wodurch sie eine gute Vertrauensbasis für zwischenmenschliche Nähe schaffen.

Rolle in der Gesellschaft

Elfen verhalten sich in größeren Gruppen eher unauffällig, nehmen sich in emotionalen Bereichen zurück und fordern erst ihr Recht ein, wenn es dringlich wird. Dabei sind sie sehr aufmerksam und sensibel und dadurch empfänglich für Unstimmigkeiten, die in der Luft liegen. Bei ihnen sammeln sich oft Dysbalancen einer gesamten Gruppe oder eines Projektes, was dazu führt, dass sie diejenigen sind, die darauf aufmerksam machen müssen und entsprechend emotional auf eine Situation reagieren, die nicht nur sie selbst betrifft. Nimmt man ihre Bedenken ernst, verhindert das größeren Schaden. Der Wert ihrer Fähigkeiten wird in der heutigen Gesellschaft oft unterschätzt und nicht als wertvoll wahrgenommen.

Mit einem ausgeprägten Helfersyndrom sowie einem Sinn für das große Ganze übernehmen sie häufig energetische Aufgaben, die eher im Hintergrund laufen, wie Fürsorge geben, eine ausgeglichene, friedliche Wohlfühlatmosphäre gestalten oder Schönheit für die Sinne kreieren. Elfen sind häufig künstlerisch begabt. Sie erschaffen Seelennahrung, die vergänglich sein darf und nicht praktisch sein muss (Essen zubereiten, dekorieren). Macht man sich ihrer Kraft bewusst und gibt ihnen die Möglichkeit, ihre Fähigkeiten einzubringen, macht das die Welt zu einem besseren Ort.

Die Gabe

Darüber hinaus spüren Elfen-Typen häufig spirituelle Verbindungen, haben eine große Energieweite und fühlen sich nur durch die irdischen Grenzen eingeschränkt. Sie haben Zugang zu Energien und Kräften der Zwischenwelt. Den fiktiven Elfen in Geschichten werden diesbezüglich Qualitäten wie »flirrend«, »fluoreszierend« oder »formwandelnd« zugeschrieben. Sie können unterschiedliche Gestalten annehmen, sind somit wandelbar und transzendent.

Prominente Elfen

Charlie Chaplin, Taylor Swift, Billie Eilish, Rowan Atkinson, Natalie Portman

WIKINGER-TYP: EVOLUTIONSMERKMALE UND EIGENSCHAFTEN

Der Wikinger-Typ hat sich im Laufe seiner Jahrtausende dauernden Wanderung gen Norden als Ergebnis seiner Erfahrungen und einer natürlichen Selektion seiner kalten und kargen Umgebung in physischer, kultureller und sozialer Natur angepasst. Nur durch diese genetischen Veränderungen konnten auch die extremen arktischen Klimazonen zu neuen Lebensräumen werden. Es ist jedoch wichtig zu betonen, dass die körperlichen Merkmale der Wikinger nicht homogen waren, da sie über einen großen geografischen Bereich verteilt waren und sich im Laufe der Zeit durch Vermischung mit anderen Völkern wie den Neandertalern veränderten.

Allen gemeinsam war, dass die Wikinger-Strukturen fest und insgesamt stabil waren. Sie zeichneten sich durch Stärke, Ausdauerkraft und Widerstandsfähigkeit aus, was für die entbehrungsreichen Wanderungen auf der Jagd nach Nahrung elementar war. Ihre robuste Art zeigte sich auch in ihrer handlungsorientierten Mentalität, da sie häufig unmittelbar mit der Entscheidung »fressen oder gefressen werden« konfrontiert wurden. Nur die Stärkeren überlebten. Durch das begrenzte Nahrungsangebot und seltene Jagderfolge war eine optimale Verwertung von Nährstoffen ebenso entscheidend wie die Veranlagung, viel Nahrung auf einmal aufzunehmen und diese in Form von Ressourcen zu speichern, um so lange Perioden von Hunger und Kälte zu überstehen.

Physiologie

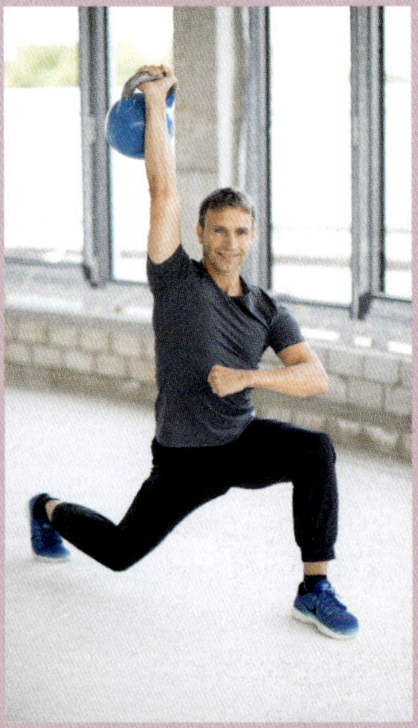

Wikinger, der sich in seinem Talent bewegt

Die Bezeichnung »Wikinger« meint heute repräsentative Gewebetypen, die in der Regel einen kräftigen Körperbau aufweisen und gut genährt sind. Eine strukturelle Gemeinsamkeit ist die hohe kollagene Faserdichte, die bei der Aufrechterhaltung der strukturellen Integrität des Körpers und bei der Unterstützung von Bewegung und Funktion eine wichtige Rolle spielt.

Wikinger-Haut erscheint straff und elastisch, denn das Gewebe ist weniger dehnbar und dient dazu, erhöhten Zug- und Druckkräften standzuhalten sowie schwere Gegenstände zu heben und zu tragen. Ihre Sehnen und Bänder sind besonders fest und widerstandsfähig, was unter anderem die Gelenke stabilisiert. Die Bewegungsausführung ist dabei ökonomisch, strukturiert und energiegeladen. Dies befähigt sie dazu, ausdauernd zu sein und ein hohes Kraftpotenzial aus der Übertragung von Muskelkraft auf die Knochen generieren zu können.

Typisch sind angewachsene Ohrläppchen und eine schnelle Wundheilung mit starker Narbenbildung. Eine eindeutige Tendenz bezüglich der Haar- und Augenfarbe gibt es allerdings nicht, da durch das Umherziehen der Menschen eine Vielzahl von genetischen Hintergründen zusammengekommen ist.

Charaktereigenschaften

Auf typische Wikinger ist Verlass. Sie sind klar in ihren Werten und leben diese fast unerschütterlich. Es fällt ihnen leicht, Projekte voranzubringen, ihre Aufmerksamkeit zu fokussieren und damit zum Ziel zu kommen. Sie erschaffen Dinge mit ihren Händen, bauen, reparieren und produzieren. Bezeichnend ist ihre Besonnenheit, die auch in schwierigen oder heiklen Situationen den Verstand die Oberhand behalten lässt, also den rationalen Aspekt. In schwierigen Situationen bieten sie aufgrund ihrer Handfestigkeit Schutz – sowohl auf materielle als auch auf emotionale Weise. Man kann sich bei ihnen anlehnen, um wieder eigene Stabilität zu gewinnen. Dabei sind sie schlecht durchschaubar, machen nicht viele Worte und Gewese um sich selbst, gehen lieber in den inneren Dialog und halten Emotionen verschlossen. Sie sind schmerzresistenter, regenerationsfähiger und haben eine gewisse Unempfänglichkeit für eigene Bedürfnisse, weshalb sie diese häufig ignorieren beziehungsweise hintanstellen.

Rolle in der Gesellschaft

Wikinger sind Anführer und geradeheraus. Durch ihre Stabilität verleihen sie Situationen Ruhe und Sicherheit. Sie geben mit ihrer Präsenz Anker und Orientierung und sind fähig, andere zu motivieren und zu begeistern. Sie sind Realisten und bleiben auf dem Boden der Tatsachen. Ihr pragmatisches und strukturiertes Denken prädestiniert sie für strategische Aufgaben und Führungspositionen. Trotz ihrer verschlossenen Art sind sie sozial gut vernetzt, in Vereinen aktiv, üben traditionelle Rituale aus und werten Zusammenarbeit als entscheidend, um Herausforderungen zu bewältigen.

Die Gabe

Wikinger-Typen sind häufig geerdet und naturverbunden. Die arktisch beeinflussten Menschen verfügen über ein höheres Urvertrauen, wodurch es ihnen leichter fällt, Situationen anzunehmen, sich an gesellschaftliche Normen zu halten und einzugliedern. Ihre Spiritualität fußt eher auf einem intuitiven Wissen über die Umwelt und saisonale Veränderungen. Sie stehen mit erdverbundenen Wesen in Kontakt, die ihren Alltag produktiv begleiten.

Prominente Wikinger

Pink, Rea Garvey, Ozzy Osbourne, Margaret Thatcher, Steffi Graf, Arnold Schwarzenegger

Welche Rolle spielt das biologische Geschlecht?

Innerhalb der genetischen Einteilung in Wikinger- und Elfen-Typen gibt es unterschiedliche Voraussetzungen je nach Geburt-identifiziertem Geschlecht. Tendenziell verfügen als Männer Geborene über festeres Gewebe und als Frauen Geborene über weiches Bindegewebe. Das liegt an in der DNA verankerten physiologischen Unterschieden zwischen den biologischen Geschlechtern:

- Männer haben vergleichsweise mehr und stärkere Muskeln, also auch stärkere Faszien.
- Das Unterhautfettgewebe von Männern ist straffer angeordnet als das von Frauen.
- Frauen neigen zu einer etwas lockereren Bindegewebsstruktur, damit sich für Schwangerschaft und Geburt das fasziale Gewebe verändern kann, um dem Kind Platz zu geben und das Becken zu weiten.
- Frauen speichern als Reserve für Schwangerschaft und Stillzeit in der Unterhaut verhältnismäßig mehr und anderes Fett als Männer.

Diese geschlechterspezifischen Unterschiede treffen allerdings nicht immer zu. Es finden sich auch Frauen mit festerem Bindegewebe – und ebenso viele Männer, die sehr beweglich sind. Eine klare Einteilung nach dem Klischee »Männer sind starke Wikinger und Frauen zarte Elfen« ist längst überholt und bei der Gewebebetrachtung nicht zuverlässig. Innerhalb der Physiologie sind strukturelle Gegebenheiten von Elfen-Männern klar von denen von Wikinger-Männern abzugrenzen, ebenso wie von Elfen-Frauen und Wikinger-Frauen. Darüber hinaus sollte beachtet werden, dass durch hormonelle Einwirkungen mehr oder minder großer Einfluss auf die Gewebeeigenschaften genommen werden kann.

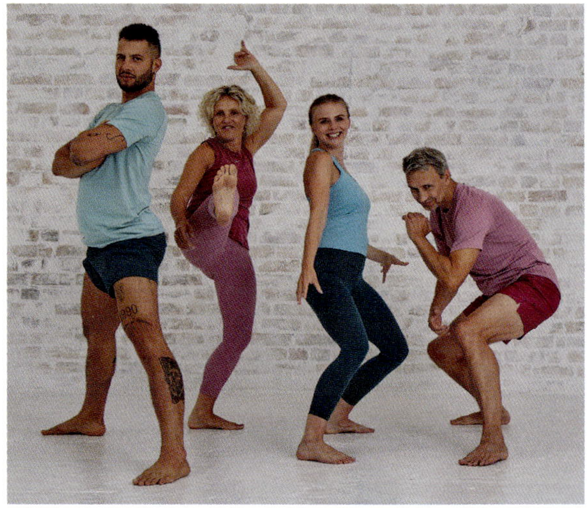

Ein Elf, eine Wikingerin, eine Elfe und ein Wikinger

Hormonelle Einflüsse

Ob und wie sich eine hormonelle Geschlechtsumwandlung auf das Bindegewebe auswirkt, scheint sehr unterschiedlich zu sein und wird noch erforscht. Einige Transfrauen berichten von einer verringerten Schmerzschwelle, also einer erhöhten Empfindsamkeit, sowie von einer dünneren und weicheren Haut, einem relativen Abbau von Muskelmasse und einer Zunahme der Dicke des Unterhautfettgewebes. Eindeutige Auswirkungen auf die Gelenkbeweglichkeit wurden bisher jedoch in keiner Studie dokumentiert.

Dies scheint ähnlich zu sein bei Frauen, die, meist in den Wechseljahren, eine Hormonersatztherapie absolvieren. Auch hier sind bisher keine allgemeingültigen Auswirkungen auf die Gelenkbeweglichkeit bekannt geworden, obwohl in Einzelfällen über positive Änderungen der Haut berichtet wird.

Und wie sieht es mit dem Alter aus?

Innerhalb einer Lebensspanne finden entwicklungsbegleitend strukturelle Veränderungen des Gewebes statt. Dieser natürliche Prozess kann durch viele externe Faktoren in seiner Intensität, Ausrichtung und Qualität beeinflusst werden.

Bereits in der vorgeburtlichen Entwicklung des Fötus spielt dies eine Rolle. Mit der Geburt beginnt dann die Schwerkraft zu wirken. Ab diesem Moment prägen auch soziale Gegebenheiten, Lebensumstände und Umweltfaktoren den strukturellen Aufbau.

In der frühkindlichen Zeit fangen die eher weichen, instabilen Gewebegegebenheiten an, sich gemäß der an sie gestellten Anforderungen zu organisieren und zu festigen. Diese erste Lebensphase von Säuglingen und Kleinkindern zeichnet sich besonders durch eine hohe Gelenkbeweglichkeit und wenig Stabilität aus. Im Laufe der motorischen Entwicklung durch Robben, Krabbeln und Laufen gewinnen die Knochen an Stabilität, die Muskeln an Stärke und Kraft und das Gewebe an stabiler Elastizität. Für diesen Reifeprozess sorgt ein Kind üblicherweise intuitiv. Spätestens im Schulalter schränken gesellschaftliche Normen diesen natürlichen Drang nach Bewegung teils massiv ein. Das verlangsamt oder begrenzt auch die Gewebeentwicklung und deren funktionale Leistungsstärke.

Schätzungsweise ab Mitte 20 beginnt bereits eine Tendenz zum Abbau einzelner Gewebeeigenschaften. Lebensgewohnheiten in Form von bewegungsarmen Freizeitaktivitäten, Verletzungen oder Stress machen sich deutlich in der Gewebebeschaffenheit bemerkbar. Die Fasern verlieren sukzessiv an Welligkeit, was eine Zunahme an Steifigkeit und Verminderung der Reaktionsfähigkeit und Gelenkbeweglichkeit zur Folge haben kann. Eine Immobilität äußert sich in einer erhöhten Festigkeit, Verletzungs- und Schmerzanfälligkeit. Des Weiteren verliert die Grundsubstanz an Wasserbindefähigkeit und wird zähflüssiger, weshalb die körperinternen Abläufe langsamer werden.

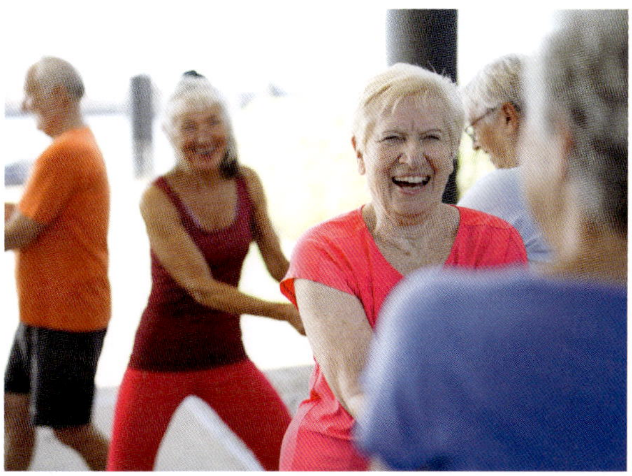

Spaß an Bewegung bringt Lebensfreude und umgekehrt.

Das muss aber kein zwangsläufiger Vorgang sein, denn es wird vermutet, dass diese Veränderungen durch die mit dem Alter zunehmende Verarmung der Bewegungsvielfalt verursacht oder begünstigt wird. Es gibt jedenfalls eine nicht geringe Gruppe von Erwachsenen, die sich bis ins hohe Alter eine nahezu unverminderte Gelenkbeweglichkeit erhalten, indem sie sich im Alltag regelmäßig und vielseitig bewegen und auch herausfordernde sportliche Aktivitäten ausüben. So kann man sein biologisches Alter um viele Jahre verjüngen. Sicher nimmt der Aufwand proportional zum Alter zu, aber es lohnt sich, für Körper, Geist und Seele vital zu bleiben, und fördert auch den Sozialaspekt, der für die Lebensqualität ebenso wichtig ist wie körperliche Fitness. Wir berücksichtigen den natürlichen Alterungsaspekt auch in unserem Selbstcheck.

DER GROSSE SELBSTCHECK

Schätze deinen Bindegewebstyp ein. Das ist nützlich, weil es eine ganze Skala von Bindegewebstypen gibt, die alle natürlich vorkommen. Die beiden Enden der Skala bilden dabei zwei Pole: Menschen mit von Natur aus lockerem, weichem Bindegewebe, die wir »Elfen« nennen, und solche mit festem Bindegewebe, die sogenannten Wikinger.

Diese beiden Typen sind zu einem großen Teil angeboren, man kommt in vielen Fällen also mit einer erkennbaren Tendenz auf die Welt, kann die eigene Veranlagung im Laufe des Lebens aber auch etwas beeinflussen. Aus dem Alltag ist das bekannt: Meistens stellt sich schon im Kindesalter heraus, wer eher »gelenkig« ist und wer nicht. Die von Natur aus gelenkigen Mädchen und Jungen können etwa leicht in den Spagat gehen, die weniger gelenkigen müssen üben und kommen vielleicht nie ganz nach unten.

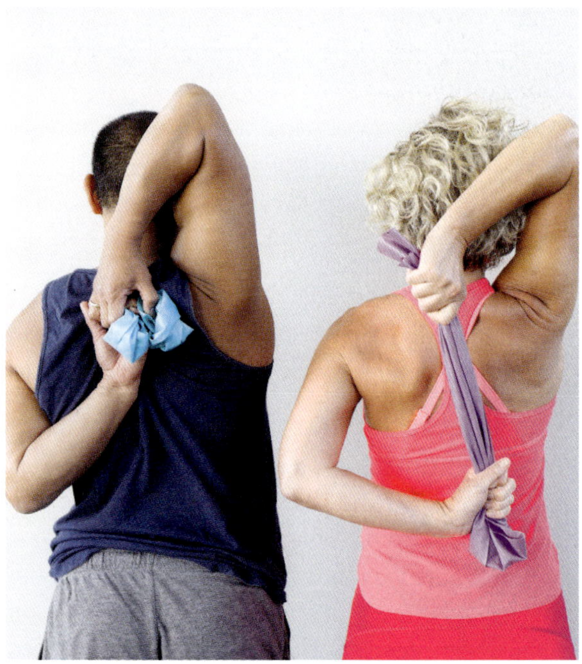

Deutlicher Unterschied im Mobilitätsradius bei Elfen und Wikingern

Das ganze Spektrum ist ein natürliches Kontinuum. Manche Menschen, egal ob Mann oder Frau, sind relativ dicht an einem Extrem, andere eher in der Mitte angesiedelt. Mit den verschiedenen Bindegewebstypen gehen häufig charakteristische Beschwerden einher. Mit den nachfolgenden Tests kannst du dich auf einer Skala einordnen. Denn es gibt heutzutage eine große Menge an Mischformen. Man schätzt, dass die Zuordnung ungefähr bei jeweils einem Drittel arktisch, tropisch und nicht eindeutig liegt. Es verändert den Blick auf sich selbst, schafft Verständnis für bestimmte Symptome und nützt vor allem beim Faszientraining und dem Auswählen der Übungen.

Hinweise

Die nachfolgenden Tests dienen lediglich einer Ersteinschätzung über deine Gewebevoraussetzungen und sind keine absolut zuverlässige Einteilung in Gewebetypen. Sie wurden von uns Autoren aufbauend auf mehreren anderen Tests in der Literatur entwickelt. Wir erlauben uns, sie hier erstmals im Detail vorzustellen, obwohl sie aktuell noch nicht den Status von international-normierten Testbatterien haben im Stil von standardisierten IQ-Tests. Bei der Entwicklung der Testelemente verfolgten wir das gemeinsame Ziel, dem Anwender einen hohen Erkenntnisgewinn sowie nützliche praktische Anregungen zu vermitteln.

Bei den Aufgaben haben wir uns an Diagnosekriterien für Veranlagungstypen oder bestimmte Erkrankungen des sogenannten Beighton-Score und den Arbeiten des berühmten tschechischen Neurologen Vladimir Janda orientiert. Er hat sich besonders mit Dysbalancen und Störungen von Muskeln und Bindegewebe beschäftigt. Die angeborenen Bindegewebstypen haben in der Regel nichts mit Krankheit zu tun. Sie sind unterschiedliche Ausprägungen von gesunden Gewebetypen. Dementsprechend erhältst du mit diesen Selbsttests keine medizinischen Diagnosen. Die Testfragen und -ergebnisse sind an Alltagsbewegungen eines gesunden Menschen angepasst. Falls du vermutest, dass du an einer Bindegewebsstörung oder -krankheit leidest, weil du zum Beispiel bei diesen oder anderen Bewegungen häufig Schmerzen hast, gehe zu einem Facharzt und lasse dies abklären.

Dieser Test ist für Erwachsene und Jugendliche ab der Pubertät entwickelt. Für die Einschätzung von Kindern wende dich an einen fachkundigen Arzt. Die Testübungen können barfuß zu Hause durchgeführt werden, einfach auf dem Boden, einer Yogamatte, einem Stuhl oder Ähnlichem.

RUMPF-VORBEUGETEST

Beuge dich mit gestreckten Knien mit dem Oberkörper nach vorn unten. Wie weit kommst du spontan und ohne große Anstrengung nach unten?

Ordne dich zunächst dem Zahlenwert (1 bis 6) zu, der dir am ehesten entspricht. Für die Auswertung multipliziere ihn dann mit 2.

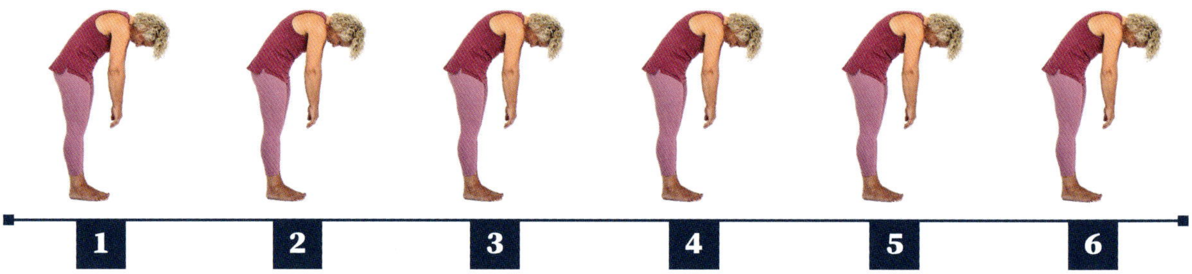

RUMPF-STRECKTEST

Setze dich gerade auf einen Stuhl, ohne dich anzulehnen. Lege eine Hand auf den Unterbauch, mit dem Daumen vor dem Bauchnabel, und die andere Hand an das Brustbein. Ziehe das Brustbein so weit wie möglich nach oben vom unbewegten Unterbauch weg.

Ordne dich zunächst dem Zahlenwert (1 bis 6) zu, der dir am ehesten entspricht. Für die Auswertung multipliziere ihn dann mit 2.

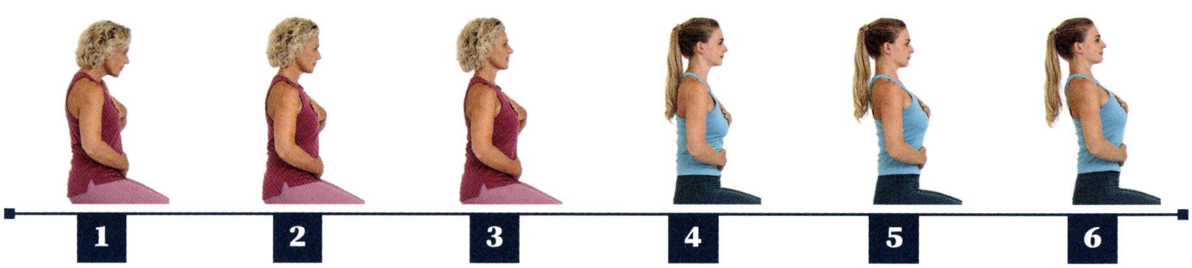

HÜFTBEUGER-STRECKTEST

Stelle dich rückwärts mit einer Körperhälfte so an einen Türrahmen, dass ein Bein freisteht und nach vorn und hinten Bewegungsspielraum hat. Winkle dieses nun mithilfe deiner gleichseitigen Hand an und ziehe die Ferse Richtung Gesäß. Halte dabei Rücken, Becken und Kopf der Standseite fest am Türrahmen. Wie weit zieht der Oberschenkel nach hinten?

Ordne dich dem Zahlenwert (1 bis 6) zu, der dir am ehesten entspricht. Wiederhole den Test mit dem anderen Bein und zähle dann beide Zahlen zusammen.

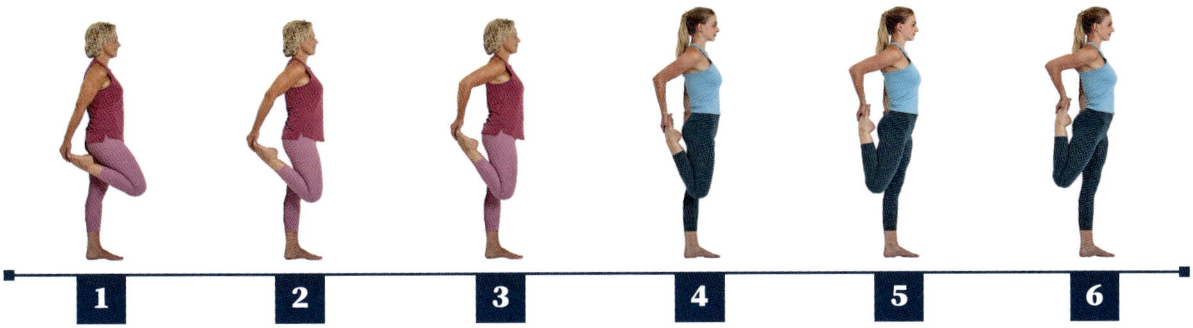

KNIE-STIRN-BEUGETEST

Setze dich auf einen Stuhl und bringe die Stirn und ein Knie, so nah es mühelos geht, zusammen, indem du das Bein anhebst und dich vorbeugst. Ziehe das Knie dabei mit der Hand an. Wie weit kommen Knie und Stirn zueinander?

Ordne dich dem Zahlenwert (1 bis 6) zu, der dir am ehesten entspricht. Wiederhole den Test mit dem anderen Bein und zähle dann beide Zahlen zusammen.

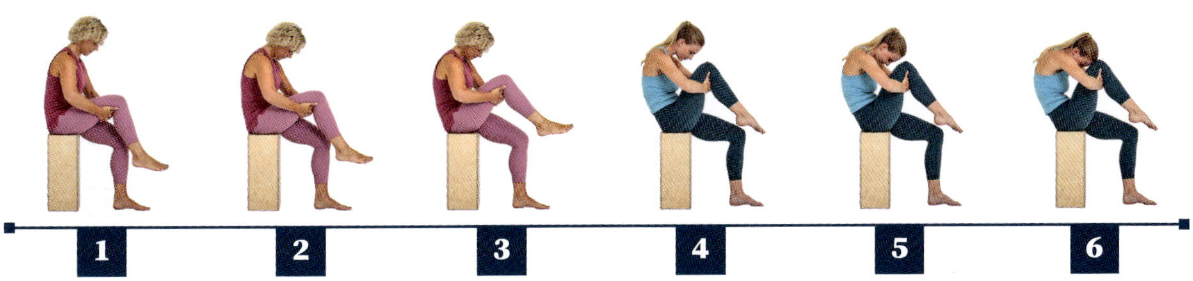

RUMPF-ROTATIONSTEST

Setze dich gerade auf einen Stuhl, ohne dich anzulehnen. Drehe den Oberkörper und Kopf so weit wie möglich zu einer Seite, während das Becken und die Beine in der Ausgangssituation bleiben. Wie weit ist der Winkel, den der Kopf mit der Nasenspitze zur Seite gedreht ist?

Ordne dich dem Zahlenwert (1 bis 6) zu, der dir am ehesten entspricht. Wiederhole den Test zur anderen Seite gedreht und zähle dann beide Zahlen zusammen.

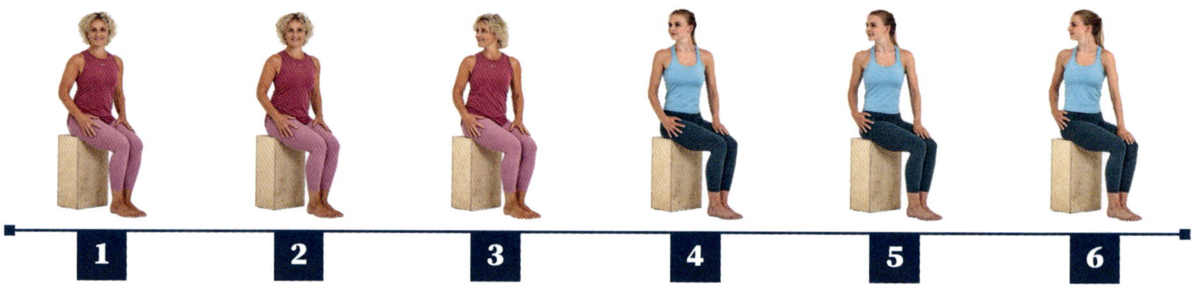

BEIN-GRÄTSCHTEST

Setze dich aufrecht in der Grätsche auf den Boden. Wie weit ist der Winkel zwischen den Beinen?

Ordne dich zunächst dem Zahlenwert (1 bis 6) zu, der dir am ehesten entspricht. Für die Auswertung multipliziere ihn dann mit 2.

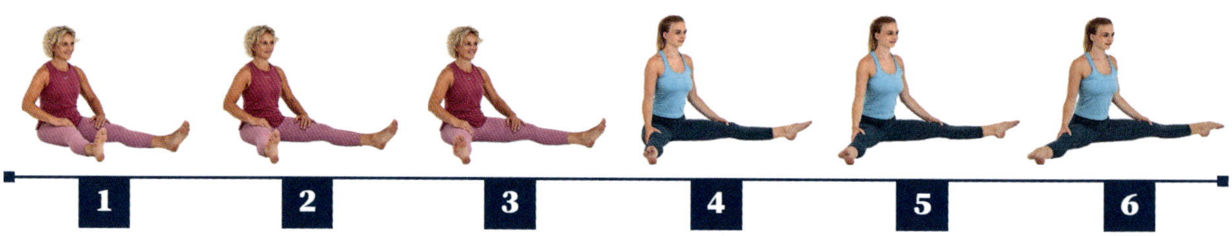

RÜCKWÄRTIGER HANDGRIFFTEST

Bringe die Hände hinter dem Rücken zusammen, eine Hand kommt von oben, die andere von unten. Wie weit kommen sie zueinander?

Ordne dich dem Zahlenwert (1 bis 6) zu, der dir am ehesten entspricht. Wechsle die Armhaltung, wiederhole den Test und zähle dann beide Zahlen zusammen.

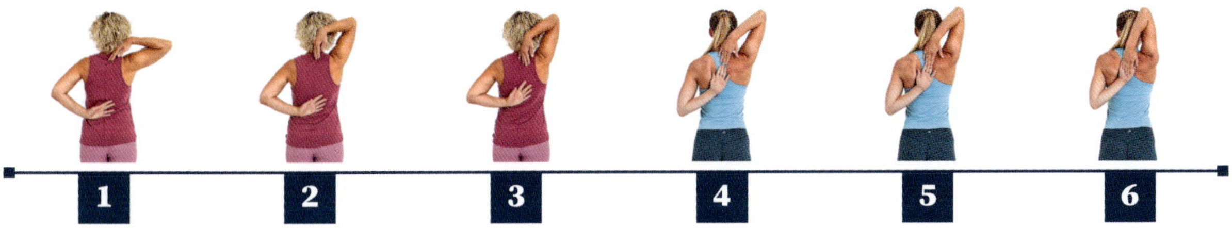

KNIE-STRECKTEST

Strecke ein Bein nach vorn vom Körper weg und ziehe die Fußspitze zum Schienbein. Wie weit ist das Knie gebeugt beziehungsweise gestreckt?

Ordne dich dem Zahlenwert (1 bis 6) zu, der dir am ehesten entspricht. Wiederhole den Test mit dem anderen Bein und zähle dann beide Zahlen zusammen.

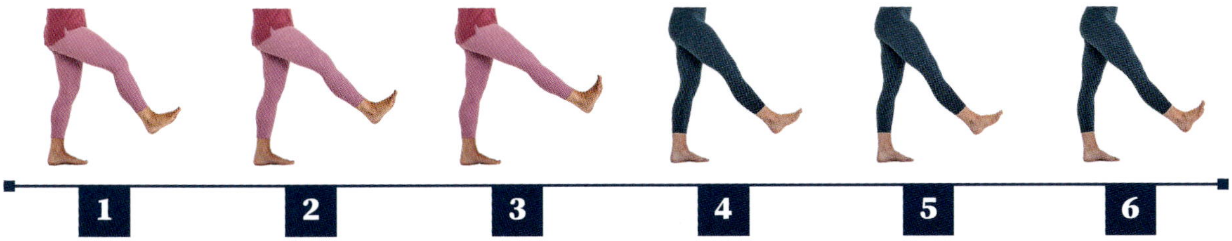

HANDGELENK-BEUGETEST

Greife mit einer Hand den Daumen der anderen und führe diesen Richtung Unterarminnenseite. Wie weit kommen Daumen und Unterarm zueinander?

Ordne dich dem Zahlenwert (1 bis 6) zu, der dir am ehesten entspricht. Wechsle die Hände, wiederhole den Test und zähle dann beide Zahlen zusammen.

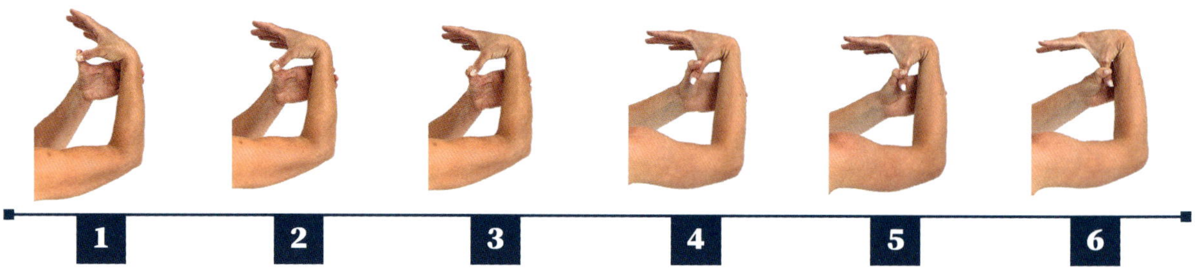

KLEINER-FINGER-STRECKTEST

Greife mit einer Hand den kleinen Finger der anderen und biege diesen Richtung Unterarmoberseite. Wie weit kommen Finger und Unterarm zueinander?

Ordne dich dem Zahlenwert (1 bis 6) zu, der dir am ehesten entspricht. Wechsle die Hände, wiederhole den Test und zähle dann beide Zahlen zusammen.

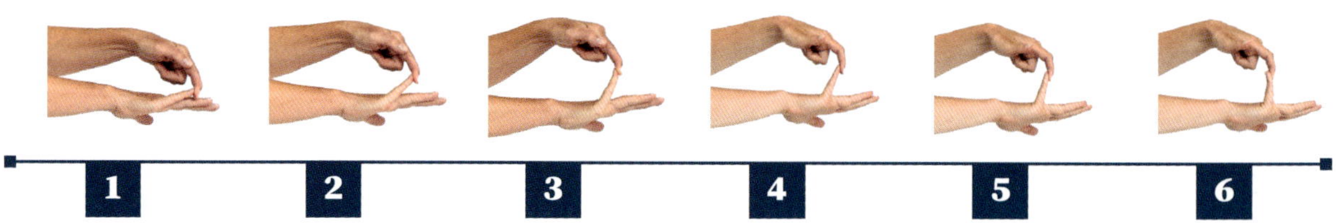

ELLENBOGEN-STRECKTEST

Strecke einen Arm mit der Unterseite nach oben vom Körper weg. Wie weit ist der Ellenbogen gebeugt beziehungsweise gestreckt?

Ordne dich dem Zahlenwert (1 bis 6) zu, der dir am ehesten entspricht. Wiederhole den Test mit dem anderen Arm und zähle dann beide Zahlen zusammen.

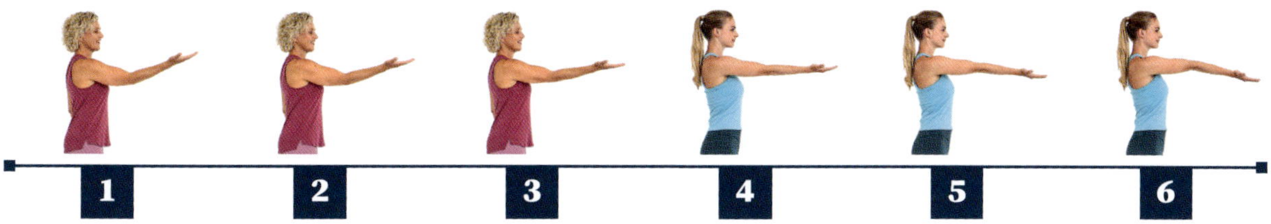

Weitere Faktoren zur Berechnung der Selbsttestpunkte

Je nach Alter und biologischem Geschlecht addierst oder subtrahierst du Punkte von deiner Zwischensumme entsprechend der folgenden Tabelle.

Summe Testpunkte		
ALTER	**14 bis 40 Jahre**	**über 40 Jahre**
Männlich	plus 6 Punkte	plus 12 Punkte
Weiblich	minus 12 Punkte	minus 6 Punkte
Gesamtpunkte		

Auswertung

10–43 Punkte

Du gehörst konstitutionell höchstwahrscheinlich zur Gruppe der Wikinger mit festeren Bindegewebsstrukturen. Wir nennen diesen Typ auch »stabilitätsbegabt«. Deshalb liegen dir mutmaßlich kraftorientierte Aktivitäten besonders gut. Um langfristig gesund zu bleiben, ist es allerdings sehr ratsam, dass du ein Training zur Förderung der Geschmeidigkeit und Dehnfähigkeit ausübst. Wähle im Übungskapitel (siehe ab Seite 149) zusätzlich die Next-Level-Übungen für Wikinger.

44–65 Punkte

Die Zuordnung allein aufgrund dieser Testaufgaben ist für dich noch nicht eindeutig. Es gibt aber einige Merkmale, die eine genetische Veranlagung zu einem festen Bindegewebetyp nahelegen. Dein Trainingszustand und deine Lebensgeschichte sind wahrscheinlich ebenso prägend für deine Tendenz zu Stabilität und eingeschränkter Mobilität wie deine genetische Konstitution. Wähle deshalb ein ausgewogenes Training zwischen Stabilität und Mobilität, wie es im Übungskapitel (siehe ab Seite 149) zusammengestellt ist.

66–88 Punkte

Hast du diesen Punktebereich erreicht, weil du dich überwiegend in der Mitte der Skala einordnen konntest, hast du von beiden Typen etwas und giltst in europäischen Breitengraden als normal beweglich. Für deinen Konstitutionstyp ist die Lebensführung prägender als die Genetik. Wähle sowohl die Next-Level-Übungen für Wikinger als auch für Elfen, um deine Faszie variationsreich auszuprägen.

Hast du diesen Punktebereich erreicht, weil du dich bei einigen Testaufgaben als sehr steifig und bei anderen als sehr beweglich erwiesen hast, sind sowohl Wikinger- als auch Elfeneigenschaften deutlich erkennbar. Damit gehörst du zu den »Crossover«-Typen, die einzelne Körperregionen unterschiedlichen Gewebetypen zuordnen können. In diesem Fall ist es empfehlenswert, dass du dein Training zum Ausgleich der jeweils prägenden Genetik nutzt und dementsprechend im Übungskapitel (siehe ab Seite 149) die passende Next-Level-Variante wählst.

89–110 Punkte

Die Zuordnung allein aufgrund dieser Testaufgaben ist für dich noch nicht eindeutig. Es gibt aber einige Merkmale, die eine genetische Veranlagung zu einem weicheren Bindegewebetyp nahelegen. Dein Trainingszustand und deine Lebensgeschichte sind wahrscheinlich ebenso prägend für deine Tendenz zu Flexibilität und großräumiger Mobilität wie deine genetische Konstitution. Deshalb wähle ein ausgewogenes Training zwischen Mobilität und Stabilität, wie es im Übungskapitel (siehe ab Seite 149) zusammengestellt ist.

111–144 Punkte

Du gehörst konstitutionell höchstwahrscheinlich zur Gruppe der Elfen mit weichem und nachgiebigem Bindegewebe. Wir nennen diesen Typ auch »beweglichkeitsbegabt«. Deshalb liegen dir mutmaßlich fließende Bewegungen besonders gut. Um langfristig gesund zu bleiben, ist es allerdings sehr ratsam, dass du ein Training zur Förderung der Stabilität und Schnellkraft ausübst. Wähle im Übungskapitel (siehe ab Seite 149) zusätzlich die Next-Level-Übungen für Elfen als Ziel.

PRÄGT DER BINDEGEWEBSTYP DEN CHARAKTER?

Neben den körperlichen Gegebenheiten kann man häufig auch in der Persönlichkeit Unterschiede finden. Die derzeitige Studienlage konnte bisher keine eindeutige Zuordnung bestätigen. Deshalb sind die nachfolgenden Fragen auch nicht überzubewerten, sie folgen lediglich unseren Alltagsbeobachtungen. Rechne jeweils die in Klammern angegebenen Punkte der gewählten Antworten zusammen.

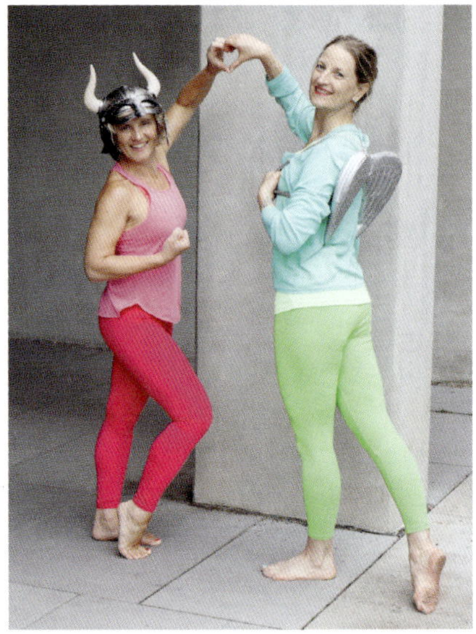

Gegensätze können sich perfekt ergänzen.

1. Wie fühlst du dich allgemein?

- ☐ Gewappnet, stark, robust (1)
- ☐ Grundsätzlich in meiner Mitte, mit einigen Ausnahmen (2)
- ☐ Zerbrechlich, schlaksig, anfällig, angreifbar (3)

2. Wie ist dein Temperaturempfinden?

- ☐ Ich friere nicht so leicht und mir wird, auch bei kalten Temperaturen, schnell warm. (1)
- ☐ Ich bin nicht so temperaturempfindlich, habe aber vorsichtshalber eine Jacke dabei. (2)
- ☐ Mir ist schnell kalt, auch schon bei mittleren Temperaturen. (3)

3. Wie isst du am liebsten?

- ☐ Herzhafte, sättigende Mahlzeiten mit Kaubedarf (1)
- ☐ Regelmäßige abwechslungsreiche Mahlzeiten, ab und zu Snacks (2)
- ☐ Häufige Esszeiten mit kleinen Portionen oder Snacks, süß, flüssig, warm (3)

4. Du gehst auf eine dreistündige Wanderung. Was nimmst du mit?

- ☐ Nichts, wieso? (1)
- ☐ Eine Trinkflasche, einen Notfallsnack (2)
- ☐ Trinken, Essen, Jacke, Sonnencreme, Erste-Hilfe-Set etc. (3)

5. Wie sitzt du am häufigsten?

- ☐ Auf einem Stuhl, breitbeinig, lange in einer Position (1)
- ☐ Ich habe zwei bis drei Lieblingspositionen, in denen ich länger verbleibe. (2)
- ☐ Häufiger Positions- und Ortswechsel, Beine überkreuzt, ein Bein angewinkelt, Grätschsitz, Schneidersitz (3)

6. Welche Trainingsform spricht dich an?

- ☐ Kraftintensives Training (zum Beispiel Fitnessstudio), Boxen, Joggen, Ballsportarten (1)
- ☐ Je vielseitiger, desto besser (2)
- ☐ Tanzen, Yoga, Ballett (3)

7. Wenn dich jemand auf der Straße beleidigt, wie fühlst du dich?

- ☐ Ich erwidere laut und schlagfertig. (1)
- ☐ Unangenehm, aber Schwamm drüber (2)
- ☐ Geknickt; ich würde am liebsten weinen. (3)

8. Wie fühlst du dich bei einer Auseinandersetzung?

- ☐ Ich argumentiere so lang, bis ich mein Gegenüber überzeugt habe. (1)
- ☐ Je nachdem, wie wichtig es mir ist, gebe ich nach oder versuche, mich durchzusetzen. (2)
- ☐ Ich fühle mich von meinen Emotionen überwältigt, ziehe mich aus der Situation erst mal zurück und spreche es später erneut an. (3)

9. Wie reagiert dein Körper nach einer Auseinandersetzung?

- ☐ Energisch, aufgeladen (1)
- ☐ Mal so, mal so (2)
- ☐ Kraftlos, erschöpft (3)

10. Wo suchst du den Fehler, wenn etwas schiefgeht?

- ☐ Außen (Umstände, Beteiligte) (1)
- ☐ Verkettung äußerer und innerer Aspekte (2)
- ☐ Bei mir (3)

11. Wie verhältst du dich in einer Gruppe unbekannter Leute?

- ☐ Ich bin präsent und freue mich, neue Leute kennenzulernen. (1)
- ☐ Ich bin offen, aber spiele mich nicht in den Vordergrund. (2)
- ☐ Ich benötige Zeit, um mich an die Situation zu gewöhnen. (3)

Auswertung

11–18 Punkte

Du gehörst höchstwahrscheinlich zur Gruppe der Wikinger-Persönlichkeiten. Deren robuster Charakter zeichnet sich durch innere Stärke, Widerstandsfähigkeit und hohe Resilienz aus. Sie vertrauen in ihre eigenen Kompetenzen und sind mit Entschlossenheit und Durchhaltevermögen in der Lage, Herausforderungen rational und pragmatisch zu meistern. Durch ihre Fähigkeit zur Selbstregulation können sie ihre Emotionen kontrollieren, anstatt von ihnen überwältigt zu werden. Damit sind sie in der Lage, einen klaren Kopf zu bewahren, wenn es darauf ankommt, stressige Situationen besser zu bewältigen.

19–26 Punkte

Du kannst in diesen Punktebereich gekommen sein, weil du dich überwiegend in der Mitte wiedergefunden hast oder weil es die Durchschnittssumme aus beiden Charakterprofilen ist. Deine Genetik gibt keine eindeutige Richtung vor oder kann positive Aspekte von beiden Persönlichkeitstypen vereinen. Im ersten Fall hast du einen eher ausgeglichenen Charakter, der in der Regel durch eine harmonische und stabile Persönlichkeit gekennzeichnet ist. Menschen mit diesen Eigenschaften zeigen eine gesunde Balance in verschiedenen Aspekten ihres Lebens, ihres Denkens, der sozialen Beziehungen und des Verhaltens. Ausgeglichenheit ist kein statischer Zustand, sondern ein kontinuierlicher Prozess.

Konntest du dich bei unterschiedlichen Antwortmöglichkeiten mal in der einen, mal in der anderen Richtung wiederfinden, könnte dies ein Indiz dafür sein, dass deine Lebensumstände prägender für dein Handlungsvermögen sind als deine Natur.

27–33 Punkte

Du gehörst höchstwahrscheinlich zur Gruppe der Elfen-Persönlichkeiten. Deren sensibler Charakter ist in der Regel durch eine erhöhte Empfindsamkeit gekennzeichnet. Sie sind oft selbstreflektiert, haben eine ausgeprägte innere Welt und erleben Emotionen besonders intensiv. Aufgrund ihrer hohen Empathie und Wahrnehmungsfähigkeit leben sie gerne in einem harmonischen Umfeld. Dieses Bedürfnis macht sie zu zuverlässigen Charakteren, die immer das Wohlbefinden ihrer Mitmenschen fördern möchten, wodurch sie eine starke emotionale Stütze sein können. Daher entwickeln sie in Notsituationen schnell und kreativ Lösungen, bei denen sie immer die Gemeinschaft im Blick behalten.

FASZIALES STRESSMANAGEMENT

Du bist täglich vielen Stressoren ausgesetzt und das ist grundsätzlich gut so, denn die Ausschüttung von Stresshormonen hilft, aufmerksam zu sein und bei Bedarf ungeahnte Kräfte zu mobilisieren. Dabei verändern sich die Spannungszustände im Fasziennetz, was eine direkte Auswirkung auf alle Körperfunktionen hat. Andersherum kannst du die Faszie als Regulationsinstrument zum Stressabbau nutzen.

Nervensystem im Fasziennetz

Eine Stimulation der Faszie auf physischer oder emotionaler Ebene verursacht immer komplexe Reaktionen im Organismus und beeinflusst ihn und seine Funktionsfähigkeit somit maßgeblich. Sogenannte Stressoren sind innere oder äußere Reize, die das Gleichgewicht des Organismus (Homöostase) stören und von ihm eine Anpassung erfordern. Das hilft uns, Situationen blitzschnell einzuschätzen, spontan zu reagieren, und kann somit lebensrettend sein. Aber auch in weniger extremen Kontexten ist das Empfinden von Stress ein Booster für unsere Handlungsfähigkeit. Gleichermaßen ist unser Organismus im Alltäglichen abhängig von Informationen, die über das weit verzweigte Nervensystem den Körper durchfluten. Dabei ist die Wechselwirkung zwischen dem Nervensystem und der Faszie eine wichtige Grundvoraussetzung.

Fasziale Einbindung der Nerven

Das fasziale Gewebe bildet das Nervenbett, umhüllt und versorgt den Nerv bis hin zu jeder Nervenzelle und setzt ihn mit seiner Umgebung in Verbindung. Dadurch reagiert die Faszie direkt und indirekt auf kurzzeitige und regelmäßige Reize mit Spannungsänderungen sowie Hormon- und Stoffwechselreaktionen. Funktionsentsprechend kann sie sich effizient zusammenziehen und entspannen, wodurch sie gleichzeitig Nerven und Gefäße vor mechanischem Stress schützt. Sie dient der Extero- und Interozeption des Organismus. Diese bilden das Fundament für physische, psychische und emotionale Wahrnehmung, für kulturelles Werteempfinden sowie erfahrungsbasierte Intuition.

Der sechste Sinn

Rund 250 Millionen Rezeptoren sind im Fasziennetzwerk des menschlichen Körpers aufgespannt und empfangen darüber Reize (unter anderem Bewegungsinformationen, Empfindungen, Schmerz), deren Weiterleitung über Dendriten ebenfalls von der Qualität und Gleitfähigkeit der Faszie beeinflusst wird. Diese Sensoren senden entlang der Axone (einem Teil der Nervenzelle) kontinuierlich Informationen über die Position, Bewegung und Spannung von Muskeln und Faszie an das zentrale Nervensystem. Dies ist die Voraussetzung für die Koordination von Bewegungen und die Aufrechterhaltung des Gleichgewichts.

Die Faszie agiert über ihre vielen Rezeptoren als ausgefeiltes Kommunikationssystem und steuert unter anderem die Wahrnehmung und Bewertung von Stressoren sowie die daraus folgende Reaktion. So findet auch die Regulation der autonomen Funktion des Nervensystems über und in diesem Organ statt. In einigen Fällen treten Engpässe oder Kompressionen von Nerven in der Faszie auf, was zu Symptomen wie Taubheit, Kribbeln oder Schmerzen führen kann. Ein bekanntes Beispiel ist das Karpaltunnelsyndrom, bei dem der Medianusnerv im Handgelenksfaszienkanal zu stark komprimiert wird.

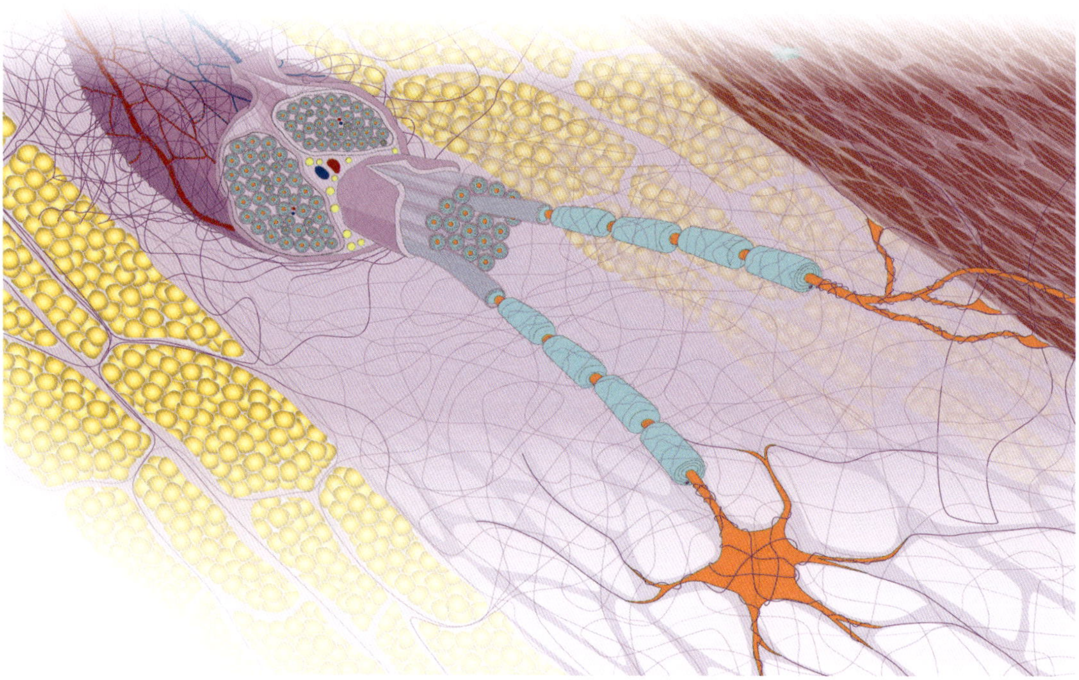

Fasziale Einbindung des Nervensystems

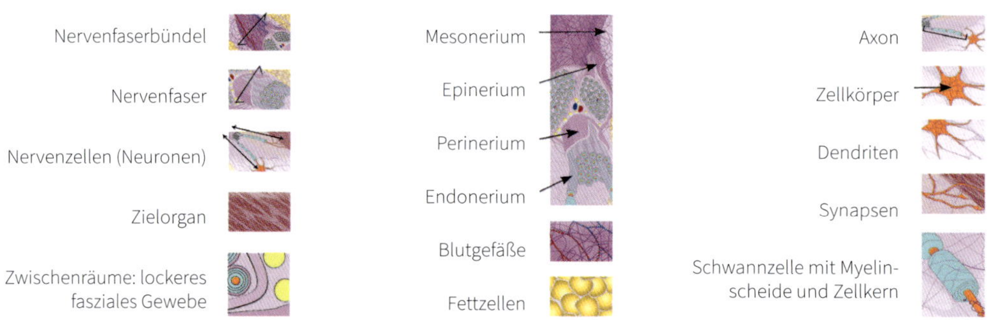

Synergisten mit Potenzial

Die Beziehung zwischen Faszie und Nervensystem ist komplex und noch Gegenstand intensiver wissenschaftlicher Forschung. Sie wird aber zunehmend als wichtiger Aspekt der anatomischen Struktur und Funktion des Körpers erkannt. Ihre Rolle in der Gesundheit und bei verschiedenen medizinischen Erkrankungen wird weiter erforscht. Veränderungen des Organs Faszie können sich auf die Funktionsweise des Nervensystems auswirken und umgekehrt kann die Gesundheit des Nervensystems die Fasziengesundheit beeinflussen.

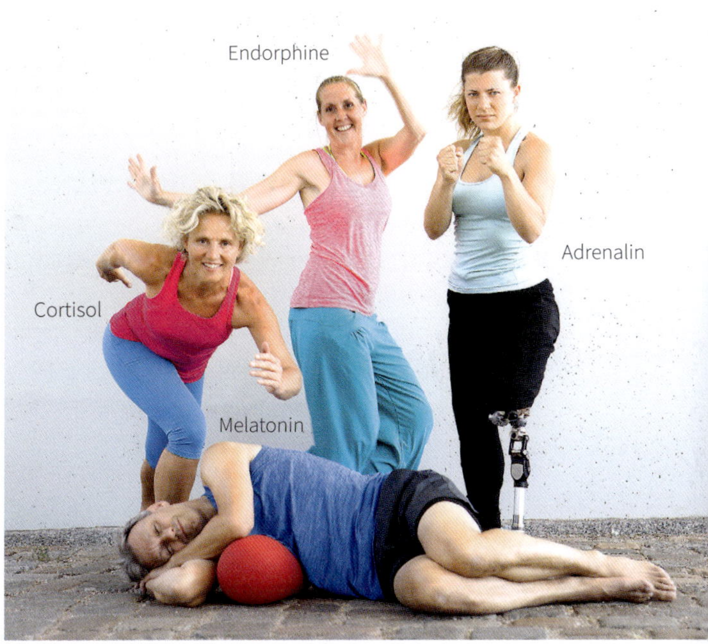

Ausschüttung verschiedener Hormone in die Faszie im Zusammenhang mit Emotionen und Aktivität

Wechselwirkung Emotionen und Gewebe

Wie die aktuelle Forschung gezeigt hat, spielen bei menschlichen Emotionen sowohl kulturübergreifende angeborene Aspekte eine beitragende Rolle wie erworbene und gelernte Komponenten, die die Individualität mindestens ebenso beeinflussen.

Emotionale Reaktionen können intern (über Gedanken oder Erinnerungen) oder extern (über Krafteinwirkung oder Stimmung) ausgelöst und bewusst oder unbewusst wahrgenommen werden. Dabei haben Gedanken einen sehr ähnlichen Effekt auf die Faszie wie das Erlebte selbst. Durch den Reiz werden je nach empfundener Emotion Hormone wie Endorphine, Melatonin, Cortisol oder Adrenalin in die Faszie abgegeben. Diese haben unter anderem eine entspannende oder zusammenziehende Wirkung auf die myofaszialen Bereiche des Körpers. All diese Faktoren werden als psychophysische Bewegtheit zusammengefasst.

Die Faszie agiert also als Rezeptororgan und ist damit auf mehreren Ebenen das verbindende Medium von Körper, Intellekt, Gefühl und Emotionen. Emotionen drücken sich direkt im Spannungszustand des Gewebes aus, was den Umkehrschluss nahelegt, dass man auch durch fasziale Eingriffe Einfluss auf die Stimmung nehmen kann.

Emotionsbedingte Folgen im Organismus

Die Wahrnehmung, Bewertung und Verarbeitung von Reizen ist von Mensch zu Mensch unterschiedlich und wird von verschiedenen Faktoren beeinflusst, darunter die persönliche Geschichte, die kulturellen Normen, individuelle Unterschiede und der Gewebetyp. Jeder Reiz führt zu einer Emotion und jede Emotion hat eine Auswirkung auf unser Fasziennetz.

Ein positiver emotionaler Zustand lässt die generellen Aktivitäten im Organismus fließen und kann die Bereitstellung von Reparaturzellen sowie entzündungshemmenden Stoffen fördern. Psychisch belastende Situationen hingegen wirken negativ auf den Spannungszustand der Faszie. Das Milieu übersäuert und verändert seine Konsistenz von flüssig zu zähflüssig. Mit einer solchen zähflüssigen Vernetzung zwischen zwei übereinanderliegenden Faszienschichten reduziert sich deren Beweglichkeit zueinander. Man könnte auch sagen, dass sie weniger gleitfähig werden. Wissenschaftler beschreiben dies als erhöhte Adhärenz, was man in der Alltagssprache auch als ein Verkleben bezeichnen könnte. Letztendlich schränkt dies die Bewegungsfreiheit ein und führt zu Unwohlsein. Innerhalb des Gewebes vermindert sich dadurch die Gleitfähigkeit der Strukturen zueinander, so verengen sich die Transportwege und der Stoffwechsel wird verlangsamt, was sich zum Beispiel in Hautreaktionen wie Ekzemen oder Akne äußern kann.

Auch die Wundheilung kann durch die versperrten Transportwege herabgesetzt werden. Hormone können dadurch in einer ungewollten Dosis ausgeschüttet werden und organische Vorgänge und Systeme aktivieren oder herunterfahren. Dies äußert sich beispielsweise

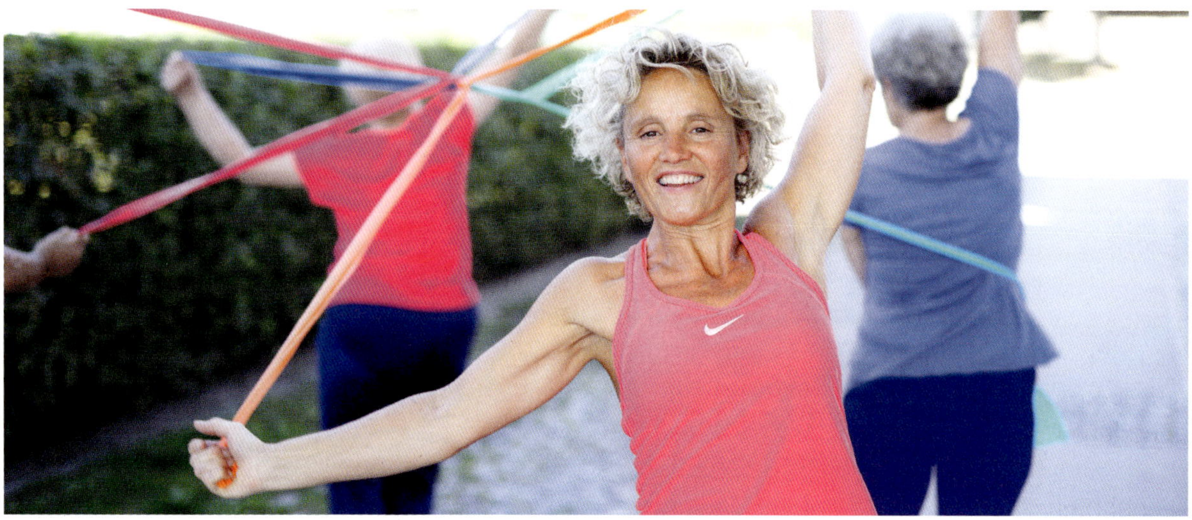

Die Vernetzung von Bewegung und Emotionen erhöht die Resilienz.

auf kardio-vaskulärer Ebene in Bluthochdruck, Herz-Rhythmus-Störungen oder sogar einem sogenannten Broken-Heart-Syndrom. Im Bereich der Verdauung kann die Darmtätigkeit stark beeinflusst werden und unter anderem zu Verstopfung oder Durchfall führen. Eine beeinträchtigte Verdauung führt langfristig zu einem Nährstoffmangel, der sich wieder negativ auf die Psyche auswirkt, da zum Beispiel Vitalstoffe fehlen, die das Nervensystem für eine ungestörte Reizverarbeitung benötigt. Aufgrund einer unausgeglichenen Aktivität von körperlichen Systemen kann das Immunsystem eingeschränkter agieren und das autonome Nervensystem körperliche Reaktionen nicht mehr optimal regulieren.

Typbedingter Umgang mit Emotionen

Unsere Erfahrung hat gezeigt, dass es einen Zusammenhang zwischen dem Umgang mit Emotionen und weicherem beziehungsweise festerem faszialen Gewebe geben könnte. Diese Beobachtungen bilden die Grundlage der nachfolgenden Thesen.

Elfen

Sie sind emotionaler, mitfühlender und empathischer. Man fühlt sich zu ihnen hingezogen und in ihrer Gesellschaft wohl. Ihre Offenheit und Nahbarkeit machen sich auch in ihrer körperlichen Flexibilität und mentalen Zugänglichkeit bemerkbar.

Sie nehmen ihre Gefühlswelt intensiver wahr, wodurch sich Freude, Glück und Liebe im Gewebeausdruck stärker äußern. Ihre Impulsivität beflügelt sie und andere. Sie machen sich häufig viele Gedanken um »nichts«, wodurch Gefühle wie Trauer, Wut oder Überforderung aufgrund von Unsicherheit zu einem höheren Spannungstonus führen, was wiederum eine verminderte Durchlässigkeit zur Folge haben kann. Stress kann schlechter abgebaut werden und schwächt das Immunsystem. Bewegungen, die Widerstandsfähigkeit und Stärke erfordern, liegen außerhalb einer harmonischen Balance, weshalb sie diese vermeiden.

Wikinger

Ihr rationales Bewerten von Situationen bewahrt sie vor Blockaden im Gewebe. Sie lassen ihr Handeln weniger von Emotionen beeinflussen oder sich aus der Bahn werfen, das macht sie psychisch und physisch stabiler. In stressigen Situationen ist ihre Erstreaktion meist eine kurze, intensive Freisetzung der aufgestauten Energie, um dann besonnener ins Handeln zu kommen.

Insgesamt verfügen sie über eine ausgeprägte Resilienzfähigkeit. Sie sind robuster, lassen weniger an sich ran und machen viel mit sich selbst aus. Emotionen werden eher gebunkert und setzen sich im Gewebe fest. Das naturgegebene feste Gewebenetz fungiert dabei als Schutzpanzer. Deshalb sind sie emotional nicht so gut erreichbar und ignorieren häufig körperliche Anzeichen für Dysbalancen. Dies ist auch der Grund, weshalb sie ungern aus der kompakten Stabilität herausgehen, denn in Dehn- und Aufspannbewegungen machen sie sich verwundbar.

Bewertung und Verarbeitung von Emotionen

Einige Emotionstheorien sehen zwischen Reiz und Reaktion einen inneren Verarbeitungsprozess, der die Art und Intensität der Emotion bestimmt. Die Bewertung und Verarbeitung von Emotionen sind wichtige psychologische Prozesse, die dir helfen, auf die Welt um dich herum zu reagieren, deine Gefühle zu verstehen und angemessene Verhaltensweisen zu entwickeln.

Dies sind die grundlegenden Schritte bei der Bewertung und Verarbeitung von Emotionen:

1. **Wahrnehmung:** Diese kann durch ein äußeres Ereignis oder einen Gedanken hervorgerufen werden, die du bewusst und physisch erlebst, siehst, hörst oder fühlst.
2. **Bewertung:** Hier wird entschieden, ob der Reiz als positiv, negativ oder neutral – je nach persönlichen Erfahrungen, Überzeugungen und Werten – bewertet wird.
3. **Emotionale Reaktion:** Diese folgt auf körperlicher (zum Beispiel Herzrasen bei Angst) und/oder kognitiver Ebene (zum Beispiel Gedanken oder Erinnerungen).
4. **Aufmerksamkeit:** In diesem Stadium kannst du deine Emotionen ins Bewusstsein holen, um sie wahrzunehmen und zu identifizieren.
5. **Verarbeitung:** Um diese Gefühle zu verstehen, stellst du dir innerlich Fragen wie: »Warum fühle ich mich so?« oder »Was hat diese Emotion ausgelöst?«
6. **Reaktion:** Diese kann Verhalten, Kommunikation oder Entscheidungen beeinflussen, indem du mit jemandem sprichst, dich beruhigst, dich zurückziehst oder ins Handeln kommst, um die Situation zu ändern.
7. **Regulation:** Es können Techniken genutzt werden, um die Intensität und Dauer von Emotionen zu beeinflussen. Dazu gehören Strategien wie Achtsamkeit, Atemübungen, kognitive Neubewertung oder das Teilen von Emotionen mit anderen.

Stress und Faszie

Grundsätzlich und ursprünglich ist Stress unser Antrieb und überlebenswichtig. Er dient dazu, in Gefahrensituationen schnell handeln zu können, indem das körpereigene Kampf-Flucht-Programm hochgefahren wird und die in dem Moment überlebensunwichtigen oder hinderlichen Funktionen, wie zum Beispiel Verdauung und Ausscheidung, runtergefahren werden. Die dabei entstehende Anspannung des faszialen Netzes ist die vorbereitende Gegenbewegung für eine reaktive Handlung. Gleichzeitig wird die Freisetzung von gespeicherter Energie (in Form von Glukose) aus den Zellen ins Blut gefördert, um genügend »Treibstoff« für eine körperliche Reaktion bereitzustellen. Erfolgt keine körperliche Aktivität als Stressantwort, wird diese Energie nicht genutzt und lagert sich blockierend im System ab. Auch die Überspannung im Gewebe wartet darauf, abgebaut zu werden. Hält das Stressempfinden an, kann die Gewebeüberspannung zu einem Dauerzustand werden, der sich auf emotionaler und körperlicher Ebene manifestiert.

Je nach Auslöser und subjektivem Empfinden kann Stress auch positiv bewertet werden, was als »Eustress« bezeichnet wird. Er entsteht, wenn man zum Beispiel Freude an einer Arbeit hat, die den eigenen Fähigkeiten entspricht, wenn man beim Sport über sich hinauswächst, wenn man sich auf die Feier eines großen bevorstehenden Ereignisses freut oder wenn man sich verliebt.

Setzt nach einiger Zeit ein Gefühl der Erfüllung und Zufriedenheit ein, kehrt das Stressniveau wieder auf ein gesundes Maß zurück. Diese Stressform führt dazu, dass die kognitiven und motorischen Fähigkeiten verbessert sind und man motiviert und voller Tatendrang ist. Er ist in der Regel eher kurzfristig und wird als förderlich für das Wohlbefinden und die individuelle Entwicklung angesehen.

Erfolgt jedoch auf Stressreize keine Aktivität und keine Phase der Regeneration, kann es zu unangemessenen Spannungen im Gewebe kommen, was im Körper eine entzündliche Reaktion, einen Blutdruckanstieg und eine Schwächung des Immunsystems auslösen kann. Diese Faktoren belasten die Faszie und es kann zu Schwellungen, Schmerzen, Verspannungen und zu Steifheit, insbesondere im Bereich von Schultern und Nacken und im Rücken, kommen. So kann eine Schmerzspirale entstehen. Stress, der

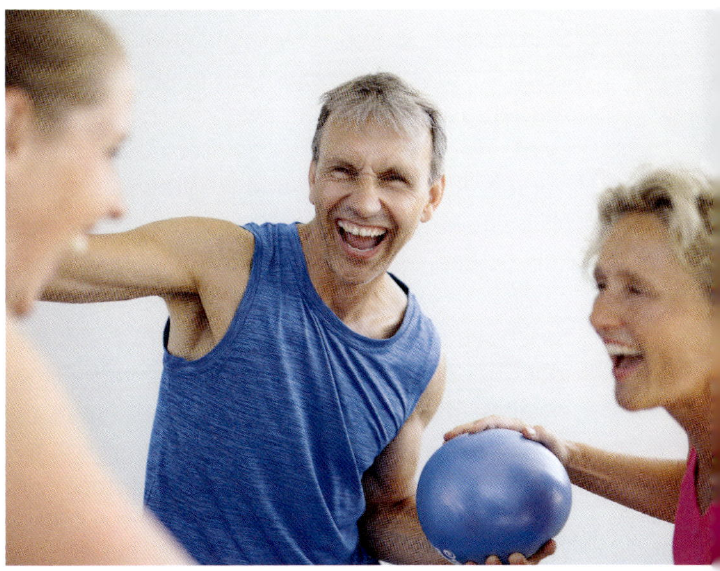

Das Gegenteil von Stress ist Spaß.

vom Organismus als unangenehm, bedrohlich oder überfordernd empfunden wird, bezeichnet man als »Disstress«. Hält dieser längerfristig an, neigen manche Menschen dazu, schlechte Gewohnheiten wie übermäßiges Sitzen, ungesundes Ernährungsverhalten oder zu wenig Schlaf zu entwickeln, was sich wiederum negativ auf die Funktionsfähigkeit der Faszie auswirkt. Einige Menschen sind dabei anfälliger für körperliche Beschwerden durch Belastungen, während andere eine höhere Resistenz zeigen. Wenn du lernst, mit stressigen Situationen gut umzugehen, und dabei erfolgreich bist, verbessert dies gleichzeitig deine Stressbewältigungsfähigkeit (Resilienz).

Faszienschmerzen

Schmerzempfindungen in der Faszie können durch Verletzungen, Überlastungen, chronische Belastungen, durch eine unausgeglichene Körperhaltung oder Bewegungsmangel verursacht werden. Ist das Fasziengewebe verspannt, verklebt, zu dickflüssig oder zu trocken, kann die Nervenzelle sich nicht mehr optimal in ihrem Milieu bewegen. Typische Symptome sind ebenfalls Schmerzen, die als tief im Gewebe sitzend empfunden und oft als dumpf oder brennend beschrieben werden. Manchmal ad hoc, manchmal über einen längeren Zeitraum senden oder erhalten die Zellen Impulse, die signalisieren, dass das System aus dem Gleichgewicht geraten ist. Das muss noch nicht bedeuten, dass eine Verletzung vorliegt, denn Schmerzzustände entwickeln sich häufig über einen längeren Zeitraum. Einfluss darauf nimmt unter anderem der Lebensstil. Bewegt sich ein Mensch variationsreich? Sorgt er für ausreichend Entspannung? Wie ist seine Ernährung? Wie viele Giftstoffe nimmt der Mensch auf?

Entspannung und Faszie

Eine generelle Herabsetzung des faszialen Grundtonus kann helfen, Verspannungen und Schmerzen im Körper dauerhaft zu lösen. Je länger sich ein Zustand aufgebaut hat, desto mehr Zeit und Aufmerksamkeit benötigt in der Regel der Umkehrprozess. Strategien zur Stressbewältigung können Entspannungstechniken wie Meditation, Yoga und Atemübungen sowie lösende Techniken wie Flossing, Cupping, Releasing und Bindegewebsmassagen umfassen. Ebenso hilfreich sind Aktivitäten, die die angestaute Energie rauslassen und dabei sehr impulsiv, auspowernd oder ausdauernd sein können. Eine ausgewogene Ernährung und ausreichend Schlaf sind ebenfalls wichtige Faktoren. Bei anhaltenden Beschwerden oder schwerem Stress ist es ratsam, professionelle Hilfe von einem Arzt oder Therapeuten in Anspruch zu nehmen, um angemessene Unterstützung und Beratung zu erhalten.

Atmung für innere Balance

Stress beeinflusst auch die Atmung, indem das enge Gewebenetz nur eine flache oder überspannte Atemtätigkeit zulässt. Eine gut versorgende Atmung ist wichtig für einen gesunden Säure-Basen-Haushalt im Körper. Über die

Lunge wird ein wichtiger Anteil der im Stoffwechsel anfallenden Säuren in Form von CO_2 über die Atmung ausgeschieden. Über reichhaltige Einatmung wird der Organismus mit Sauerstoff versorgt. Dabei können bewusste Atemtechniken helfen, stressbedingte Spannung abzubauen, Emotionen zu regulieren und das Nervensystem zu beruhigen. Das entlastet das allgemeine Körpersystem, reguliert den Stoffwechsel und den Säure-Basen-Haushalt. Wenn der Blut-pH-Wert dauerhaft zu niedrig, also sauer ist, können zum Beispiel folgende Erkrankungen begünstigt oder verstärkt werden: Osteoporose, Gicht, Allergien, Fibromyalgie, Nieren- oder Gallensteine. Eine gute Atemhygiene hilft, den Körper wieder in einen optimalen pH-Bereich zu bringen, den Geist in Balance zu halten und Emotionen zu verarbeiten.

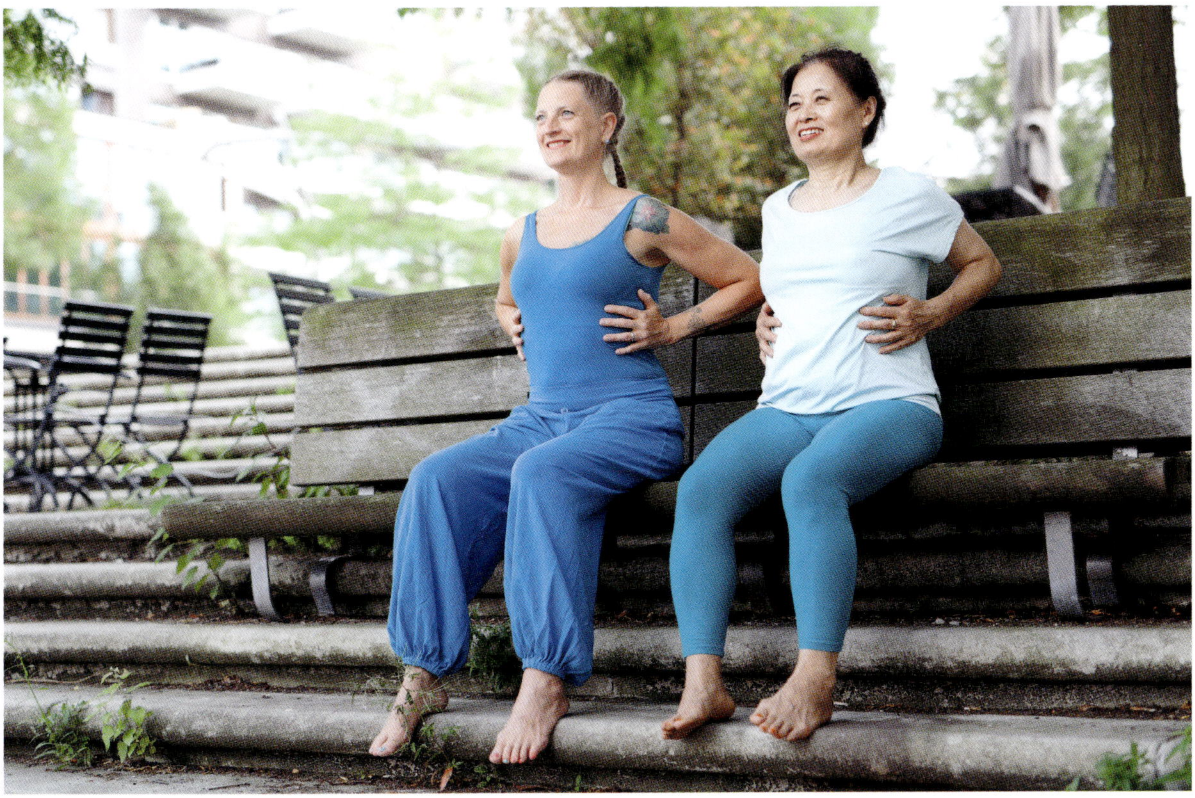

Atemübungen an der frischen Luft können besonders gesundheitsförderlich sein.

4–4–4–4-ATMUNG

Equipment: Matte oder Sitzgelegenheit, ggf. etwas zum Anlehnen
Wiederholungen: mindestens 10-mal
Ausgangsposition: aufrechter Oberkörper (Sitz oder Stand)

1. Begib dich in eine Haltung, in der der Oberkörper in sich aufgerichtet ist, jedoch keine Haltespannung aufwenden muss und du ungehindert atmen kannst, zum Beispiel im Schneidersitz.
2. Atme über die Nase ein und spanne dich dabei auf, um so dreidimensional mehr Volumen im Brustkorb zu schaffen. Zähle dabei möglichst langsam bis 4. Damit alle Leitbahnen im Rumpf von dieser Übung profitieren, dirigiere die Atembewegung in alle Rumpfbereiche.
3. Halte den Atem für die gleiche Zeit ein (Atemfülle).
4. Mit der Ausatmung über die Nase zentriere die Strukturen des Rumpfes, um eine maximale Leerung der Lungen zu unterstützen, und zähle erneut bis 4.
5. Bleibe für die gleiche Zeitlänge ausgeatmet (Atemleere). So entsteht ein Muster von 4–4–4–4, welches du mehrfach wiederholst (wenn du magst, als Atemmeditation).

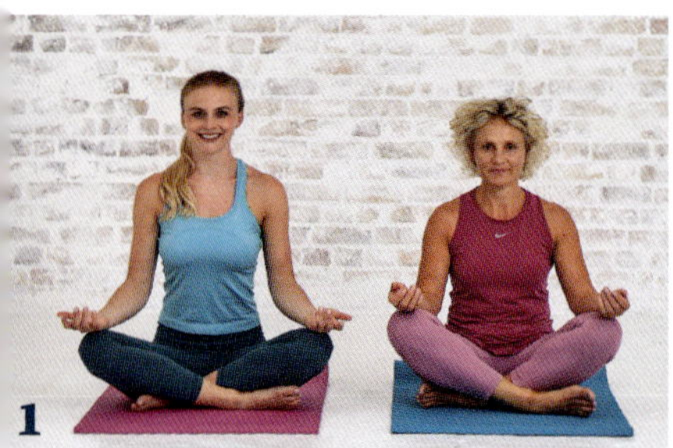
1

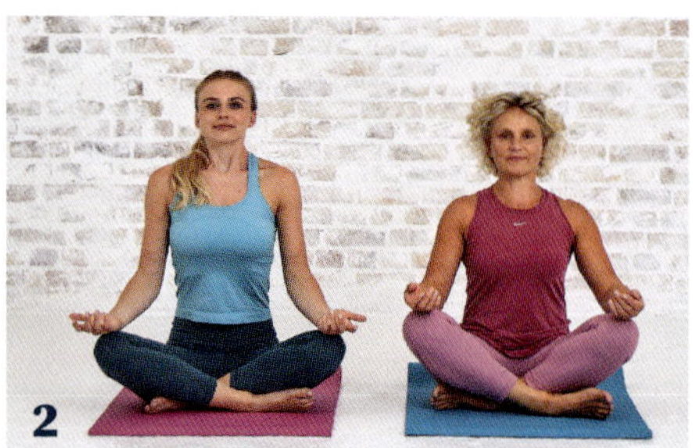
2

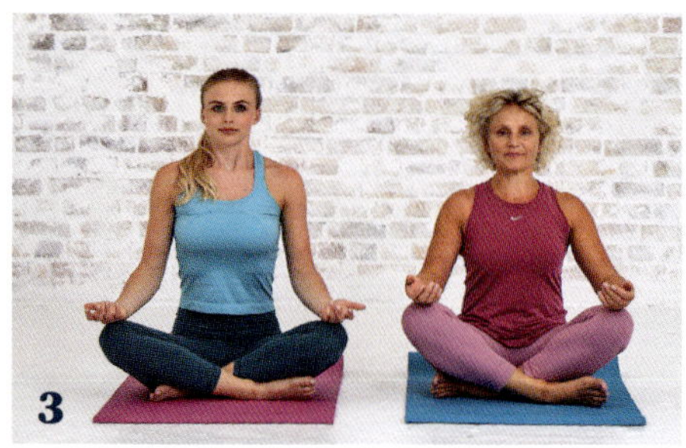
3

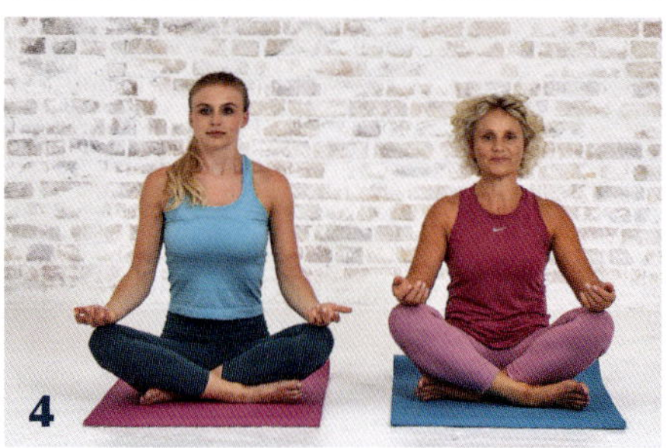
4

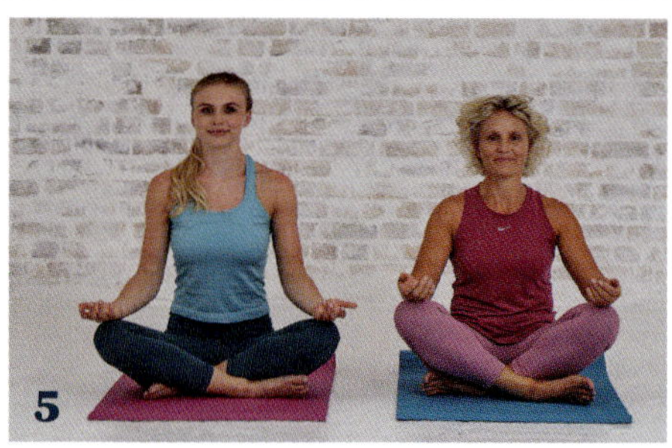
5

Sanfter Einstieg
Sollte es dir schwerfallen, dich zu entspannen und auf den Rhythmus einzulassen, starte mit weniger Wiederholungen und erhöhe nach und nach den Übungsumfang.

Benefit
Während der Atempause nach der Einatmung bekommen die Lungenbläschen einen Dehnreiz, mit dem sie sich zu ihrer vollen Kapazität aufspannen können. Die Kontraktionsfähigkeit wird mit der Atempause in der vollen Ausatmung trainiert, was einer besseren Elastizität sowohl der Lungenbläschen als auch der Lungenlappen und der Zwischenrippenstrukturen dient. Dies führt zu einer bestmöglichen Versorgung und Entsäuerung des faszialen Gewebes.

STÄRKEN	▪ Hohe Geschmeidigkeit und Dehnfähigkeit unterstützen differenzierte Bewegung durch höheres Einatmungspotenzial und Temposteuerung	▪ Kraftvolle Rumpfmuskulatur ermöglicht lange Ausatmung
HERAUS-FORDERUNGEN	▪ Geringe Kraft in der Atemmuskulatur beschränkt Druck für die vollständige Ausatmung	▪ Typbedingte Stabilität des Gewebes limitiert langsame und tiefe Einatmung und Feinkoordination des Rippen- und Lungenfells
NEXT LEVEL	▪ Bewege den Bauch in den Atempausen – nach der Ein- beziehungsweise Ausatmung – ohne zu atmen 4-mal rein und raus.	▪ Beginne, dich nach der vollständigen Einatmung in alle Richtungen zu bewegen. Komme wieder in die Ausgangsstellung und atme langsam wieder aus.

SCHNELLE ⅓-ATMUNG

Equipment: Matte oder Sitzgelegenheit, ggf. etwas zum Anlehnen
Wiederholungen: 3-mal à 20–60 Sekunden
Ausgangsposition: aufrechter Oberkörper (Sitz oder Stand)

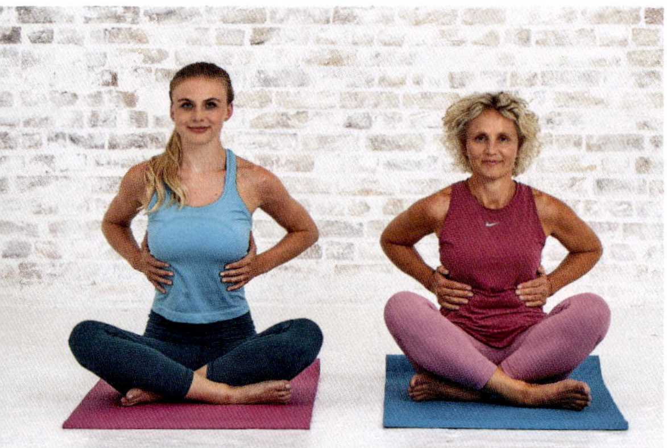
1

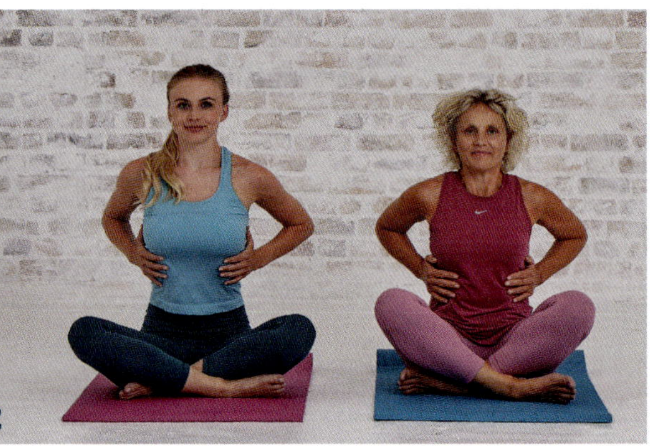
2

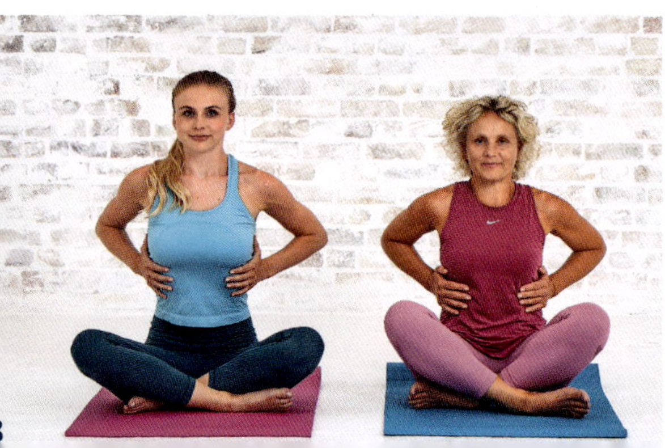
3

1. Begib dich in eine Haltung, in der der Oberkörper in sich aufgerichtet ist, jedoch keine Haltespannung aufwenden muss und du ungehindert atmen kannst, zum Beispiel im Schneidersitz. Lege die Hände seitlich auf die unteren Rippen.
2. Atme über die Nase ein, bis die Lunge zwei Drittel gefüllt ist, und spanne dich dabei auf, um so dreidimensional mehr Volumen im Brustkorb zu schaffen.
3. Atme nun ein Drittel durch die Nase aus und behalte diese Volumenwechsel bei den folgenden Atemzügen bei. Dabei sind Ein- und Ausatmung gleich lang und stark und der Rumpf variiert nur geringfügig die zentrierte Spannung. Steigere nach und nach das Tempo. Die Übung entfaltet ihre volle Wirkung, wenn du 2 Atemzüge pro Sekunde ausführst. Atme auf diese Weise 20 bis 60 Sekunden.

Sanfter Einstieg

Fällt dir der Austausch der geringen Luftmenge schwer, wiederhole die Übung zunächst kürzer und mit geringerem Tempo. Achte auf einen entspannten Grundtonus und lasse besonders die Muskeln im Kiefer- und Nackenbereich locker.

Benefit

Die Übung hat neben ihrer entsäuernden Funktion auch noch eine kräftigende Wirkung auf die Zentralleitbahn. Damit diese Übung ihren entsprechenden Effekt hat, ist es wichtig, im mittleren Drittel des normalen Atemzugvolumens zu atmen.

STÄRKEN	▪ Hoher Grad an Geschmeidigkeit ermöglicht Feinkoordination der zentrierten Ein- und Ausatmung	▪ Hohe Kraft der Atemhilfsmuskulatur unterstützt Halten tiefer Rumpfstrukturen auf höherem Spannungsniveau für kontinuierliche Atembewegung
HERAUSFORDERUNGEN	▪ Geringe Kraftausdauerfähigkeit, um Übung länger auszuführen	▪ Große Stabilität im Gewebe beschränkt feinmotorische, schwingende Ausführung und Flexibilität des Zwerchfells
NEXT LEVEL	▪ Erhöhe das Tempo und konzentriere dich auf das Halten der Aufspannung im Rumpf während des schnellen Wechsels zwischen Ein- und Ausatmung, um die Kraftausdauer zu fördern.	▪ Nimm Tempo aus der Übung und konzentriere dich auf die Koordination und Gleichmäßigkeit der ⅓-Atmung.

PFERDEATMUNG

Equipment: Matte oder Sitzgelegenheit, ggf. etwas zum Anlehnen
Wiederholungen: ca. 10-mal
Ausgangsposition: aufrechter Oberkörper (Sitz oder Stand)

1. Begib dich in eine Haltung, in der der Oberkörper in sich aufgerichtet ist, jedoch keine Haltespannung aufwenden muss und du ungehindert atmen kannst, zum Beispiel im Schneidersitz.
2. Atme tief durch die Nase ein und lasse während der Ausatmung über den Mund die Lippen vibrieren, wie wenn ein Pferd schnaubt. Wiederhole mehrfach.

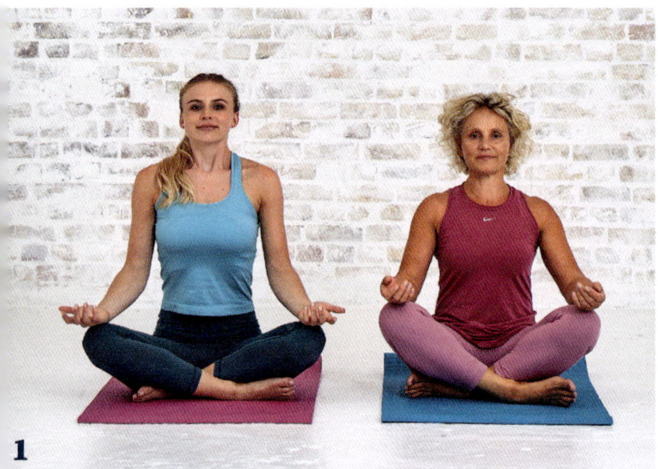
1

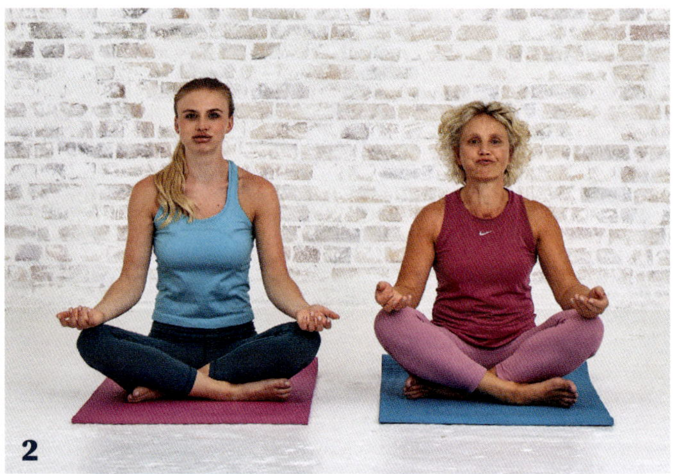
2

Sanfter Einstieg

Fällt es dir schwer, das Vibrieren der Lippen herzustellen, lege Daumen und Zeigefinger einer Hand aneinander und führe sie an die Lippen. Atme kraftvoll in den Fingerspalt hinein.

Benefit

Durch die Vibration wird der gesamte Faszienkörper stimuliert und massiert, wodurch eine grundsätzliche Entspannung erreicht wird.

STÄRKEN	▪ Raumschaffende Dehnfähigkeit begünstigt hohes Lungenvolumen als Potenzial für lange Ausatmung	▪ Gute Kraftgenerierung aus der Zentralleitbahn ermöglicht kraftvolle Atmung gegen Widerstand
HERAUSFORDERUNGEN	▪ Mangelnde Kraft in der Atemmuskulatur erschwert Ausatmen bei gleichzeitiger Widerstandsarbeit der Lippen	▪ Geringere feinkoordinative Fähigkeiten erschweren das Ausführen der Lippenbewegung
NEXT LEVEL	▪ Presse für mehr Intensität die Lippen fester aneinander, während du die Lippenvibration ausführst, sodass die Zentralleitbahn stärker trainiert wird.	▪ Bewege zusätzlich in der Ausatmung den Oberkörper, um die Verschieblichkeit im Brustraum zu fördern.

BODY-DROPS-ATMUNG

Equipment: Matte, ggf. Yogablöcke oder Ähnliches
Wiederholungen: 20-mal
Ausgangsposition: Sitz

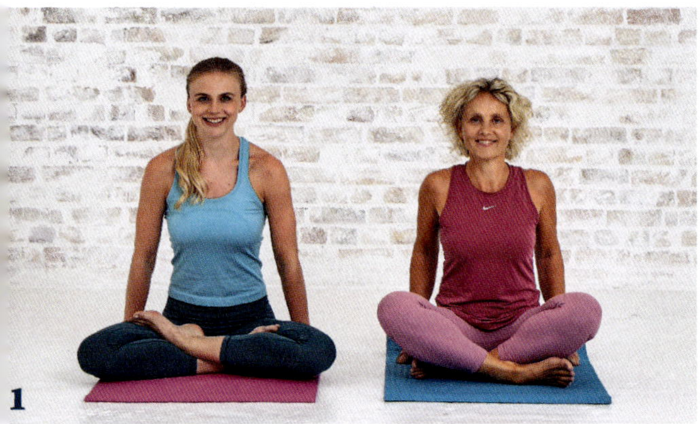

1

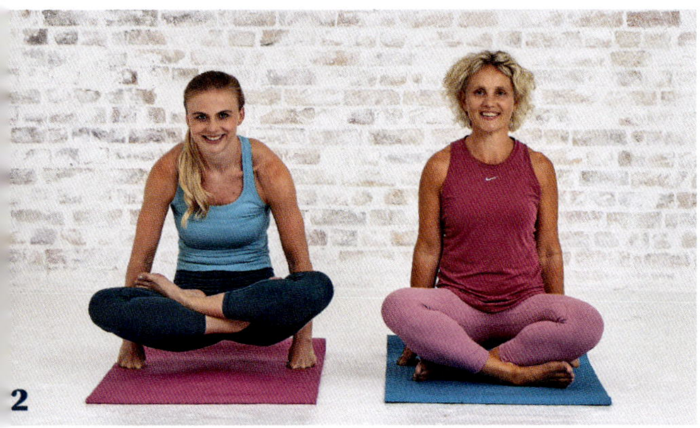

2

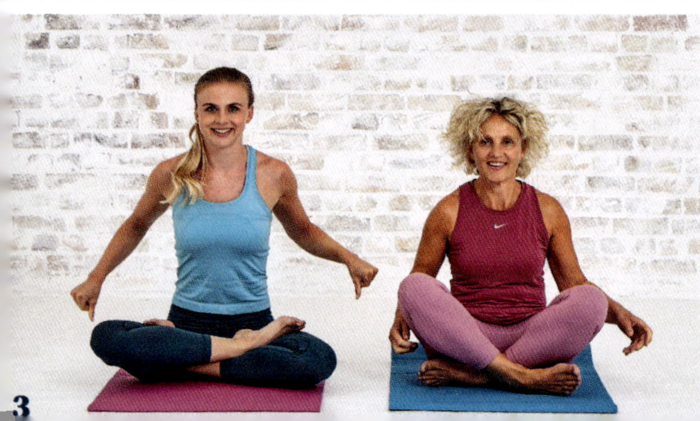

3

1. Komme in den Schneider- oder Lotussitz. Setze die Handflächen oder Fäuste rechts und links neben dem Becken auf.
2. Drücke dich mit gestreckten Armen über die Hände hoch, sodass du den Kontakt von Gesäß und Beinen zum Boden lockerst oder löst.
3. Atme durch die Nase ein und lasse dich wieder auf das Gesäß fallen, während du durch die Nase ausatmest. Wiederhole den Ablauf mehrfach.

Sanfter Einstieg

Solltest du Schwierigkeiten haben, dich hochzustützen, lege Erhöhungen wie Yogablöcke unter die Hände.

Benefit

Durch den Aufprall wird eine Erschütterung im Körper erreicht, die Kleinstblockaden lösen und die Durchlässigkeit erhöhen kann.

STÄRKEN	▪ Großräumige Dehnfähigkeit schafft weitreichenden Umfang in der Ausführung und integriert feine Strukturen in die Bewegung	▪ Starke Strukturen in Schulter- und Nackenbereich ermöglichen ein müheloses Heben in den Stütz
HERAUS-FORDERUNGEN	▪ Fehlende Elastizität beschränkt Durchlässigkeit in körperweiten Übertragungswegen	▪ Festes Gewebe beschränkt eine vollkommene Aufrichtung des Oberkörpers
NEXT LEVEL	▪ Halte den Stütz über einen längeren Zeitraum, um mehr Festigkeit und Stabilität in Strukturen zu schaffen.	▪ Rotiere während der oben beschriebenen Übungsausführung mit dem Oberkörper zu den Seiten, um mehr Bewegungsspielraum für die Organtätigkeit zu schaffen.

STRECKBANKATMUNG

Equipment: Matte, ggf. Kissen oder Ähnliches
Wiederholungen: 5-mal
Ausgangsposition: Rückenlage

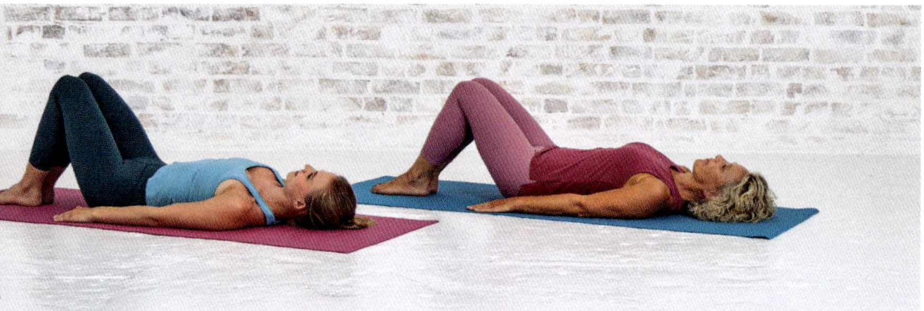

1

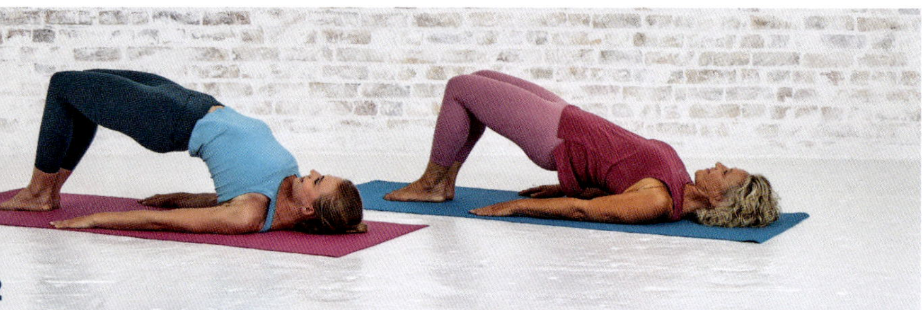

2

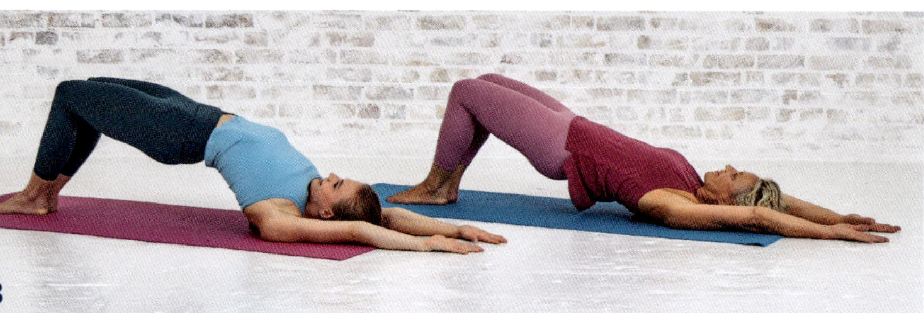

3

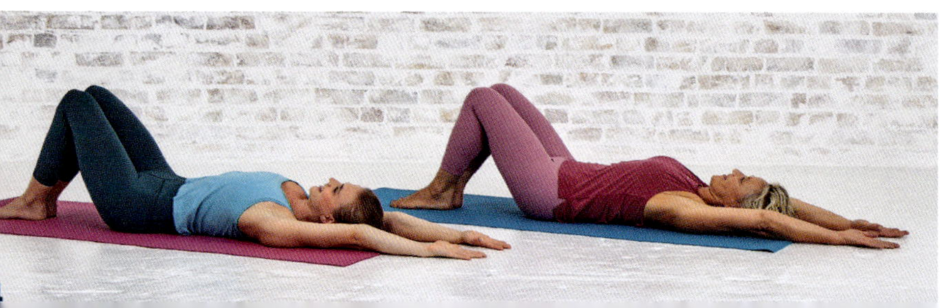

4

1. Lege dich auf den Rücken, stelle die Beine eng nebeneinander auf und lasse die Arme neben dem Gesäß liegen.
2. Atme tief ein und rolle mit der Ausatmung vom Gesäß her die Wirbelsäule auf, bis das Becken so hoch wie möglich positioniert ist.
3. Mit der Einatmung bringst du die Arme gestreckt neben den Kopf, die Handrücken liegen am Boden auf. Mit den nächsten 3 Atemzügen streckst du die Arme immer weiter am Boden aus, als würdest du gezogen werden.
4. Lasse die Handrücken nun an Ort und Stelle und rolle langsam die Wirbelsäule atemunabhängig nach unten wieder ab. Bleibe 5 tiefe Atemzüge lang aufgedehnt in dieser Position liegen. Erst danach hole die Arme neben das Gesäß zurück in die Ausgangsposition.

Sanfter Einstieg

Fällt dir das Halten des Beckens schwer, unterlagere es mit Kissen oder Ähnlichem.

Benefit

Durch die Position der Arme wird der Brustkorb an Ort und Stelle gehalten und der Inhalt, also Lungenfell und Lunge, wie ein Kolben herausgezogen. Das fördert die Verschieblichkeit der Rippen- und Lungenstrukturen für eine ungehinderte Aus- und Einatmung. Deshalb lenkt man den Atem in den Brustkorb und macht eine brustorientierte Atmung, was zu mehr Weite führt.

STÄRKEN	▪ Gute Geschmeidigkeit und Dehnfähigkeit des Rippen- und Lungenfells zueinander und ihrer Kontinuität in das Zwerchfell	▪ Einfach zu haltende Fixierung der Arme und damit des Brustkorbes in der Streckposition
HERAUSFORDERUNGEN	▪ Fehlende Stabilität im vorderen Rumpfbereich erschwert es, eine Atemmobilität in den rückwärtigen Rippenbereich zu lenken	▪ Mangelnde Mobilität des Rippen- und Lungenfells zueinander für eine optimale Nutzung des Lungenvolumens
NEXT LEVEL	▪ Lege für die Übung ein gerolltes Handtuch quer knapp unterhalb der Achselhöhlen unter den Brustkorb. Presse die Wirbelsäule mit Kraft während der gesamten Übung gegen den Widerstand.	▪ Bleibe in der Endposition und strecke ein Bein am Boden aus, um die innere Aufspannung zu verstärken. Setze das Bein dann wieder auf und beende die Übung. Nimm beim nächsten Durchgang das andere Bein.

WINDMÜHLEN-ATEM-ENTSPANNUNG

Equipment: Matte
Wiederholungen: 1-mal pro Seite
Ausgangsposition: Seitlage

1. Lege dich auf die Seite, winkle das untere Bein etwa 90 Grad vor dem Körper an und strecke das obere schräg nach unten aus. Führe den unteren Arm hinter den Körper, der Ellenbogen liegt im 90-Grad-Winkel, die Finger zeigen fußwärts. Dadurch dreht die Brust zum Boden. Den vorderen Arm legst du angewinkelt vor dem Körper ab, wobei die Finger nach oben zeigen. Achte darauf, dass die Schultergelenke bestmöglich geöffnet sind. Atme in dieser Position über einen längeren Zeitraum tief ein und aus, sodass der Organismus Zeit hat, sich zu entspannen.

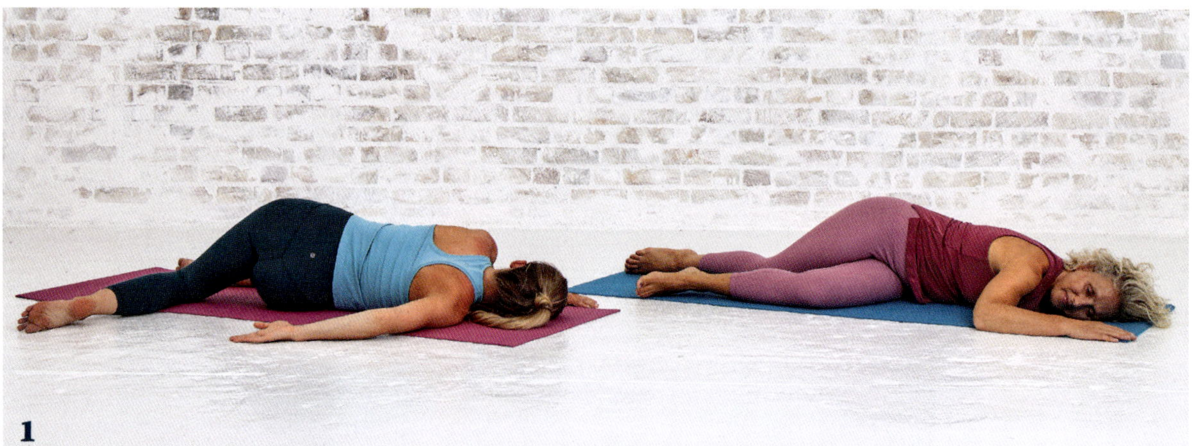
1

Sanfter Einstieg
Ist dir die Verdrehung zu intensiv, lege zunächst beide Beine gemeinsam angewinkelt nach vorne.

Benefit
Durch die Verwringung im gesamten Rumpf und die darin ausgeführte lange und tiefe Atmung können Verfestigungen in den Atemstrukturen sowie Verklebungen zwischen den Organen gelöst werden. Das begünstigt einen guten Gasaustausch.

STÄRKEN	▪ Hohe Dehnfähigkeit der Gewebestrukturen ermöglicht weite Rotation in die Windmühlen-Position	▪ Großes Ausatmungspotenzial wird trotz verdrehter Haltung beibehalten
HERAUSFORDERUNGEN	▪ Geringe Festigkeit erschwert es, aus der entspannten Haltung eine kraftvolle Atmung zu generieren	▪ Eingeschränkte Aufspannung des Lenden- und Schulterbereichs limitiert Dehnungsmöglichkeit
NEXT LEVEL	▪ Strecke das obere Bein aus und variiere die Position. Ziehe das Bein zum Beispiel weit nach unten oder hinten raus, um mehr Haltekraft aufzuwenden sowie mehr Aufspannung für eine kraftvolle Atmung zu erlangen.	▪ Ziehe das Knie des unteren Beines näher zum Brustbein, um die Dehnung zu verstärken.

ALLTAGSFIT DURCH GESUNDE ERNÄHRUNG UND VIEL BEWEGUNG

Neben dem Umgang mit Stress bilden Ernährung und ein aktives Alltagsverhalten die Säulen deiner allgemeinen Gesundheit. Eine hohe Lebensqualität in jedem Alter zu erreichen und aufrechtzuerhalten erfordert eine ganzheitliche Herangehensweise an Gesundheit und Wohlbefinden. Dabei ist Bewegung sowohl Prävention als auch Therapie. Eine aktive Gestaltung des Alltags kann zum Beispiel durch das Ersetzen des Fahrstuhls durch Treppensteigen, eine weite Gehstrecke am Tag oder durch kreative und vielseitige Bewegungen im Haushalt erreicht werden. Um fit und verletzungsfrei zu bleiben, benötigt es darüber hinaus Trainingsreize, die den Organismus auf vielen Ebenen fordern, auf unerwartete Situationen vorbereiten und monotonen Haltungen oder Abläufen entgegenwirken. Geeignet sind Sportarten, die Glückshormone freisetzen und motivierend sind, also Spaß machen.

Eine weitere Grundlage bildet eine ausgewogene Ernährung, wozu das Aufnehmen von genügend Nährstoffen, ausreichend Wasser sowie ein begrenzter Alkoholkonsum und Nikotin- beziehungsweise Drogenverzicht zählen. Alltagsfit zu sein ist ein lebenslanger Prozess. Es ist nie zu früh oder zu spät, um etwas positiv für sich zu verändern und in Bewegung zu kommen, gesündere Gewohnheiten zu entwickeln und die Lebensqualität zu steigern.

Umweltfaktoren

Umweltfaktoren spielen eine entscheidende Rolle für die Gesundheit von Individuen und Gemeinschaften. Zu ihnen zählen alle Faktoren, die von außen auf den Organismus einwirken und seine Funktionen beeinflussen können. Darunter fallen zum Beispiel Klima, Atmosphäre, Luft, Ernährung, Licht, Wasser, Strahlungen und chemische Stoffe. Schadstoffe in der Luft und im Boden, wie Feinstaub, Pestizide, Schwermetalle und giftige Gase, können sich im Gewebe anreichern und unter anderem Atemwegserkrankungen, Herz-Kreislauf-Probleme und Krebs verursachen. Industriell verarbeitete Lebensmittel weisen eine geringe Nährstoffdichte auf, was zu einer Mangelversorgung an Vitalstoffen führt. Chronische Lärmbelastung kann zu Schlafstörungen, Stress und psychosomatischen Erkrankungen führen. Sie kann ebenfalls die psychoemotionale Gesundheit beeinträchtigen und zu Angstzuständen und Depressionen beitragen. Diese Faktoren sind sowohl im privaten Leben als auch im Arbeitsumfeld zu finden.

Die Gesundheit der Faszie hängt von vielen Faktoren wie Bewegung, Ernährung, Hydration, genetischer Veranlagung, Lebensfreude und sozialer Anbindung ab. Um gesundheitliche Folgeschäden zu vermeiden, können folgende Tipps nützlich sein:

- Nutze Grünpflanzen und hochwertige ätherische Öle zur Regulierung der Luftverschmutzung in Wohn- und Arbeitsumgebung.
- Vermeide Elektrosmog und ultraviolettes Licht von elektronischen Geräten in der Schlafumgebung.
- Ersetze synthetisch hergestellte Substanzen wie Parfums, Duftstäbchen oder Reinigungsmittel durch natürliche Wirkstoffe hoher Qualität.
- Halte dich häufig an der frischen Luft auf, an Gewässern und im Wald zum Tanken von Licht zur Stimmungsaufhellung und als Quelle für Vitamin D.
- Schabe morgens die Zunge mit einem Kupferschaber ab, um die Mundhygiene zu fördern, den Geschmackssinn zu verbessern und den Zungenbelag zu entfernen.
- Lege Wert auf unverarbeitete Lebensmittel aus biologischem Anbau, da diese noch voller gesunder Vitalstoffe und frei von Pestiziden sind.
- Fülle zum Reinigen von Obst und Gemüse das Waschbecken mit Wasser und gib zwei Tropfen hochwertiges ätherisches Zitronenöl hinzu, um Pestizide abzuspülen, ohne Nährstoffe zu verlieren.
- Nimm viele Antioxidantien (zum Beispiel durch Äpfel, Brokkoli, Kartoffeln, Nüsse) zum Schutz vor freien Radikalen im Körper auf.
- Trinke ausreichend stilles, gern warmes Wasser, da dies die Faszienstrukturen besonders effektiv wässert und entlastet.
- Trinke morgens einen halben Liter Wasser mit dem Saft einer halben Zitrone, um den Körper zu hydrieren, die Verdauung anzuregen und von den entzündungshemmenden Eigenschaften zu profitieren.
- Trinke abends ein Glas Wasser mit einem Teelöffel Flohsamenschalen und/oder Heilerde zur Reinigung des Darms von Stoffwechselendprodukten und Giftstoffen.

Geeignete Ernährungsweise für dein Bindegewebe

Im Bereich Ernährung ist es nicht nur wichtig, was man isst, sondern auch, wie der Körper die Nährstoffe verwertet. Als Transportbasis ist die Faszie hier eine wichtige Einflussgröße, da die aufgenommenen Nährstoffe durch das Blutbahnensystem im ganzen Körper verteilt und am Einsatzort in die Faszie abgegeben werden, von wo aus sie zu der Zelle hinwandern oder von der Zelle angezogen werden. Wenn beispielsweise die Grundsubstanz durch zu wenig Flüssigkeitszufuhr zu fest und undurchlässig wird, senkt das die notwendige Diffusionsfähigkeit des Gewebes, wodurch der Stoffwechsel verlangsamt und eine Störung im Säure-Basen-Haushalt verursacht werden kann. Auch die Verdauung ist auf eine optimale Durchlässigkeit der Faszie angewiesen, um den Darm in seiner Elastizität bei der Peristaltik (Muskeltätigkeit) und Resorptionsfähigkeit zu unterstützen. Diese Erkenntnisse machen deutlich, welche tragende Rolle die Fasziengesundheit bei der Nährstoffaufnahme spielt. Die Funktionsfähigkeit der Faszie kann wiederum durch die Ernährung beeinflusst werden. Dazu betrachten wir im Folgenden die Zusammensetzung der Faszie und deren Versorgung durch essenzielle Bau- und Nährstoffe.

Baustoffe

Der größte Bestandteil der Faszie ist Wasser. Dieses macht bei Erwachsenen meist mindestens 60 Prozent des Volumens aus, wobei der Wassergehalt der Faszie sich im Laufe des Lebens zunehmend reduziert. Es empfiehlt sich demnach, viel Wasser zu trinken, was eine Zufuhr von mindestens eineinhalb Litern täglich bedeutet. Eine erhöhte Aufnahme wird bei hohem Wasserverlust durch Schwitzen in der Sonne oder beim Sport nötig. Für eine bessere Verteilung des Wassers im Gewebe kann eine Selbstmassage durchgeführt werden. Durch die Behandlung wird das Bindegewebe wie ein Schwamm ausgedrückt und dadurch Stoffwechselendprodukte abtransportiert. Anschließend füllt sich die Faszie als Basis und Transportlösung für Nährstoffe, Salze, Zucker, Eiweiße, Fette und Kohlenhydrate erneut mit Flüssigkeit. Der Wassergehalt der Faszie kann je nach Gewebeart und Körperregion variieren. Im Allgemeinen wird angenommen, dass eine ausreichende Hydration wichtig für die Gesundheit und Funktionsfähigkeit der Faszie ist.

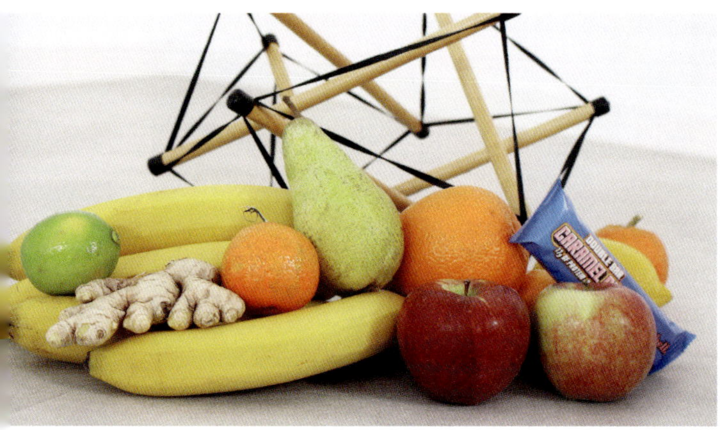

Frische und gesunde Nahrungsmittel fördern eine funktionsfähige Faszienstruktur.

Nährstoffe

Proteine: Darüber hinaus besteht die Faszie aus den Strukturproteinen Kollagen und Elastin, die ihr Stabilität und Mobilität verleihen. Als Bausteine des faszialen Gewebes ist die Aufnahme von Aminosäuren, den kleinsten Einheiten der Proteine, elementar für dessen Aufbau, für die strukturelle Integrität und Gesundheit. Besonders wichtig sind die sogenannten proteinogenen Aminosäuren, die der Körper nicht selbst herstellen kann, sondern die über die Nahrung aufgenommen werden müssen. Zu nennen ist hier das L-Lysin, das innerhalb des Fasziensystems für ausreichend Stabilität sorgt. Sehr reichhaltig ist es in Fleisch, Fisch und Hülsenfrüchten vorhanden. L-Arginin, eine weitere Aminosäure, verkürzt die Regenerationszeit und stärkt die Muskeln. Sie ist enthalten in Fisch, Obst und Getreideprodukten. L-Prolin ist wichtig zur Faszienbildung und kommt in Geflügel und Hülsenfrüchten vor. L-Prolin und L-Lysin sind ebenfalls entscheidend am Aufbau und der Instandhaltung des Bindegewebes beteiligt. Es sollte zur besseren Aufnahme immer durch Vitamin C ergänzt werden.

Fette: Ungesättigte Fettsäuren, wie Omega 3 und Omega 9, haben entzündungshemmende Eigenschaften, was zur Reduzierung von Gelenkentzündungen (unter anderem Arthritis) und zur Prävention vor chronischen Erkrankungen beiträgt. Sie sorgen für ein optimales Milieu in der Faszie, was eine Voraussetzung für reibungslose Stoffwechselprozesse darstellt. Sie können dazu beitragen, den Cholesterinspiegel zu regulieren und so die Herzgesundheit zu fördern. Auch bei der Bildung und Erhaltung gesunder Hautzellen sowie einer funktionalen Hautelastizität leisten sie einen wichtigen Beitrag, was Hautprobleme wie Trockenheit und Schuppenbildung reduziert. Enthalten sind diese zum Beispiel in Olivenöl und Avocado, fettem Fisch wie Lachs, Leinsamen, Walnüssen und Chiasamen.

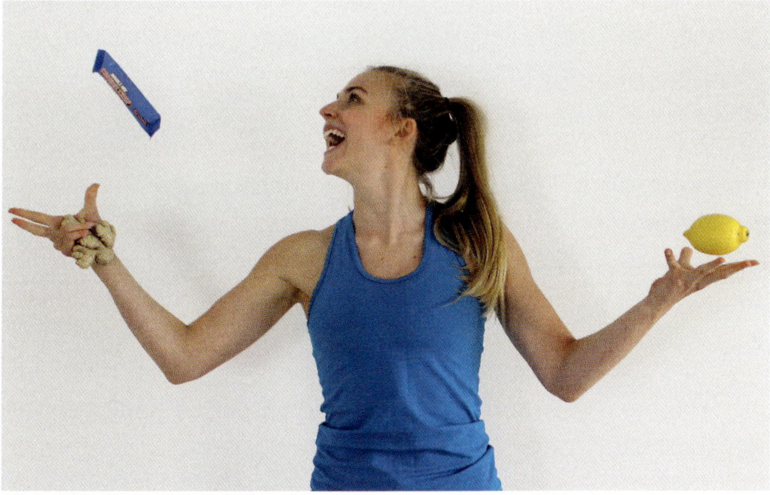

Auch Genussmittel können zu einer ausgewogenen Ernährung gehören, sofern man diese bewusst wählt und genießt.

Kohlenhydrate: Du soltest möglichst viele langkettige Kohlenhydrate konsumieren. Diese zeichnen sich durch mehr als zehn Zuckermoleküle aus. Reis, Kartoffeln, Süßkartoffeln, Nüsse, Nudeln und Vollkornprodukte (Brot) sind hier zu empfehlen. Damit ist nicht gemeint, dass kurzkettige Kohlenhydrate, enthalten in Obst, Honig, Traubenzucker, Weißbrot oder Süßem, vollständig tabu sind. Ihre kurze Verdauungsdauer und schnelle Transportmöglichkeit in die Zellen helfen speziell Leistungssportlern, den Kreislauf nach großer Anstrengung zu normalisieren.

Vitamine: Antioxidantien, die in Obst und Gemüse wie Beeren, Orangen, Spinat und Brokkoli vorkommen, können dabei helfen, oxidative Schäden an Zellen zu reduzieren. Vitamin C ist wichtig für die Produktion von Kollagen, während Vitamin E entzündungshemmende Eigenschaften hat und dazu beitragen kann, resistenter gegen Schädigungen an der Faszie zu sein. B-Vitamine spielen eine wichtige Rolle im Nervensystem. Sie sind entscheidend für den Energiestoffwechsel in den Nervenzellen, spielen eine Schlüsselrolle bei der Synthese von Neurotransmittern, die für die Übertragung von Signalen zwischen Nervenzellen verantwortlich sind, und unterstützen die Bildung und den Erhalt der Myelinscheiden, die die Nervenfasern im peripheren und zentralen Nervensystem umhüllen. Diese Scheiden dienen als Isolierung und beschleunigen die Übertragung von Nervenimpulsen.

Mineralstoffe: Kalzium, Kalium und Magnesium regulieren den Wasser-Elektrolyt-Haushalt und unterstützen den Zellstoffwechsel. Neben Milchprodukten sind Brokkoli, Champignons, Fenchel, Grünkohl, Mandeln, Spinat und Sesam gute Mineralstofflieferanten. Mineralstoffe sind wichtig für den pH-Wert des Bluts und puffern Säureüberschüsse ab.

Spurenelemente: Zink und Kupfer, die in Fisch, Nüssen, Samen oder Vollkornprodukten vorkommen, fördern Reparatur sowie Regeneration der Bindegewebszellen. Kupfer verbessert zudem die Vernetzung von Kollagen und Elastin. Silizium, besser bekannt als Kieselsäure, verleiht der Faszie ihre Festigkeit und Elastizität. Wertvolle Siliziumlieferanten sind Birnen, Blumenkohl, Erdbeeren, Hirse, Hafer, Lauch, Löwenzahn, Paprika, Spinat und Weintrauben. Es ist beteiligt an der Bildung von Knochen und Knorpel und regt die Kollagenproduktion an.

Gewebetypen

Neben dem Alter, dem Geschlecht und der Bewegungsvielfalt spielt auch die Gewebegenetik eine wichtige Rolle bei der Stoffwechselaktivität und dem Energiebedarf.

Elfen haben tendenziell eine bessere und schnellere Nahrungsverwertung, was bedeutet, dass der Körper die Energie aus der aufgenommenen Nahrung relativ schnell und effizient verbrennt. Das resultiert in einem häufigeren Bedürfnis nach Nahrungsaufnahme. Für sie eignen sich kleinere Portionen über den Tag verteilt, da sie aufgenommene Nahrung schnell verbrennen und wenig im Körper speichern können. Diese Eigenschaften halfen ihnen in der Vergangenheit, agil zu bleiben und spontan handeln zu können, wenn Gefahr lauerte. Die kleinen Portionen stellen sicher, dass sie regelmäßig an Energie kommen, denn große Portionen erfordern grundsätzlich mehr Energie für die Verdauung, weshalb Elfen schnell müde werden, wenn sie entgegen ihrer Gewebevoraussetzung viel auf einmal essen. Kommt es zum Beispiel zu längeren Reisezeiten, eignet es sich für diesen Typ, kleine Snacks dabeizuhaben, sodass kein Leistungsabfall beziehungsweise keine Unterzuckerung entsteht. Eine hohe Nahrungsaufnahme, die den körperlichen Verbrauch übersteigt, führt zu einer Fettanlagerung besonders im subkutanen Gewebe. Erkennen kann man dies unter anderem an einer birnenförmigen Figur (gynoider Typ).

Wikinger haben größere Speicherkapazitäten für aufgenommene Energie und halten längere Zeit ohne Nahrung aus. Diese Fähigkeit war besonders wichtig, da dieser Gewebetyp in seinem Ursprung über längere Zeit ohne Nahrung auskommen musste, ohne dass es zu einem Leistungsabfall kam. Hieraus resultierte eine schnelle Fettspeicherung von Nahrung im viszeralen Raum, sodass dieser Typ auch längere Hungerperioden gut überstehen konnte. In der modernen Gesellschaft ist dies häufig ein Problem, da die Hungerperioden im westlichen Raum ausbleiben und unverhältnismäßig wenig Energie durch Aktivität und Krafteinsatz verbraucht wird.

Es ist für den Wikinger-Typ gut zu wissen, dass die Art und Weise der Nahrungsaufnahme einem natürlichen Überlebensdrang entspringt. Er isst gerne herzhaft und bevorzugt reichhaltige und regelmäßige Mahlzeiten. Leider bieten die heutigen Lebensumstände der meisten Menschen in den Industriestaaten keine ausgeglichene Energiebilanz mehr, was dazu führt, dass Fett (auch aus Zucker) in zu großem Maße aufgenommen und reichlich eingelagert wird. Das begünstigt Organverfettung und hormonelle Entgleisungen, die bekannte Zivilisationskrankheiten wie Diabetes auslösen können. Zu erkennen ist diese Anlagerung zum Beispiel in einer apfelförmigen Figur (androider Typ). Deshalb ist es für diesen Gewebetyp umso wichtiger, die Verantwortung für sich selbst wieder zu übernehmen, um einen gesunden und maßvollen Umgang mit dem Überangebot an Leckereien zu leben.

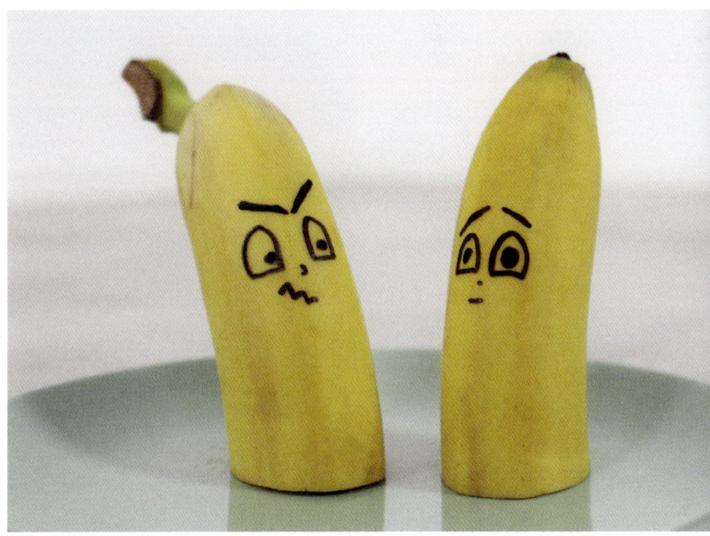

Selbstkompetenz durch Wissen über Nahrungsmittel schaffen

GUT FÜR ALLE: KONKRETE UMSETZUNGSIDEEN ZUR FASZIEN-INTEGRATION IN DEN ALLTAG

Die effektivste und nachhaltigste Form von Training ist die Einbindung in tägliche Abläufe. Dabei sind der Kreativität keine Grenzen gesetzt. Gehe mit Neugier durch deinen Alltag und freue dich über alles, was deine Routine durchbrechen kann. Du wirst begeistert sein, wie viele Trainingseinheiten bereits bereitliegen und nötige Arbeiten und Wege einen Spaßfaktor bekommen.

HAUSHALTSPARKOUR

Das Nötige mit dem Nützlichen verbinden! Tätigkeiten im Haushalt machen mehr Spaß und stärken die Grundfitness, wenn sie faszial gestaltet werden. Dabei geht es weniger um zusätzliche Übungen, sondern darum, Alltagstätigkeiten gesundheitsfördernd zu verändern und so die Zeit doppelt zu nutzen.

Equipment: Schrank/Regal, Lieblingstasse, Vorratsbehälter oder Ähnliches, Lichtschalter, Waschmaschine/Trockner, Schreibtisch, Stuhl, Kissen
Wiederholungen: alltäglich bei jeder Gelegenheit

1. **Lieblingstasse:** Stelle deine Lieblingstasse immer so hoch, dass du auf die Zehenspitzen gehen musst, um sie dir zu holen und zurückzustellen. Lasse dabei die Füße eng aneinander. Wechsle regelmäßig die Seite, mit der du nach der Tasse greifst.
2. **Rückbeuge:** Sortiere Behältnisse wie Vorratsdosen in einen Oberschrank oder in ein hohes Regal. Stelle dich in einem kleinen Ausfallschritt mit dem Rücken zu dem Gegenstand, den du gerade brauchst. Beuge dich nun so weit zurück, dass du ihn mit beiden Händen über Kopf greifen kannst. Hole die Gegenstände mal direkt über dem Kopf, mal links oder rechts an dir vorbei nach vorn. Stelle beim nächsten Mal den anderen Fuß nach hinten.

Benefit von Übung 1 und 2

Gestreckter Zehenstand und weite Rückbeuge zuzüglich Gewicht in der Hebelverlängerung trainieren agile Stabilisatoren in der Körpertiefe (ZLB) und deren ungestörte Kraftweiterleitung in die Peripherie-Leitbahnen.

Die Streckung spannt die Gewebefasern auf und schafft Dehnfähigkeit für geschmeidige Stretch-Bewegungen, insbesondere in die Länge inklusive engem Zehenstand (ZLB) und bei der Rückbeuge in Schrittstellung für die Vorderseite (VLB).

3. **Lichtschalter-Kick:** Nutze einen Fuß, um das Licht anzuschalten, und den anderen, um es wieder auszumachen.
4. **Waschgang:** Stelle dich rückwärts zur Waschmaschine in einen weiten Ausfallschritt. Wirf nun die Hälfte der Wäsche über die Seite des vorderen Beins gedreht in die Maschine. Setze dann das andere Bein nach vorn und wechsle die Wurfseite.

Benefit von Übung 3 und 4

Stabilität und Schnellkraft dienen als Anker in der Körpermitte für elastischen Schwung sowie als Eingrenzung des Bewegungsradius, damit ein effektiver Recoil-Effekt eintritt.

Nötige Koordination und Dehnfähigkeit sorgen für zielgenaue, elastische Bewegungen sowie Rotationsbewegungen als funktionales Training für die Rückenstrukturen auch um die Bandscheiben.

5. **Reinigende Schulter:** Keine »runden Ecken« mehr! Suche bewusst kleine Zwischenräume und unzugängliche Bereiche beim Putzen mit einem Tuch. Wische unter dem Kühlschrank, hinter dem Regal oder hinter der Heizung und erreiche so ein neues Sauberkeits- und Fitnesslevel.

Benefit von Übung 5

Während der geforderten Mobilität wird gleichzeitig eine Aktivität ausgeführt, die zusätzlich Funktionalität fordert.

Vielseitige Bewegungen schaffen Geschmeidigkeit im Schultergürtel. So wird mehr Verschieblichkeit und Mobilität in die festen Strukturen gebracht.

6. **Schreibtischyoga:** Sitzt du im Alltag viel, stehe zwischendurch immer wieder auf und verändere häufig die Sitzposition. Um dem ganzen Körper dabei mehr fasziale Anregungen zu bieten, ist das folgende Set besonders effektiv, das an klassische Yogahaltungen angelehnt ist. Ziehe für mehr durchlässige Beweglichkeit die Schuhe aus. Bist du sehr beweglich, rücke den Stuhl weiter vom Tisch weg.
    - **Einfache Haltung:** Lege die Unterschenkel voreinander auf die Sitzfläche, sodass die Knie jeweils zu den Seiten zeigen. Achte auf eine bewegliche Aufrichtung des Brustbeins. Nach etwa 5 Minuten wechsle das hintere Bein nach vorn.
    - **Schmetterling:** Lege die Fußsohlen aneinander. Lasse die Knie so weit nach außen fallen wie möglich. Richte dich im gesamten Rumpf weit nach oben auf und bleibe insgesamt aktiv. Wippe mal mit den Knien, rotiere beim Schreiben mit dem Schultergürtel hin und her oder lehne dich abwechselnd etwas nach links und rechts.
    - **Senkrechter Tänzer:** Lege ein Kissen vor den Stuhl und eines auf die Sitzfläche. Knie dich mit beiden Beinen unten auf das Kissen und lege einen Fußrücken auf die Kante der Sitzfläche. Richte dich von den Knien bis zum Kopf auf und bleibe insgesamt aktiv, indem du dich leicht vor und zurück beugst. Nach etwa 3 Minuten wechsle die Beinpositionen.
    - **Raupe:** Lege die Unterschenkel rechts und links neben die Tastatur. Beuge dich so weit nach vorn, dass du die Tastatur oder Ähnliches gut erreichen kannst. Stelle gegebenenfalls den Bildschirm so ein, dass du den Kopf so wenig wie möglich in den Nacken kippen musst. Bleibe aktiv, indem du die Fußspitzen abwechselnd streckst und anziehst sowie die Knie im Wechsel zur Decke und zur Seite drehst.

Benefit von Übung 6

Längeres Vorlehnen erfordert Haltekraft in den Rumpfstrukturen und fördert die effektive Kraftübertragung der Zentralleitbahn aus den Beinen in den Rumpf. In der Aufspannung wird Raum in das Gewebe gebracht, der durch die Bewegungen zusätzlich für Verschieblichkeit in tiefen Strukturen sorgt.

Das Öffnen der Knie zu den Seiten bringt mehr Bewegungsradius und Mobilität in die Hüftgelenke. Die gegensätzlichen Streckungen bringen Länge und Flexibilität in den Körper, besonders in die beckennahen Strukturen. Das öffnet die Leisten und fördert den venösen Fluss.

BAUM- ODER TÜRRAHMEN-AKROBATIK

Im Alltag finden die meisten Bewegungen vor dem Körper statt und Kraftaufwendungen sind wohldosiert beziehungsweise mit Hilfsmitteln erleichtert. Die meisten Unfälle geschehen, wenn etwas Ungeplantes passiert. Um das Verletzungsrisiko zu minimieren, werden bei den nachfolgenden Übungen Elastizität für schnelle Reaktionsmöglichkeiten, Ganzkörperkraft für eine sichere Standfestigkeit und großräumiges, geschmeidiges Aufdehnen für einen weiten Bewegungsradius zum Abfangen und Festhalten bei Stürzen oder beim Stolpern trainiert.

Equipment: Baum oder Türrahmen
Wiederholungen: alltäglich, ca. 5 Minuten wechselnde Positionen

1. **Hochsprung:** Stelle dich an einen Baum oder Türrahmen. Springe mehrmals hoch und berühre mit den Fingern immer eine andere Stelle eines Astes beziehungsweise des Türsturzes. Erst mit jeweils einer Hand, dann mit beiden gleichzeitig.

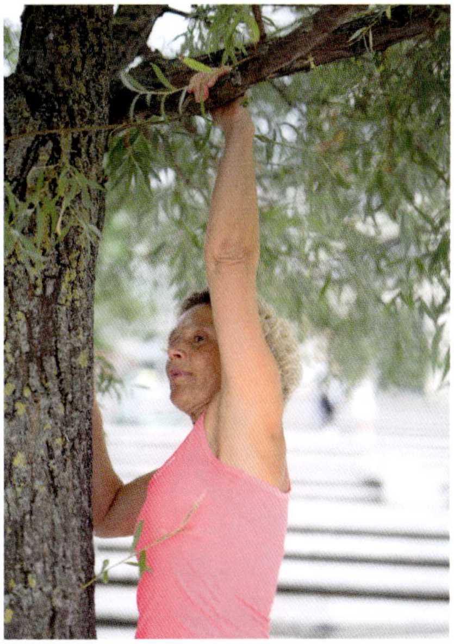

Benefit von Übung 1

Sprungaktivität fordert eine schnelle, reversible Längenveränderung im Gewebe, was zu einer guten Reaktionsfähigkeit gehört.

Exzentrische Sprünge bringen eine funktionale Aufspannung in die Streckung zur Unterstützung einer agilen Gelenkbeweglichkeit.

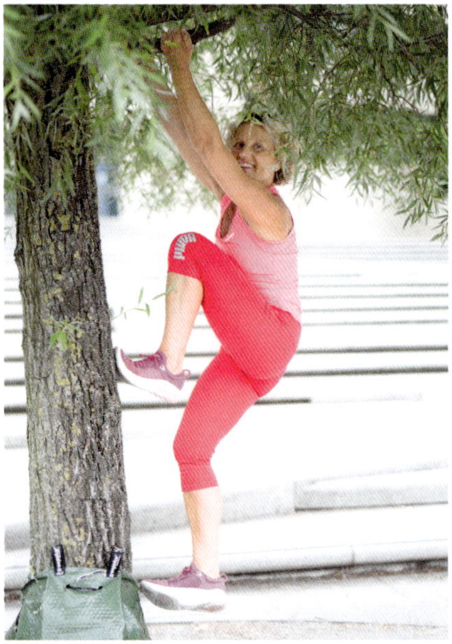

2. **Klettern:** Ein Baum bietet individuelle Herausforderungen, die du geschickt erklettern kannst. Um diese geschmeidigen Bewegungen mithilfe einer Tür umsetzen zu können, öffne diese nur einen Spalt, sodass du dich achtsam seitlich hindurchschlängeln musst. Mache dies im Wechsel mit der Körpervorderseite zum Rahmen und zur Tür. Aber auch vom Boden aus bietet ein Baumstamm oder Türrahmen Klettermöglichkeiten: Stelle dich mit dem Rücken an einen Baum oder in einen Türrahmen. Beuge dich so weit vor, dass du die Hände am Boden aufstützen kannst, gegebenenfalls rechts und links neben dem gegenüberliegenden Rahmenteil. Laufe nun mit den Füßen am Stamm oder Rahmen nach oben, sodass du in einen Handstand kommst.

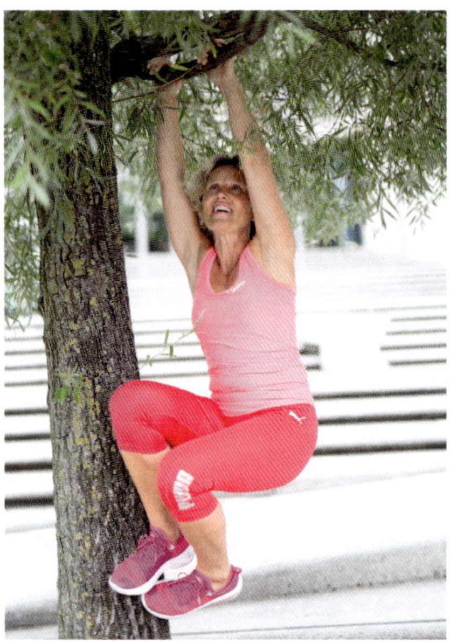

3. **Schwebesitz:** Halte dich an einem Ast fest und ziehe die Knie an, so als würdest du in der Luft sitzen. Stehst du in einem Türrahmen, lehne dich mit dem Rücken gegen ein Seitenteil. Fasse rechts und links mit den Händen an die Kanten und halte dich fest. Setze nun die Füße auf dem gegenüberliegenden Seitenteil auf Beckenhöhe auf.

Benefit von Übung 2 und 3

Einnehmen und Halten der Positionen erfordern eine körperweite Kraftübertragung und ein gutes Zusammenspiel aller fünf Leitbahnen. Die generierte Kraft stärkt zudem die Stabilität im gesamten System.

Die benötigte Ganzkörperkraft wird aus dem Inneren generiert und bekommt durch die Bewegungen Funktionalität. Zudem werden in der Umkehrhaltung die Blutverhältnisse verändert. Das hilft, den Kopf freizubekommen, um frisch durchblutet weitermachen zu können.

4. **Aushängen:** Halte dich, wenn es möglich ist, an einem Ast oder dem oberen Teil des Türrahmens fest und lasse dich hängen.

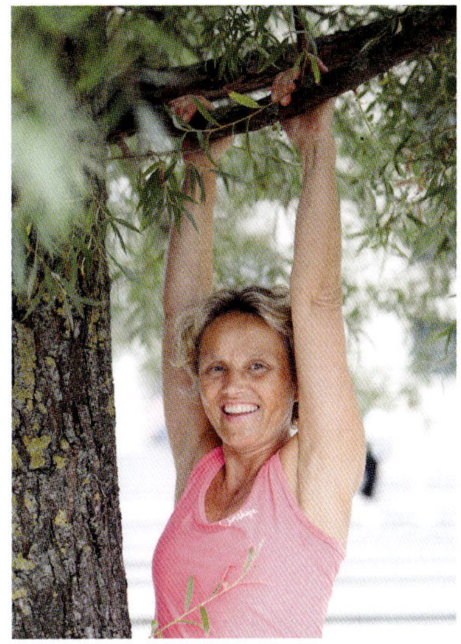

5. **Aufdehnung:** Umgreife mit Abstand und beiden Händen einen stabilen Ast, einen dünnen Baumstamm oder den Griff einer im 90-Grad-Winkel geöffneten Tür. Stelle dich nun aufrecht hin und lasse das Gesäß so weit wie möglich nach hinten sinken. Atme lang und tief, bis sich die Haltespannung löst und du eine aufdehnende Länge spürst. Damit sich die Strukturen der Rückleitbahn aufdehnen, bringst du nun den Körper in eine Bogenform, indem du die Fußspitzen anhebst und die Stirn Richtung Knie senkst.

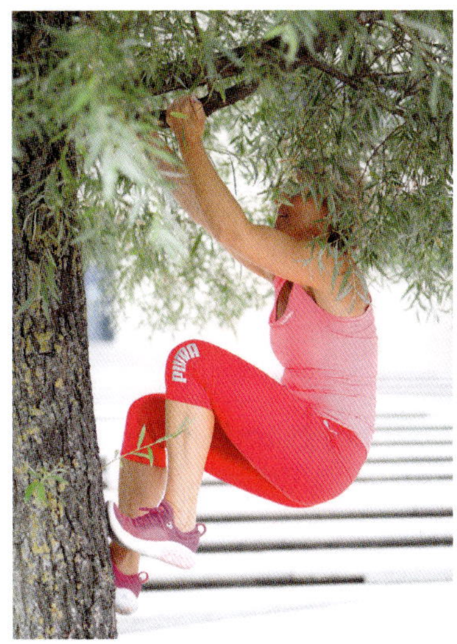

Benefit von Übung 4 und 5

Durch die Kombination von Dehnbewegungen mit Haltekraft wird der Bewegungsradius begrenzt und körperweite Kraftübertragung aktiviert. Das fördert funktionale Durchlässigkeit und schont die Gelenke.

Baum beziehungsweise Tür bieten den Anker für die Aufdehnung, sodass eine gelöste Weite im Arm-Schultergürtel-Brust-Bereich sowie im weiteren Verlauf der Rückleitbahn entstehen kann.

TREPPENABENTEUER

Treppensteigen ist per se schon mal gesundheitsfördernder als Fahrstuhlfahren. Und wenn du dann noch kreativ bist, wird die Treppe dein neues Lieblingsfitnessgerät. Mit den folgenden Ideen bringst du spielerisch Pepp und Vielseitigkeit auf die Stufen und an das Geländer. Stelle dich der Herausforderung und das Treppensteigen wird zu einem neuroathletischen Fitnesstraining mit viel Spaß!

Equipment: Treppe, Geländer, ggf. Musik
Wiederholungen: bei jeder Gelegenheit

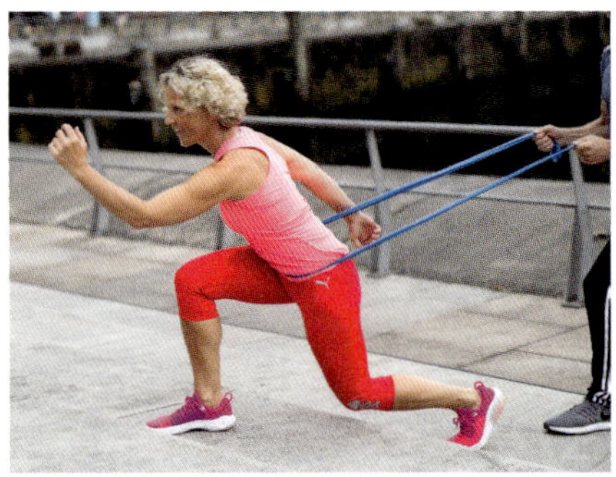
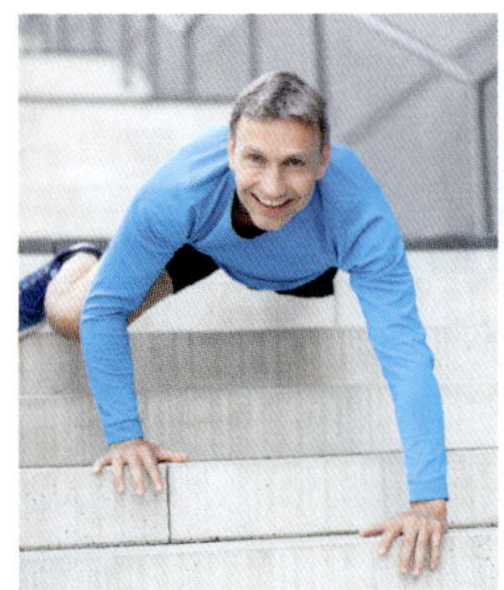

1. **Stufen zum Glück:** Stufe für Stufe war gestern! Steige ab jetzt jede Treppe anders als das Mal davor. Nutze dabei alle individuellen Möglichkeiten, die sich aufgrund der jeweiligen örtlichen Gegebenheiten und deiner momentanen persönlichen Situation bieten. Was hast du an und was führst du mit dir, wie eilig hast du es? Varianten sind zum Beispiel: weite Schritte machen, seitwärts, rückwärts oder überkreuz gehen. Besonders herausfordernd ist der Vierfüßlergang, den man ebenfalls in alle Richtungen ausführen kann.

2. **Unwegsames Geländer:** Erkenne das individuelle Potenzial von Geländern und nutze es entsprechend für die Stärkung von Bewegungsqualitäten wie Geschmeidigkeit beim Untendurchtauchen, Elastizität durch Drüberspringen oder Wahrnehmung beim Daraufbalancieren.

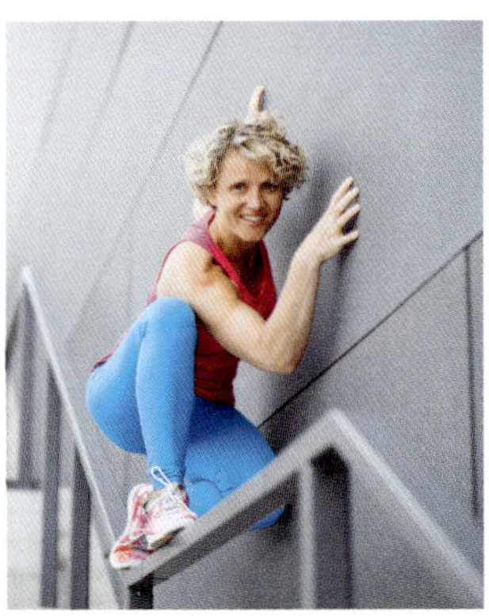
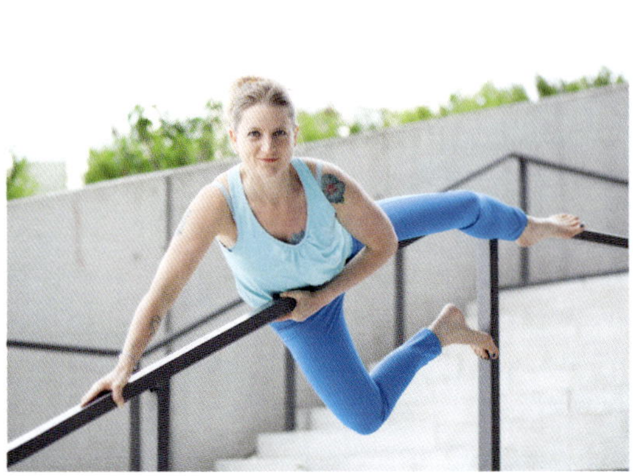
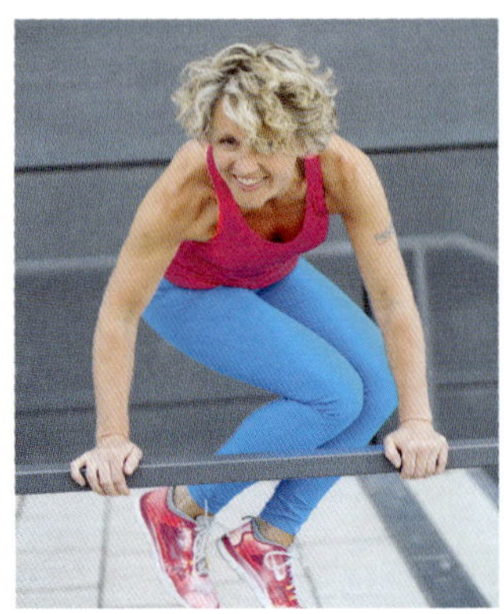

Benefit von Übung 1 und 2

Ungewohnte Kraftanstrengungen in Bewegung fördern die innere Stabilität und nutzen Elastizität für ein erhöhtes Tempo.

Bewegungsvielfalt fördert Mobilität im Knie- und Hüftgelenk und bringt innerhalb der Strukturen Verschieblichkeit für Agilität.

3. **Treppentanz:** Freedance auf der Treppe lässt die Stufenanzahl verschwinden, fördert die Kreativität und die Fuß-Auge-Koordination. Höre dabei Musik im Tanzrhythmus und du wirst noch mehr Spaß haben! Um die Koordination zu schulen, kannst du auch klassische Tanzschritte treppenkompatibel umwandeln. Nutze zu Beginn das Geländer zur Stabilisation. Werde dann freier und spielerischer in den Tanzbewegungen.
   - **Cha-Cha:** Setze erst den linken Fuß auf die nächste Stufe, dann den rechten dazu. Versetze nun im Cha-Cha-Cha-Wiegeschritt die Füße nach links und schwinge analog zu den Schritten die Hüfte nach links und rechts. Wiederhole die Abfolge mit dem rechten Fuß beginnend auf der nächsten Stufe.
   - **Walzer:** Setze den rechten Fuß vorwärts auf die übernächste Stufe. Hole den linken direkt nach und stelle ihn mit großem Abstand auf dieselbe Stufe. Ziehe den rechten Fuß zum linken rüber. Stelle den linken Fuß eine Stufe tiefer. Setze den rechten wieder mit Abstand ebenfalls auf diese Stufe. Ziehe den linken Fuß zum rechten heran. Wiederhole die Abfolge mit wiegenden Schritten im 1–2–3-Walzer-Rhythmus. Wenn du die Hälfte der Treppe erreichst hast, beginne mit dem linken Fuß zur übernächsten Stufe.
   - **Twist:** Stelle die Füße nebeneinander auf die rechte Seite der ersten Stufe und versetze im Wechsel erst die Fersen, dann die Ballen, bis du am linken Rand der Stufe bist. Setze den rechten Fußballen eine Stufe runter und drehe die Ferse nach links und rechts. Setze den rechten Fußballen eine Stufe höher und drehe die Ferse nach links und rechts. Hole auch den linken Fuß auf diese Stufe und wiederhole die Abfolge nun von links nach rechts beginnend und mit dem linken Fuß ab- und aufsteigend. Bewege die Arme/den freien Arm im Twist-Stil mit den/dem Ellenbogen nach rechts und links schwingend.

Benefit von Übung 3

Stufenorientierung und choreografische Schrittfolgen erfordern mentales Loslassen von angstbasierter Festigkeit im Fasziennetz. Zeitgleich wird für den Stufenwechsel während der Bewegungen flexible Stabilität in der Körpermitte benötigt.

Stufenorientierung und choreografische Schrittfolgen mit fließenden Ganzkörperbewegungen schulen Neuroleistungen wie räumliches Denken und Koordination. Zusätzlich bringen Wiege- und Schwingbewegungen Geschmeidigkeit in den Hüftbereich.

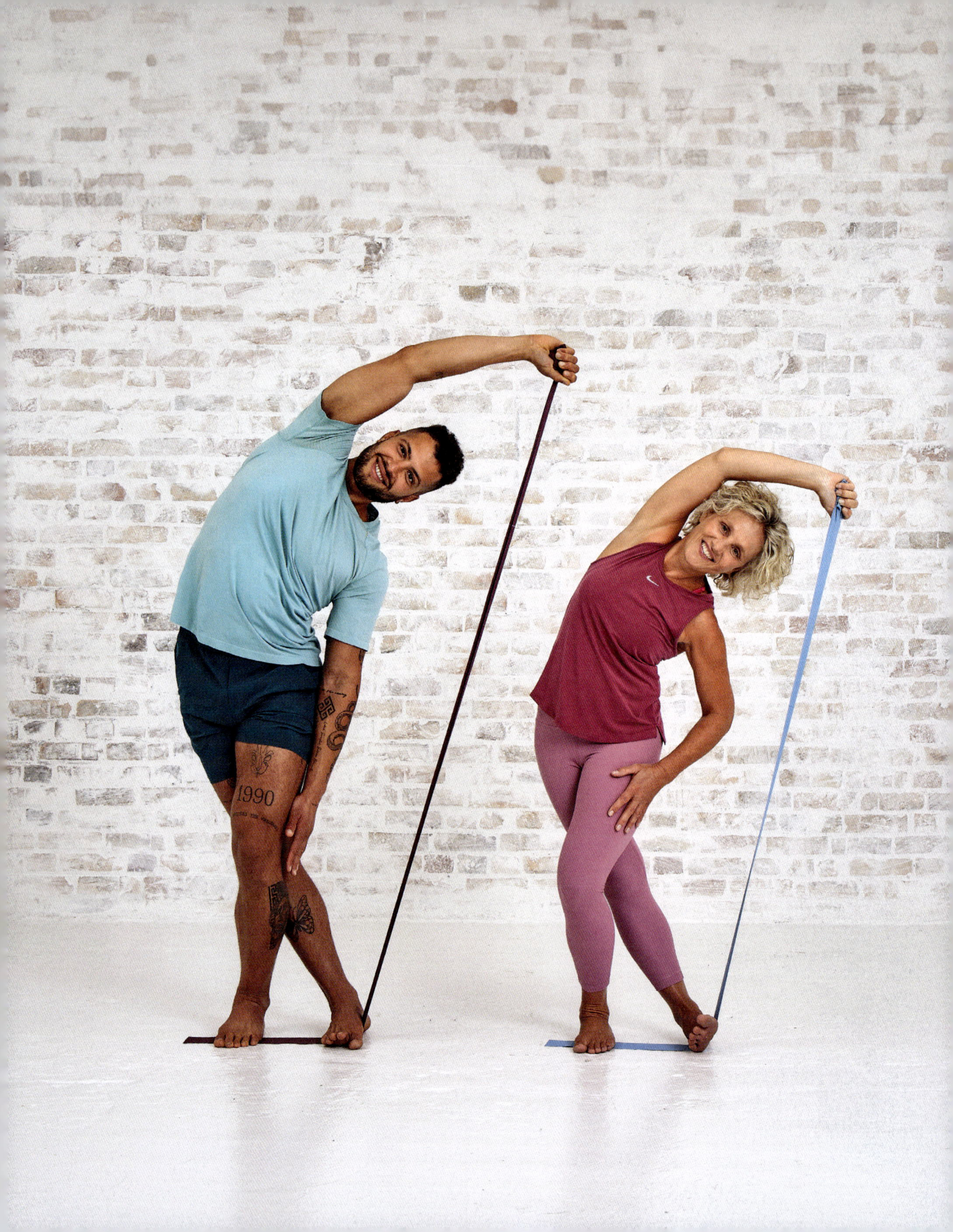

3

KÖRPERLICHE BESONDERHEITEN UND BESCHWERDEBILDER

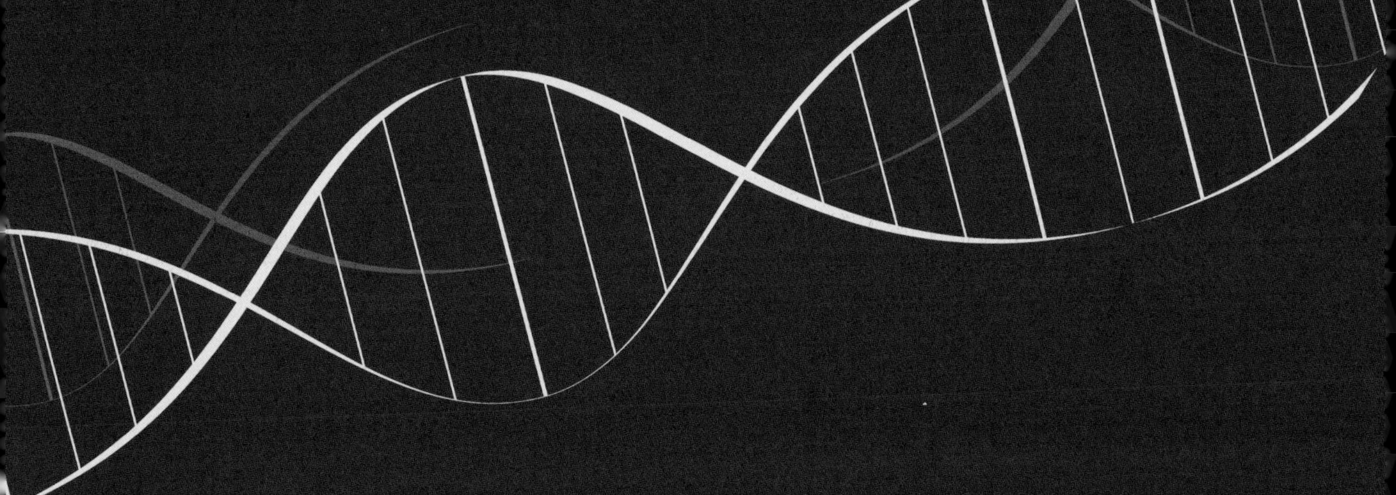

TYPBEDINGTE SCHWACHSTELLEN ERKENNEN UND DIESEN GEZIELT ENTGEGENTRETEN

Die Individualität verschiedener Gewebetypen steht im Vordergrund dieses Buches. Nach der Betrachtung der genetischen Stärken und Schwächen sowie typbedingter Dispositionen wird auf die Behandlung defizitärer Bereiche und geeignete Tools zur Selbsttherapie eingegangen.

Spektrum der Konstitutionstypen

Wir Autoren schließen uns der fundierten Vermutung einer Gruppe von Wissenschaftlern um den Rheumatologen Alfonse T. Masi an, der beschreibt, dass es in der heutigen Bevölkerung ein genetisches Spektrum unterschiedlicher Konstitutionstypen gibt. Die Gewebebeschaffenheit des Körpers hat sich aufgrund unterschiedlicher klimatischer Bedingungen in ihrer Steifigkeit angepasst. So stehen, wie beschrieben, an einem Ende des Spektrums Menschen, die besonders stabil und fest gebaut, dafür aber weniger beweglich in den Gelenken sind (Wikinger-Typen). Auf der anderen Seite des Spektrums befinden sich Menschen mit einer hohen Beweglichkeit (Elfen-Typen), was dann meistens auf Kosten einer robusten Stabilität des Körpers geht.

Die Kenntnis von unterschiedlichen Konstitutionstypen kann von Bedeutung sein, da sie bei bestimmten Aktivitäten und Berufen zu spezifischen Risiken führen kann. Zum Beispiel sind Wikinger-Typen aufgrund ihrer Stabilität und Festigkeit möglicherweise besser für Berufe geeignet, die eine hohe körperliche Kraft benötigen. Auf der anderen Seite könnten Elfen aufgrund ihrer Flexibilität und Beweglichkeit in Berufsfeldern besonders talentiert sein, welche eine feinsinnige und bewegliche Fingerfertigkeit erfordern.

Es ist wichtig zu betonen, dass die Einteilung in Wikinger- und Elfen-Typen vereinfachend ist und es viele Variationen und Übergänge zwischen den beiden Extremen gibt. Die genetische Ausstattung jedes Individuums ist einzigartig und kann zu einer Mischung von konstitutionellen Merkmalen führen. Zusätzlich spielt die individuelle Lebensgeschichte – wie etwa Operationen, Ernährung und Bewegungsgewohnheiten – eine übergeordnete Rolle, die über eine Ausprägung etwas mehr zum einen oder anderen Ende des Spektrums hin verantwortlich sein kann. Die Konstitutionstypen sollten somit weder als Einschränkung noch als Vorurteil betrachtet werden, denn jeder Mensch hat dadurch individuelle Stärken und Schwächen.

Individualität in Defizit und Stärke

Die Erkenntnis über diese Konstitutionstypen kann jedoch dazu beitragen, dass Menschen ihre körperlichen Besonderheiten besser verstehen und gezielt ihre Potenziale nutzen sowie Maßnahmen zur Vorbeugung und Behandlung von bestimmten Beschwerdebildern und Erkrankungen ergreifen, um Schwächen auszugleichen und damit ihre Gesundheit und ihr Wohlbefinden zu fördern. Wikinger-Typen dürften von gezielten Übungen zur Verbesserung der Beweglichkeit und Flexibilität besonders profitieren, während Elfen Krafttraining und Stabilisierungsübungen als besonders nützlich erleben, um ihre Gelenke zu schützen.

Sei dein eigener Therapeut

Im Alltag erlebst du Stress durch zu hohe Anforderungen, ungünstige Lebensgewohnheiten und negative Emotionen. Als Reaktion zieht sich das Fasziennetz zusammen und verengt sich, was dazu führt, dass man sich im eigenen Körper nicht mehr wohlfühlt. Dann heißt es: Blockaden lösen, Platz machen, Spannungen ausgleichen und das Gewebe in geschmeidige Verschieblichkeit bringen, um Voraussetzungen für eine uneingeschränkte Mobilität zu schaffen.

Im Folgenden werden Tools und Anwendungen zur Selbsthilfe sowie spezifische Krankheitsbilder und dementsprechende Empfehlungen vorgestellt, die auf die Bedürfnisse der verschiedenen Konstitutionstypen zugeschnitten sind, um ein gesundes und aktives Leben zu ermöglichen.

Bei der hohen Vielfalt an Produkten zur Gewebebeeinflussung kristallisieren sich für uns besonders zwei Techniken beziehungsweise Hilfsmittel heraus, deren erfolgreiche Anwendungen wir bereits einige Jahre testen konnten: Cupping mit Silikon-Cups von BellaBambi®, die sich unserer Erfahrung nach am besten für das Raumschaffen im Gewebe eignen, und Releasing mit anschmiegsamen Bällen von TOGU®, um Verspannungen tief im Gewebe zu erreichen. Beide Hersteller haben ihre Firmensitze und Produktionsstätten in Deutschland, was kurze Wege, Nachhaltigkeit und Qualität garantiert. Es sind Kooperationen entstanden, bei denen wir unser kompetentes Bewegungsverständnis zur Weiterentwicklung dieser hochwertigen Produkte einbringen durften. Natürlich kannst du alle Übungen auch mit äquivalenten Produkten anderer Hersteller durchführen. Auf den nächsten Seiten stellen wir die Anwendungsmöglichkeiten für die Cups und Bälle vor und beschreiben gezielte Techniken.

CUPPING: DAS MODERNE SCHRÖPFEN ZUR SELBSTANWENDUNG

Beim Cupping wird zur Regulierung der Spannungsverhältnisse durch Unterdruck und Zug eine dreidimensionale Aufspannung aller Faszienschichten erreicht. Scherkräfte verbessern die Gleitfähigkeit innerhalb der Gewebestrukturen, lösen Einschränkungen und integrieren Narbengewebe. Letzteres ist notwendig, damit das Narbengewebe wieder funktionsfähig wird und keine Barriere für den Organismus darstellt. So wird durch das Cupping die allgemeine Funktionsfähigkeit der Faszie optimiert. Es bringt den Stoffwechsel und die Durchblutung in Fluss, was zu einer verbesserten Immunabwehr führt und sichtlich die Zellgesundheit und ein vitales Hautbild unterstützt. Außerdem schafft es mehr Freiraum für Geschmeidigkeit und Bewegungsfreiheit. Mit Techniken, die sich den Bedürfnissen anpassen, ist Cupping das moderne Schröpfen für alle!

Wirkungsbereiche des Cuppings

Haut
- Hautschuppen entfernen
- Poren öffnen
- Bessere Entgiftung über die Haut
- Histaminausschüttung

Nervensystem
- Sensibilisieren und Desensibilisieren der Reizempfänglichkeit
- Schmerzlinderung

Faszіennetz
- Auflockernd/entstörend
- Spannungsausgleich
- Lösen von Einschränkungen
- Erhöhte Beweglichkeit
- Narbengewebe integrieren
- Triggerpunkte/-bänder aufdehnen
- Scherwirkung

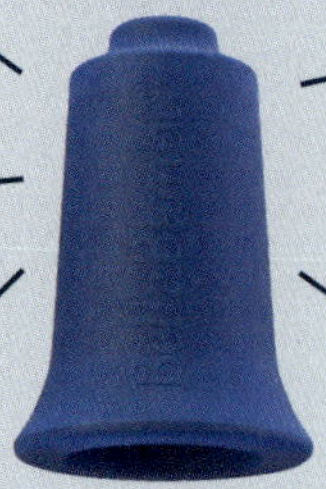

Immunsystem
- Regeneration des faszialen Gewebes
- Anregung der Selbstheilungskräfte
- Verbesserter Flüssigkeitshaushalt

Myofaszie
- Verbesserung der Gleitfähigkeit, Beweglichkeit und Tensegrität
- Release (Schmerz, Verkrampfung)

Lymphfluss
- Globaler und lokaler Einfluss auf das Lymphsystem
- Verbesserung von Entgiftungs- und Heilungsprozessen

Stoffwechsel
- Aktivierung der Durchblutung
- Gute Fließfähigkeit zur Ver- und Entsorgung
- Regulation der Organtätigkeit
- Beschleunigte Regeneration

Allgemeine Anwendungseffekte

Mit den Cups (zum Beispiel mit den Varianten allround und local von BellaBambi®) kann man Druck, Unterdruck und Zug aufbauen. So können die unterschiedlichen Faszienschichten angehoben und auseinandergezogen werden.

Mit ihrer leichten Handhabung, dem unkomplizierten Material und praktischem Design sind diese Schröpfsauger vielseitig einsetzbar. Cuppen mit den Silikoncups ...

- schafft Raum im faszialen Gewebe,
- löst Verspannungen und Verklebungen,
- fördert die Beweglichkeit im Alltag,
- erhöht die Trainingsbereitschaft und -leistung und
- unterstützt Regenerationsphasen.

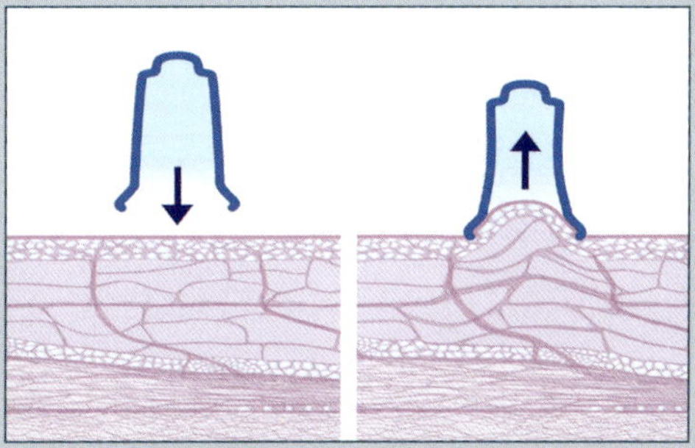

Funktionsweise des Cuppings: Unterdruckanwendung

Hinweise zur Anwendung

Bei allen Techniken ist die **Geschwindigkeit**, mit welcher der Cup bewegt wird, von Bedeutung: schnell = anregend, langsam = entspannend.

Bei längerer punktueller Anwendung (im Minutenbereich) kann es zu sogenannten **Schröpfmarkierungen** kommen. Das hängt unter anderem vom Hauttyp, der Nährstoffversorgung des Gewebes, der verwendeten Intensität und den bestehenden Verklebungen ab. Leichte Hämatome sind bei bestimmten Anwendungen beabsichtigt. Das Blut stellt dort dann eine Art Fremdkörper dar, den der Organismus beseitigen möchte. Er sendet also verstärkt Reparaturzellen und Abwehrkräfte an diesen Ort. Durch diese Vorgänge setzt der Körper einen umfassenden Heilungsmechanismus in Gang.

Die Cups sollten an folgenden Körperteilen und bei den folgenden Beschwerden **nicht angewendet** werden: Brustwarzen, Genitalbereich, Anus, Augen(-lider), Lippen, Mundhöhle, Lymphknoten, in der Achselhöhle und Leistengegend, an offenen Wunden, Verbrennungen, Geschwüren, Entzündungen, Krampfadern, bei Neigung zu Blutergüssen, reizbaren Hauterkrankungen, Therapien mit blutverdünnenden Medikamenten, Tumoren sowie allen unklaren und akuten Erkrankungen.

Nur nach **medizinischer Rücksprache** anwenden bei: Schwangerschaft, akuten Verletzungen, chronischen Entzündungen, Fieber, Besenreisern, abgelaufenen Thrombosen, Schilddrüsenfunktionsstörungen, Asthma bronchiale, Hautveränderungen unklarer Herkunft.

Es ist sehr wichtig, stets **auf die Signale des Körpers zu hören**. Das gilt auch für die Dauer der Anwendung. Unsere Angaben sind lediglich Richtwerte. Wird die Anwendung als sehr unangenehm empfunden, sollte der Zug reduziert werden, sodass die Behandlung als »Wohlweh« wahrgenommen wird.

Cupping-Techniken

Cupping ist eine einfache Methode, die grundsätzlich immer gleich ausgeführt wird. Der Cup wird zusammengedrückt, auf dem Zielort aufgesetzt und über Loslassen des Cups saugt sich das Gewebe an. Daran schließen sich unterschiedliche Techniken an, von denen wir einige hier vorstellen: Diese Techniken können in den Selbsthilfeübungen ab Seite 118 angewendet werden.

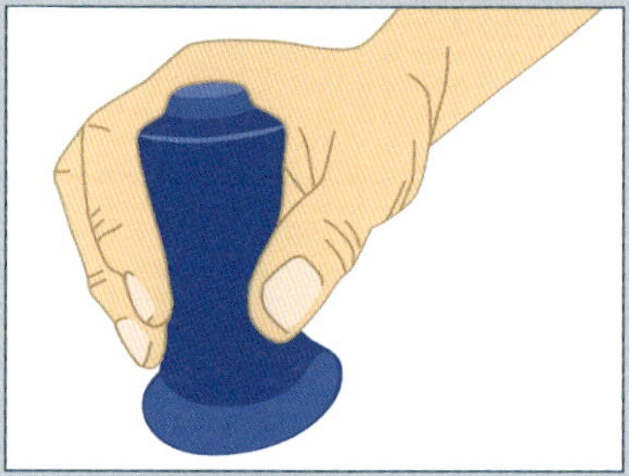

Handhabung: Zum Aufsetzen den Cup vorab mit einer Hand zusammendrücken, ansaugen und loslassen.

Expanding: Sauge den Cup an der gewünschten Stelle fest. Nun bewege dich großräumig, sodass sich das Gewebe vom Cup weg verschiebt. Die Kombination von lokaler Weitung (durch den Sog des Cups) und einer Längung des Gewebes durch eine entgegengesetzte Bewegung unterstützt das »Ausreizen« der vollen Dehnfähigkeit der Strukturen.

Pinching: Lasse den Cup kurz ansaugen und ziehe ihn dann sofort wieder ab. Diese Zupfmassage wird traditionell als Gegenmaßnahme zu Dehnungsstreifen und Stretchmarks empfohlen. Die Technik dient als sanfter Impuls für die Gewebeneubildung der Oberhaut. Sie fördert die Elastizität und nutzt den »Recoil-Effekt«.

Pumping: Ziehe den angesaugten Cup hoch, ohne dass er sich löst, und lasse wieder nach. Der Wechsel zwischen erhöhtem und gemindertem Zug bringt Bewegung in die extrazelluläre Matrix und sorgt für mechanische Unterstützung des Flüssigkeitsaustausches im Fasziengewebe.

Sliding: Lasse den angesaugten Cup über die Haut wandern. Dabei kann in Bahnen oder im Zickzack vorgegangen werden. Die Faszienschichten werden angehoben und gegeneinander verschoben, sodass eine grundsätzliche Mobilisierung, auch der Lymphe und des Blutkreislaufs, entsteht.

Spinning: Drehe den angesaugten Cup auf der Stelle, ohne ihn über die Haut zu bewegen, was vom Gefühl an den »Brennnesselgriff« erinnert. Dies bewirkt eine starke Dehnung der äußeren Hautschicht und eine große Krafteinwirkung auf die darunter liegenden Faszienschichten. Es verstärkt die Durchblutung und lockert verklebtes Gewebe.

Twisting: Lasse den angesaugten Cup in einer kreisenden Bahn spiralförmig in eine Richtung sliden. Die Faszienlagen werden dabei angehoben und gegeneinander verschoben. Dadurch wird eine dreidimensionale Verschieblichkeit forciert. Es entsteht eine grundsätzliche Mobilisierung, auch der Lymphe und des Blutes.

RELEASING NEU AUFGEROLLT: KLUGE FASZIENBEHANDLUNG STATT SCHMERZVOLLER DRUCK

Druck erzeugt Gegendruck, deshalb nutzen wir für die Faszienbehandlung anschmiegsames Material, das sich der jeweiligen Gewebestruktur anpasst. So erreichen zum Beispiel die luftgefüllten FASZIO®-Bälle allround und local Zwischenräume und tiefere Ebenen, in denen sich Verklebungen sammeln. Mit unterschiedlichen Techniken werden individuell Blockaden gelöst und der Bewegungsradius vergrößert. Das Ausrollen mit dem Ball wirkt intensiv lösend und nachhaltig entspannend, sowohl auf der physischen als auch auf der emotionalen Ebene. Das macht Releasing zu einer effektiven Intervention mit Wellnessfaktor.

Dank ihrer anwenderfreundlichen und gefäßaktivierenden Eigenschaften sind anschmiegsame Bälle wie die FASZIO®-Bälle allround und local vielseitig einsetzbar. Diese effektiven Tools eignen sich zur therapeutischen Nutzung, für den Hausgebrauch und als Equipment beim Training.

Wirkungsbereiche des Releasings

Nervensystem
- Sensibilisieren und Desensibilisieren der Reizempfänglichkeit
- Schmerzlinderung

Haut
- Punktueller Druckreiz
- Scherwirkung

Fasziennetz
- Auflockernd/entstörend
- Spannungsausgleich
- Lösen von Einschränkungen
- Erhöhte Beweglichkeit
- Triggerpunkte/-bänder aufdehnen
- Scherwirkung

Immunsystem
- Regeneration des faszialen Gewebes
- Anregung der Selbstheilungskräfte
- Verbesserter Flüssigkeitshaushalt

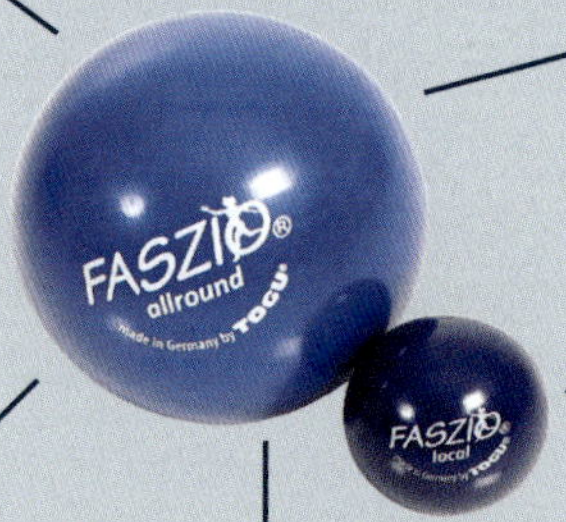

Myofaszie
- Verbesserung der Gleitfähigkeit, Beweglichkeit und Tensegrität
- Release (Schmerz, Verkrampfung)

Lymphfluss
- Globaler und lokaler Einfluss auf das Lymphsystem
- Verbesserung von Entgiftungs- und Heilungsprozessen

Stoffwechsel
- Aktivierung der Durchblutung
- Gute Fließfähigkeit zur Ver- und Entsorgung
- Regulation der Organtätigkeit
- Beschleunigte Regeneration

Allgemeine Anwendungseffekte

Beim Releasing wirken mehrere Mechanismen ergänzend zusammen. Durch ihre Beschaffenheit und Anpassungsfähigkeit dringen die Bälle organisch auch in tiefere Gewebeschichten ein, was sich positiv auf den Gesamtorganismus auswirkt.

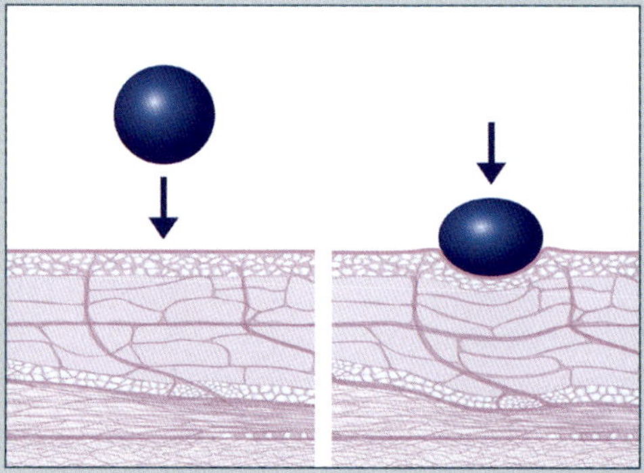

Funktionsweise des Releasings: Druckanwendung

Releasing mit Faszienbällen ...

- übt mit anschmiegsamer Oberfläche einen angemessenen Druck/Zug auf fasziales Gewebe aus,
- schiebt Stoffwechselendprodukte aus dem Gewebe, um sich mit frischen Nährstoffen zu regenerieren,
- löst Blockaden und verbessert die Fließfähigkeit im Gewebe,
- dient als präventive Behandlung zur Salutogenese und Verletzungsprophylaxe,
- regeneriert das fasziale Gewebe und regt die Selbstheilungskräfte an,
- löst Einschränkungen im Fasziennetz auf,
- unterstützt die Wiederherstellung der Bewegungsfreiheit und
- fördert über Schmerzlinderung das physische und emotionale Wohlbefinden.

Hinweise zur Anwendung

Bei allen Techniken ist die **Geschwindigkeit**, mit welcher der Ball bewegt wird, von Bedeutung: schnell = anregend, langsam = entspannend.

Die Bälle bitte an folgenden Körperteilen und bei den folgenden Beschwerden **nicht anwenden**: Brustwarzen, Genitalbereich, Anus, Augen(-lider), Lippen, Mundhöhle, Lymphknoten, in der Achselhöhle und Leistengegend, an offenen Wunden, bei Verbrennungen, Geschwüren, Entzündungen, Krampfadern, Neigung zu Blutergüssen, reizbaren Hauterkrankungen, Therapien mit blutverdünnenden Medikamenten, Tumoren sowie allen unklaren und akuten Erkrankungen.

Nur nach **medizinischer Rücksprache** anwenden bei: Schwangerschaft, akuten Verletzungen, chronischen Entzündungen, Fieber, Besenreisern, abgelaufenen Thrombosen, Schilddrüsenfunktionsstörungen, Asthma bronchiale, Hautveränderungen unklarer Herkunft.

Es ist sehr wichtig, stets **auf die Signale des Körpers zu hören**. Das gilt auch für die Dauer der Anwendung. Unsere Angaben sind lediglich Richtwerte. Wird die Anwendung als unangenehm empfunden, gib nur so viel Druck gegen den Ball, dass es sich noch um »Wohlweh« handelt, also gut aushaltbar ist.

Releasing-Techniken

Beim Releasing geht es darum, den Ball in das Gewebe einschmelzen zu lassen, bis die Gegenspannung sich löst. Achte immer auf das eigene Wohlbefinden und tue nichts, was dir unangenehm ist. Daran schließen sich unterschiedliche Techniken an, von denen wir einige hier vorstellen: Diese Techniken können in den Selbsthilfeübungen ab Seite 118 angewendet werden.

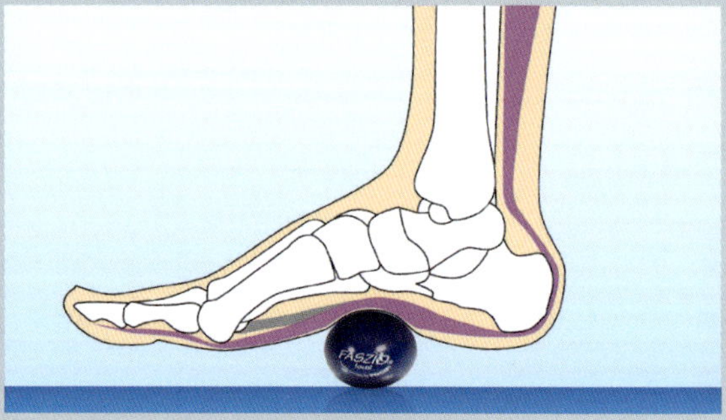

Punktuelle Verschmelzung von Balloberfläche und Gewebeareal als Vorbereitung für Releasing-Anwendungen

Fixing und Stretching: Fixiere mit dem eingeschmolzenen Ball einen Punkt im Gewebe und dehne das direkt daneben gelegene Körperteil mit langsamer Bewegung auf. Die Technik ist effektiv bei verspannten oder verhärteten Bereichen zum Beispiel durch einseitige Haltungen und ist vorrangig bei scherengitterartigen Strukturen wie den myofaszialen Bereichen geeignet.

Fixing und Moving: Lasse den Ball einschmelzen und bewege vielseitig ein Körperteil im Verlauf der dazugehörigen Leitbahn. Dies ist eine effektive Intervention zum Lösen von Verspannungen und Verklebungen in myofaszialen Regionen. Der Einsatz dieser Technik lohnt sich vorrangig bei scherengitterartigen Strukturen und zum Verschieben von Gewebeschichten untereinander.

Gliding: Setze den Ball auf und initiiere einen Druck oder Zug, als würdest du den Ball schieben oder ziehen wollen. Warte, bis die Spannung in der Oberflächenfaszie nachlässt und das Gewebe dem Ball »Platz macht«. Der Ball gleitet nun »fast von allein« in die gewünschte Richtung. Diese Technik eignet sich bei Verklebungen und Ablagerungen im Bindegewebe und wird vorrangig im lockeren Gewebe und zur Hydration zwischen den Gewebeschichten genutzt.

Dividing: Lasse den Ball im lockeren Gewebe in eine Richtung gleiten, während der entsprechende Körperbereich sich langsam in die Gegenrichtung bewegt und so das feste Gewebe unter dem Ball wegzieht. So werden verklebte Faszienschichten voneinander gelöst. Diese Technik ist besonders wirkungsvoll beim Lösen von längerfristigen Fehlhaltungen und überspannten Strukturen im lockeren Gewebe zwischen den Schichten.

Activating: Rolle mit dem Ball zügig auf Muskelbereichen (myofaszialen Strukturen). Dies dient der Generierung von elastischer Spannkraft (kurzfristig) und der vermehrten Kollagenproduktion (langfristig) sowie zur Anregung von Stoffwechselaktivität.

WAS KANN NATÜRLICHE FESTIGKEIT FÜR FOLGEN HABEN?

Wenn wir in diesem Buch vereinfachend von den Merkmalen einer Wikinger-Konstitution reden, ist damit ganz allgemein eine vermehrte genetische Anpassung des Körpers an das Leben in arktischen Klimaregionen gemeint, egal ob dies im Einzelfall primär mit einer vermehrten Expression von den Genen skandinavischer Vorfahren, von Neandertalern oder von beidem einhergeht.

Wikinger-Gene

Heute weiß man, dass sowohl lebensstilbedingte als auch genetische Faktoren einen Einfluss auf Entstehung, Ausprägung und Häufigkeit von bestimmten Beschwerdebildern haben. Damit rückt die individuelle Betrachtung des Menschen in den Vordergrund und Maßnahmen zur Prävention, Behandlung und Rehabilitation können gezielt der Gewebegenetik angepasst werden. Denn Ursachen und Bedürfnisse sind je nach Typ unterschiedlich. Durch das Verständnis der eigenen körperlichen Besonderheiten und ein daran orientiertes Training können Gesundheit und Wohlbefinden gefördert sowie persönliche Ziele erreicht werden.

Vermutlich sind dir die sichtbaren Knötchen im Handteller manch älterer Menschen schon mal aufgefallen. Meist geht das mit einer deutlich gekrümmten Stellung der Finger auch im Ruhezustand einher. Bei jüngeren Menschen sieht man das hingegen bei entspannten Händen weitaus seltener. Der Fachbegriff dafür heißt Dupuytren-Kontraktur oder auch Wikingerhand. Diese Kontraktur – also eine Versteifung plus Verkürzung – ist eine rein fasziale Veränderung, bei der die lokalen Bindegewebszellen im Laufe der Zeit eine übergroße Dichte an derben Kollagenfasern produzieren.

Während diese Pathologie in den meisten afrikanischen und asiatischen Ländern sehr selten ist, findet man sie weitaus häufiger in skandinavischen Ländern – daher auch der Name »Wikinger-Kontraktur«. Und weil im Zuge der geschichtlichen Völkerwanderungen eine deutliche Vermischung von gotischen und skandinavischen Stämmen stattfand, findet sich eine solche Kontraktur heute im mitteleuropäischen Raum bei durchschnittlich jedem fünften Mann über 60 Jahren. Interessanterweise neigen dieselben Personen auch zu einer höheren Häufigkeit an Morbus Ledderhose, einer ähnlichen fibrotischen Versteifung an der Fußsohle, sowie an Frozen Shoulder, einer schmerzhaften Versteifung der Schultergelenkskapsel. Fibrotische Veränderungen gehen mit einer Verkürzung in Richtung Kontraktur (Funktionseinschränkung des Gelenks) und einer Verfestigung des Gewebes einher. Sie können Schmerzen auslösen, müssen es aber nicht. Jedoch verlagert sich die Problematik meist auf umliegende Strukturen, die durch die Kontraktur eingeschränkt oder überlastet werden. Konventionell können operative Eingriffe zum Lockern des fibrotischen Gewebes helfen. Auf den folgenden Seiten stellen wir Übungen vor, mit denen man frühzeitig dem fibrosierenden Prozess entgegenwirken kann, um ihn zu verlangsamen.

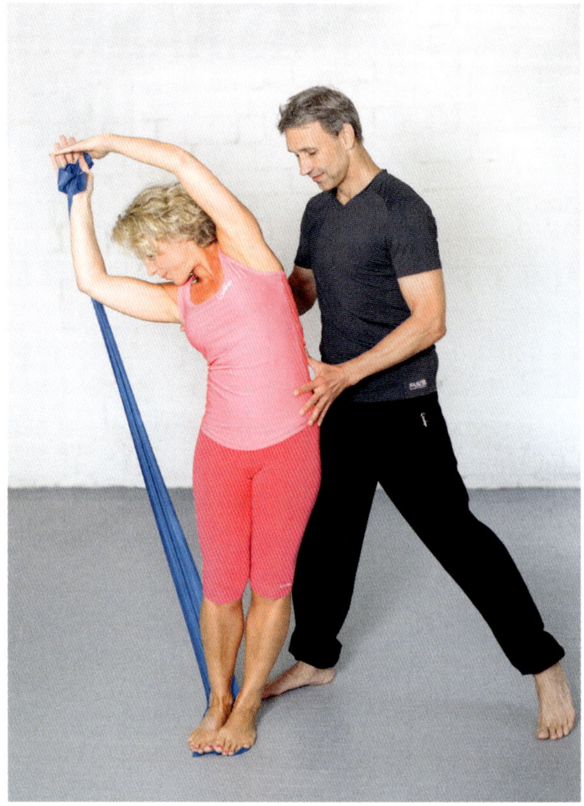

Der Wikinger-Typ benötigt mehr Weite in seinen Strukturen.

Nobelpreis

Erst vor kurzem kam nun eine weitere Einsicht dazu. Nachdem die wissenschaftliche Bestätigung einer Vermischung von Genen der Neandertaler mit denen des Homo sapiens 2022 mit einem Nobelpreis gewürdigt wurde, wurde in einer darauf aufbauenden Studie gezeigt, dass Personen mit einem etwas höheren Anteil an Neandertaler-Genen häufig zu der beschriebenen Wikinger-Kontraktur des Handtellers neigen. Die Schlussfolgerung, dass Wikinger- und Neandertaler-Gene eine ähnliche Ausbreitung auf der Welt zeigen, ist jedoch nicht immer richtig, zumal es auch Regionen in der Welt außerhalb Skandinaviens und Mitteleuropas gibt, bei denen wohl vor langer Zeit eine Vermischung zwischen Neandertalern und Homo sapiens stattfand, was sich daher heute in einer höheren durchschnittlichen Dichte an Neandertaler-Genen der dortigen Bevölkerung zeigt. Dies ist zum Beispiel in der Toskana in Italien der Fall oder auch in einzelnen Regionen in Ostasien. Auf dem afrikanischen Kontinent südlich der Sahara sind deren Gene jedoch heute deutlich seltener zu finden. Spezialisierte Labore können mittels einer Speichelprobe testen, ob man Neandertalergene in sich trägt und wie hoch deren prozentualer Anteil ist. Das Ergebnis sollte man allenfalls als eine interessante Information behandeln, da es umstritten ist, ob sich daraus nützliche Folgerungen ableiten lassen.

Obwohl noch viele Fragen offen sind – die vermutlich erst in den nächsten Jahren geklärt werden –, geht man heute überwiegend davon aus, dass die Körper der Neandertaler besonders gut an das Leben in kälteren Klimazonen angepasst waren. Das äußerte sich in etwas größeren Nasen, einer leichteren Tendenz zum Sonnenbrand, einer besseren Kältetoleranz dank einem höheren Anteil an braunem Fett, in kürzeren Arm- und/oder Beinlängen im Verhältnis zum Rumpf sowie einem Frühaufsteher- beziehungsweise Lerchenmuster im Tag-Nacht-Rhythmus.

Selbsthilfe für Wikinger

Mit den folgenden Selbstbehandlungen können die festen Faszientypen an häufig auftretenden Beschwerdestellen das Gewebe lockern. Dazu wird entweder über Druck (anschmiegsame Bälle) oder Sog (Silikoncups) bis in die Tiefe eingewirkt. Alle Anwendungen sind auch zur Prävention und Leistungsunterstützung geeignet.

Häufige Schwachstellen

- Schnellere Versteifung von Gelenken, was Immobilität, Schmerzen und Entzündungen zur Folge haben kann wie Arthritis, Sehnenentzündungen, Bänderverletzungen, Karpaltunnelsyndrom, Hüftsteifigkeit
- Tendenz zur Fibrosierung und Strukturverhärtungen, wodurch es unter anderem zu Achillessehnenrupturen, Bänderrissen, Bandscheibenvorfällen kommen kann
- Eine reduzierte Darmperistaltik kann zu Verdauungsstörungen und schlechterer Nahrungsresorption führen (unter anderem Verstopfungen, Mangelerscheinungen).
- Verkalkung der Herzkranzgefäße
- Panzerherz, bei dem der Herzbeutel kalzifiziert
- Eingeschränkte Ausdehnungsmöglichkeit der Lunge begrenzt Sauerstoffaufnahme bis ins Blut (unter anderem Gedächtnisstörungen, Schwindel, Minderversorgung des Organismus).

Vorderleitbahn

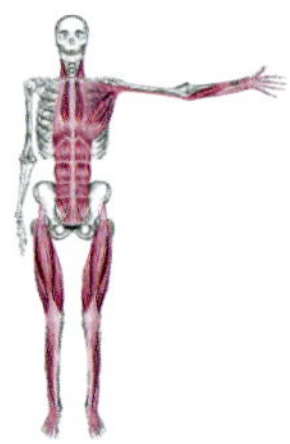

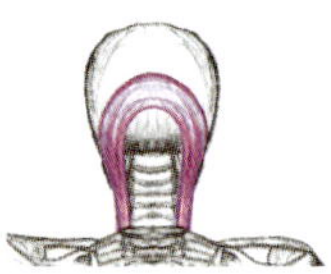

Typische Stärken

- **Gleichmäßiger Stabilitätsübergang durch starke Muskel-Faszien-Ketten von den Oberschenkeln bis zu den Schlüsselbeinen**
- **Aufrechte Kopfhaltung durch kraftvolle Kopfwender**

Typische Schwächen

- **Blockierte Flexibilität der Rippen entlang der Brustbeinfaszie, insbesondere in der Rückbeuge (hier hilft die erste Übung)**
- **Staksiger Gang durch verkürzte Hüftbeugestrukturen (hier hilft die zweite Übung)**

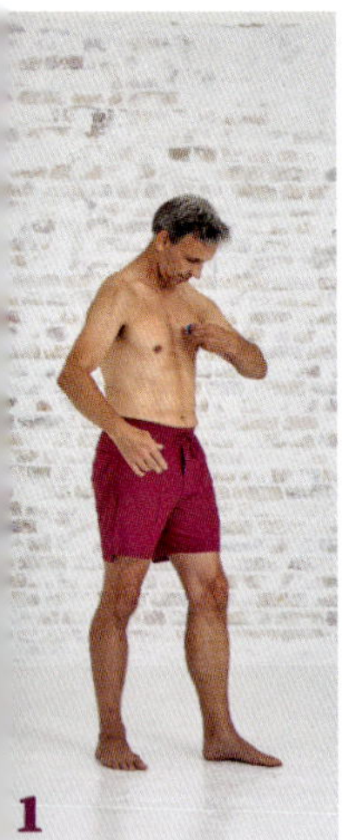

1

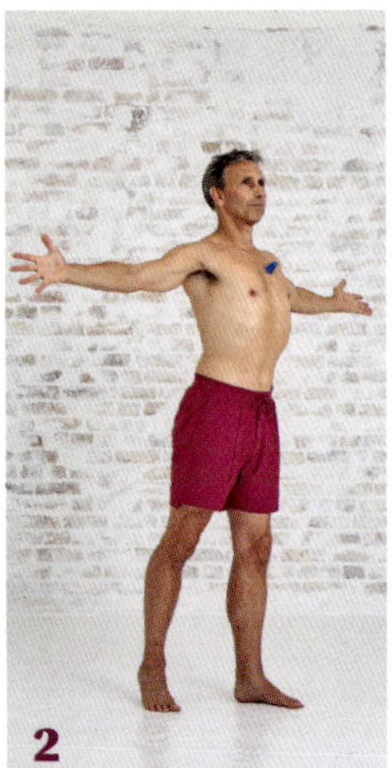

2

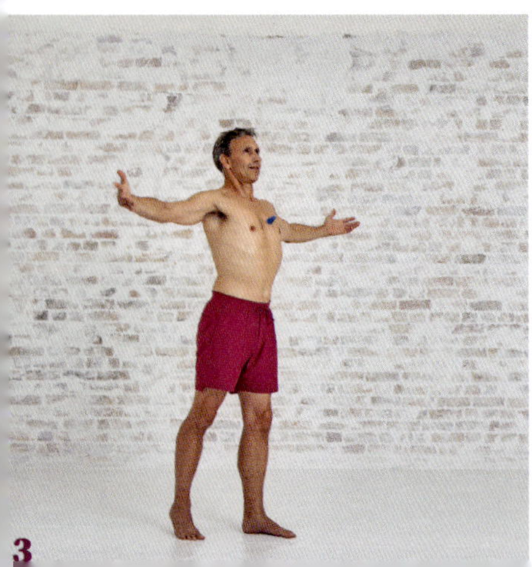

3

BRUSTBEINFLEXIBILITÄT

Equipment: Schröpfsauger (z. B. FASZIO® Cup local)
Dauer: bei Bedarf 40 Sekunden bis 2 Minuten
Ausgangsposition: Sitz oder Stand

1. Platziere einen Schröpfsauger in den Raum zwischen den Rippen nahe des Brustbeins und des Schlüsselbeins. Drücke dafür den Cup zusammen, setze ihn auf und lasse ihn dann langsam los.
2. Atme nun tief ein, sodass sich der Brustkorb so weit wie möglich anhebt. Atme vollständig aus, um eine größtmögliche Bewegung in den Rippengelenken herzustellen (Expanding).
3. Versetze nach 8 Atemzügen den Cup ein paar Zentimeter tiefer und wiederhole die Übung bis zum Ende des Brustbeines und wechsle dann zur anderen Seite.

Benefit
Eine bestmögliche Mobilität in den gelenkigen Strukturen und den myofaszialen Räumen zwischen den Rippenansätzen sowie in der Brustbeinfaszie schafft freiere Atemräume, die besonders wichtig für den Gasaustausch sind.

HÜFTBEUGERFREIHEIT

Equipment: Matte, anschmiegsamer Ball (Durchmesser ca. 12 cm, z. B. FASZIO® Ball allround)
Dauer: bei Bedarf 40 Sekunden bis 2 Minuten
Ausgangsposition: Bauchlage

1. Lege dich auf den Bauch. Stütze dich auf den Unterarmen ab und platziere den anschmiegsamen Ball nahe der Leiste mittig unter dem rechten Oberschenkel.
2. Winkle das Bein an. Bewege nun sehr langsam den Unterschenkel nach rechts und links, sodass sich der Oberschenkel über den Ball verschiebt (Fixing und Moving). Versetze den Ball um 5 cm weiter Richtung Knie und wiederhole die Übung so oft, bis du oberhalb des Knies angekommen bist. Wechsle dann die Seite.

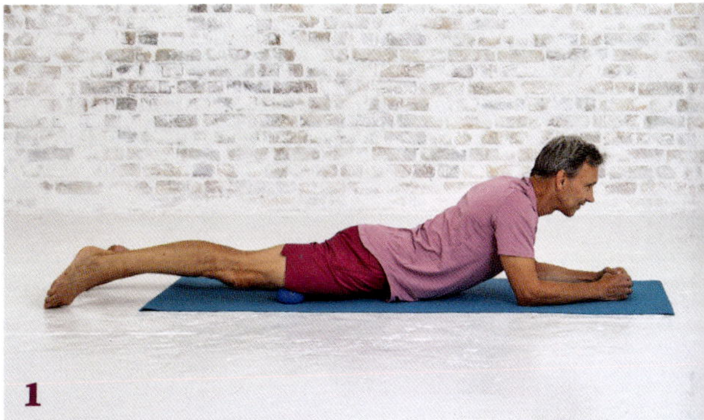
1

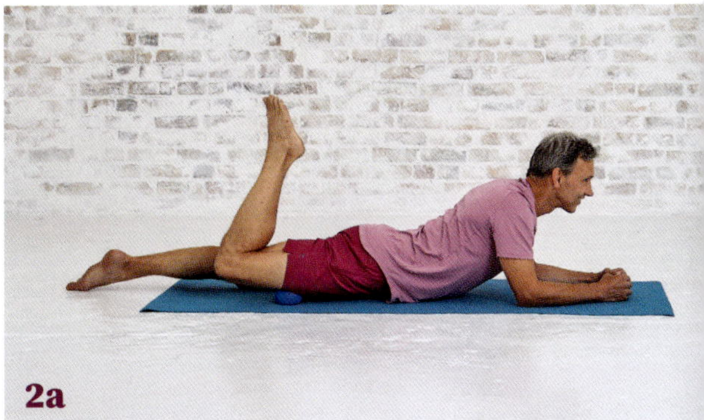
2a

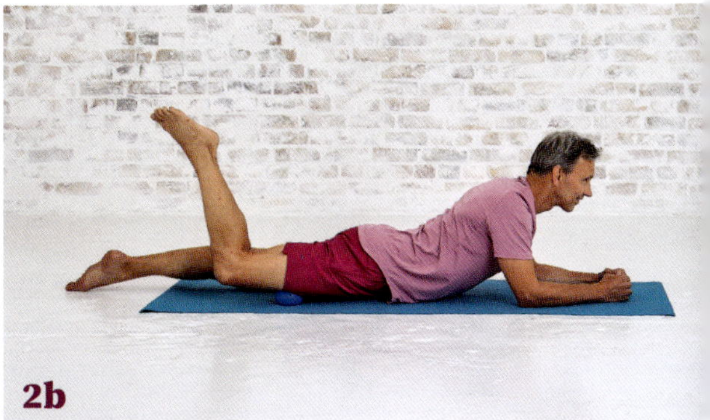
2b

Benefit

Häufig liegen die Ursachen einer eingeschränkten Hüftmobilität in der Peripherie. Daher macht es Sinn, die Oberschenkelvorderseite zu lösen. Das schafft Raum im unteren Anteil der Vorderleitbahn.

Rückleitbahn

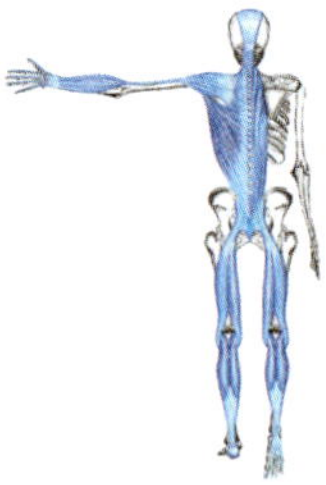

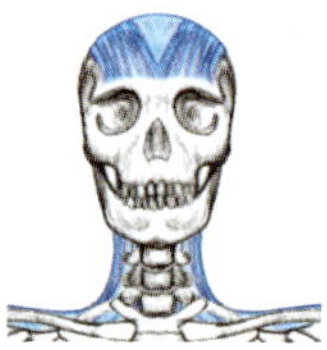

Typische Stärken

- **Belastbar bei Anforderungen wie Heben und Tragen durch kraftvolle Strukturen im Nacken-, Arm- und Rückenbereich**
- **Laufaffin durch zugfest-elastische Achillessehnen**

Typische Schwächen

- **Laufbeschwerden durch Verkürzungen in der Wade (hier hilft die erste Übung)**
- **Eingeschränkte Mobilität im Rücken aufgrund geringer Verschieblichkeit in und zwischen den Strukturen (hier hilft die zweite Übung)**

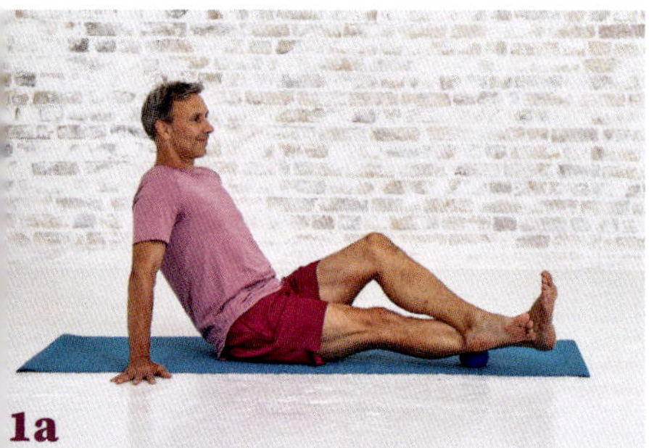

1a

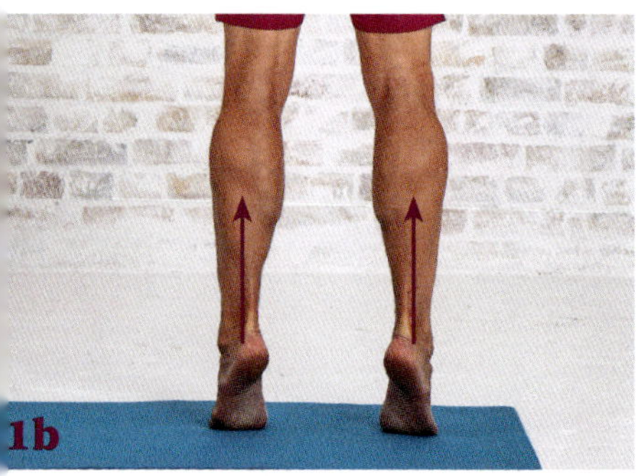

1b

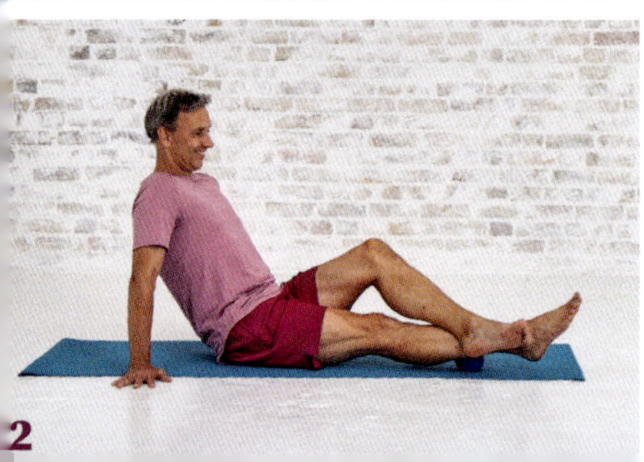

2

LOCKERE WADEN

Equipment: Matte, anschmiegsamer Ball (Durchmesser ca. 12 cm, z. B. FASZIO® Ball allround)
Dauer: bei Bedarf 40 Sekunden bis 2 Minuten
Ausgangsposition: Langsitz

1. Setze dich mit gestreckten Beinen und platziere den anschmiegsamen Ball mittig zwischen den spitz zulaufenden unteren Enden des Zwillingswadenmuskels (siehe Pfeile in Abbildung 1b). Überschlage die Beine, um den Druck über das obere Bein zu intensivieren. Lasse den Ball in das Gewebe einsinken und atme weiter ruhig ein und aus.
2. Bewege genüsslich den unteren Fuß in verschiedene Richtungen, sodass der Ball das Gewebenetz ausdehnen kann (Fixing und Moving).

Benefit

Laufbewegungen werden durch Verfestigungen und Verklebungen im Übergang von der Parallelausrichtung des Gewebes (Sehne) in die scherengitterartige Auffächerung (Muskel) gebremst. Durch das Lösen wird Durchlässigkeit für Kraftübertragung geschaffen sowie eine höhere Verletzungsresistenz im Waden-Achillessehnen-Bereich.

GELÖSTER RÜCKENSTRECKER

Equipment: 2 anschmiegsame Bälle (Durchmesser ca. 12 cm, z. B. FASZIO® Ball allround)
Dauer: bei Bedarf 40 Sekunden bis 2 Minuten
Ausgangsposition: Stand, mit dem Rücken an einer Wand, oder in Rückenlage

1. Platziere zwei anschmiegsame Bälle auf Brustwirbelsäulenhöhe an der Wand. Stelle dich mit dem Rücken so gegen sie, dass auf unterschiedlichen Höhen Druck in den Rückenstrukturen ausgeübt wird. Lasse die Bälle zunächst lokal einsinken.
2. Erst dann beginne dich runter- und hochzubeugen (Fixing und Stretching).
3. Nimm die Arme hinzu und bewege dich in alle Richtungen. Der Druck auf die Bälle bleibt bestehen, während sie im rückwärtigen Bereich des Brustkorbs bleiben. Atme dabei gleichmäßig tief ein und aus.

Benefit

Um eine vitale Rückenaktivität zu erhalten, benötigt es geschmeidige Strukturen, die durch diese Technik sehr effektiv an Verschieblichkeit gewinnen.

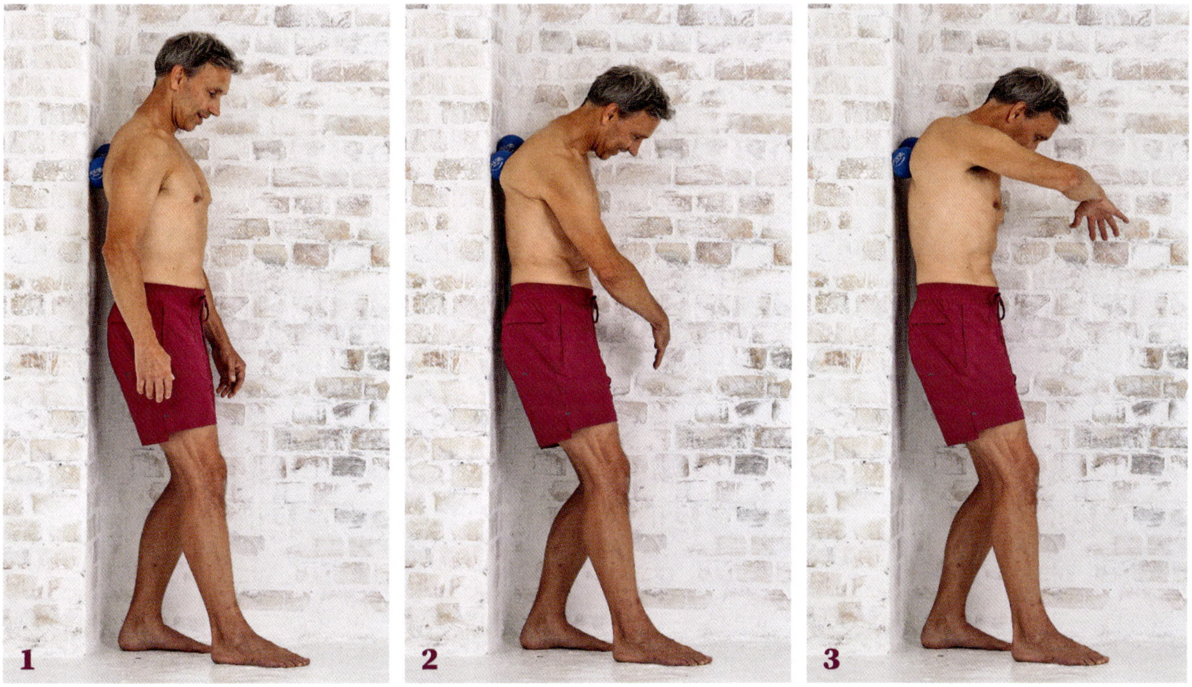

Seitenleitbahn

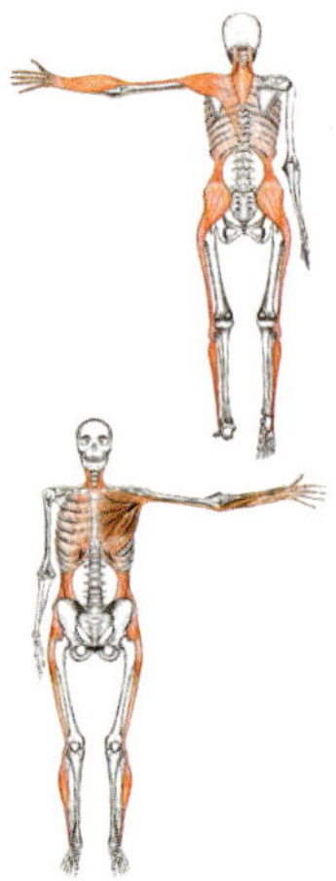

Typische Stärken

- Kraftausdauerstark für lange Geheinheiten mit zusätzlichem Gewicht durch direkte myofasziale Kraftübertragung
- Schutz vor Umknickverletzungen durch Knöchelstabilität

Typische Schwächen

- Eingeschränkte Kniemobilität (zum Beispiel Läuferknie) durch zu festen Faserzug an der Oberschenkelaußenseite *(Tractus iliotibialis)* (hier hilft die erste Übung)
- Flachere Atmung durch engen Brustkorb aufgrund unflexibler Rippen (hier hilft die zweite Übung)

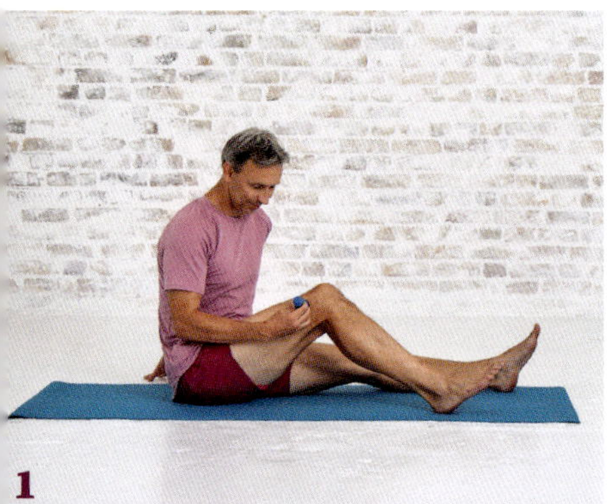

1

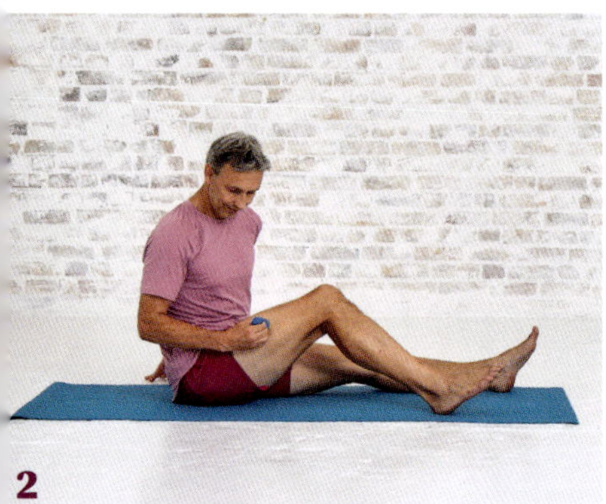

2

GELÖSTER TRACTUS

Equipment: Matte, Schröpfsauger (z. B. FASZIO® Cup allround)
Dauer: bei Bedarf 40 Sekunden bis 2 Minuten
Ausgangsposition: Sitz

1. Setze dich in eine bequeme Position und platziere den Schröpfsauger nah am Knie auf der Oberschenkelaußenseite des zu behandelnden Beins. Drücke ihn dazu zusammen, setze ihn auf und lasse das Gewebe vom Cup einsaugen.
2. Verweile zunächst für 2 Atemzüge in dieser Position und ziehe den Cup dann langsam Richtung Hüfte (Sliding). Löse den Cup und wiederhole die Übung jeweils einige Zentimeter weiter innen und außen.

Benefit

Die Überspannung dieses Bereichs wird durch die Saugarbeit gelöst und schafft mehr Raum für freie Mobilität.

GELÖSTE RIPPEN

Equipment: Matte, anschmiegsamer Ball (Durchmesser ca. 12 cm, z. B. FASZIO® Ball allround)
Dauer: bei Bedarf 40 Sekunden bis 2 Minuten
Ausgangsposition: Seitlage

1. Lege dich auf die Seite. Platziere den anschmiegsamen Ball in einem Zwischenrippenraum nah der Taille. Beuge die Beine und stütze dich für mehr Stabilität mit der oberen Hand vor dem Körper ab. Strecke den unteren Arm lang aus. Lege dein Körpergewicht langsam auf dem Ball ab und lasse ihn ins Gewebe einsinken. Verbleibe hier für ein paar Atemzüge.
2. Nun hebe langsam den gestreckten Arm bogenförmig nach oben und nimm dabei die Schulter mit hoch, sodass sich die Rippenbögen ebenfalls auseinanderfächern und der Ball intensiv in das Gewebe der Rippenzwischenräume einschmelzen kann (Fixing und Stretching). Lege dich behutsam wieder ab, wiederhole dies 2- bis 3-mal. Versetze den Ball dann um einen Zwischenrippenraum Richtung Kopf. Wiederhole die Übung. Führe diese Intervention so oft aus, bis das Schultergelenk es dir nicht mehr ermöglicht, weiter zu kommen. Wechsle dann die Seite.

Benefit

Durch den erweiterten Raum, der durch diese Intervention geschaffen wird, entsteht wieder mehr Platz für das Atemvolumen.

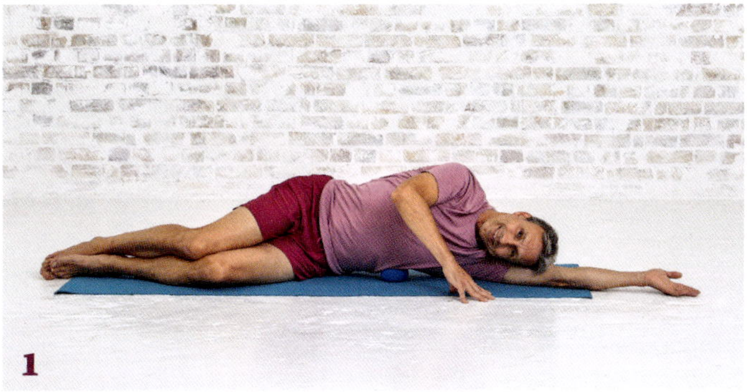

1

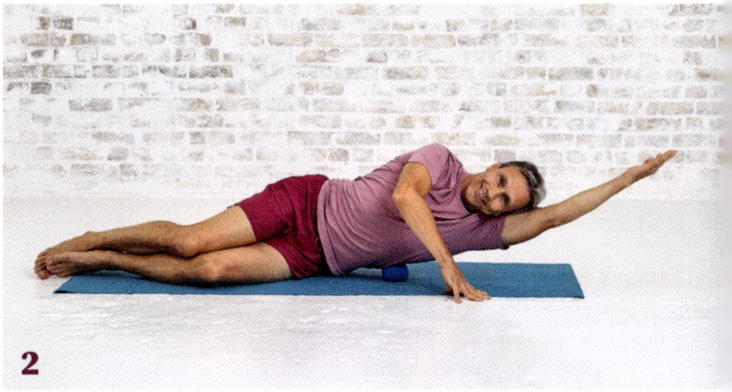

2

Spiralleitbahn

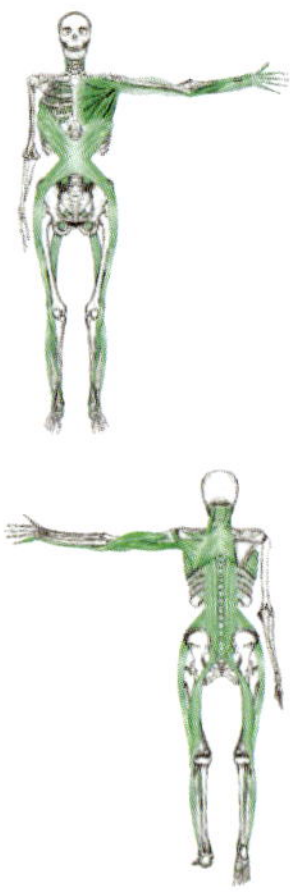

Typische Stärken

- **Kraftvolles Werfen und Schießen durch schwungvolle Ausholbewegungen**
- **Hohe Belastbarkeit bei Kraftdrehbewegung**

Typische Schwächen

- **Hohe Steifigkeit in verbindenden Strukturen am Beckenkamm (hier hilft die erste Übung)**
- **Schwierigkeiten in Ausholbewegungen aufgrund mangelnder Dehnfähigkeit in der Diagonalen vom Becken zum Brust-Arm-Übergang (hier hilft die zweite Übung)**

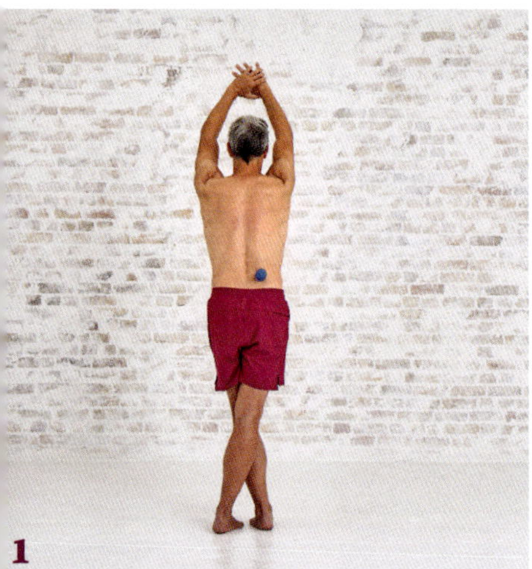

1

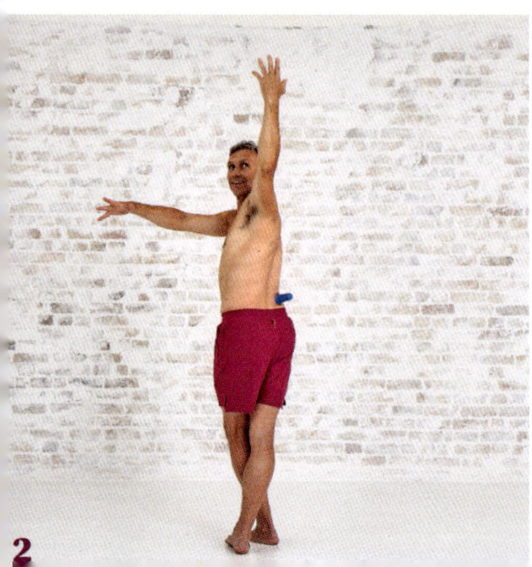

2

LOCKERES BECKEN

Equipment: Schröpfsauger (z. B. FASZIO® Cup allround)
Dauer: bei Bedarf 40 Sekunden bis 2 Minuten
Ausgangsposition: Stand

1. Stelle dich hin und kreuze das eine Bein hinter dem anderen. Drücke den Schröpfsauger zusammen, setze ihn auf die Seite des hinteren Beines nahe der Wirbelsäule auf den Beckenkamm. Lasse einen Unterdruck entstehen, indem du den Cup loslässt.
2. Drehe dich nun mit dem Oberkörper zur Seite des vorderen Beines und wieder zurück zur Mitte (Fixing und Moving). Komme mit Armen und Schultergürtel in eine schwungvolle Bewegung. Versetze nach einer Weile den Cup auf dem Beckenkamm weiter nach vorn und wiederhole die Übung. Wenn du am Bauch angekommen bist, wechsle die Seite.

Benefit

In den verfestigten Strukturen werden durch die elastische Bewegung bei gleichzeitigem Zug durch den Unterdruck des Cups Länge und Raum geschaffen.

BECKEN-ARM-DIAGONALE

Equipment: anschmiegsamer Ball (z. B. FASZIO® Ball local)
Dauer: bei Bedarf 40 Sekunden bis 2 Minuten
Ausgangsposition: Stand

1. Stelle dich bequem hin. Platziere einen anschmiegsamen Ball mit Druck im Brustbereich nahe der Schulter.
2. Hebe den gleichseitigen Arm auf Schulterhöhe und ziehe nun langsam zeitgleich den Ball quer über das Brustbein in Richtung der gegenüberliegenden Beckenschaufel, während du den Arm nach hinten oben öffnest, sodass sich die Becken-Arm-Diagonale aufdehnt (Dividing).
3. Beim nächsten Mal ziehst du den Ball in eine leicht veränderte Richtung, während du den Arm ebenfalls in eine andere Diagonale bewegst. Wechsle nach einigen Wiederholungen die Seite.

Benefit

Die Bewegungsvariationen in der Armführung in Kombination mit dem Gegenzug des Balls lösen den Übergang im Brust-Schulter-Bereich, was eine positive Auswirkung auf die ganze Querverbindung vom Becken zur gegenüberliegenden Schulter-Arm-Seite hat. Dies führt zu mehr Dehnfähigkeit und Weite in diesem Bereich für eine bessere und geschmeidigere Ausholbewegung.

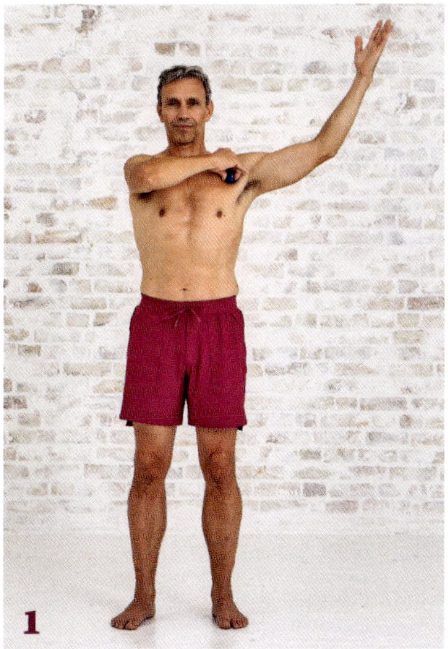

1

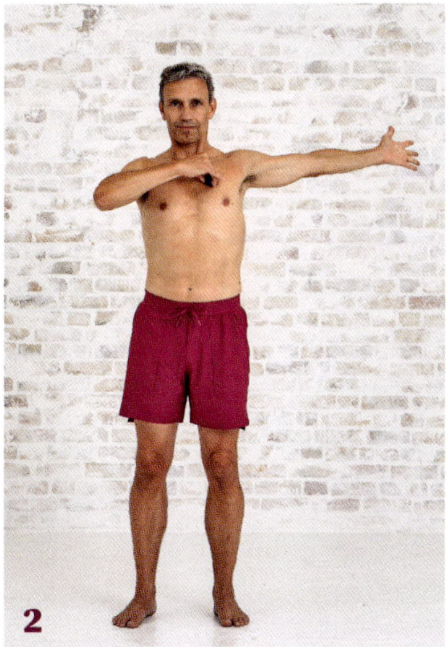

2

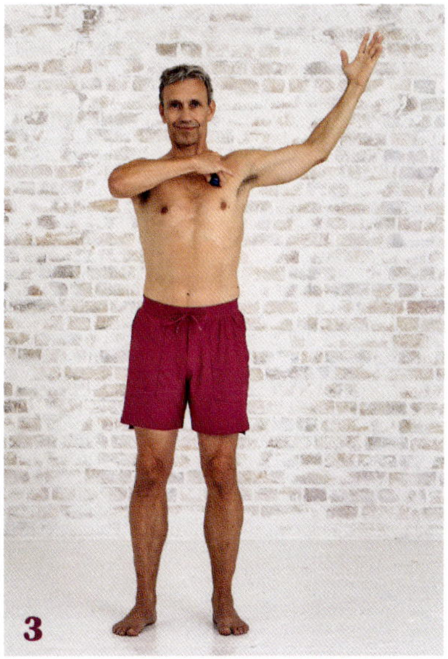

3

Zentralleitbahn

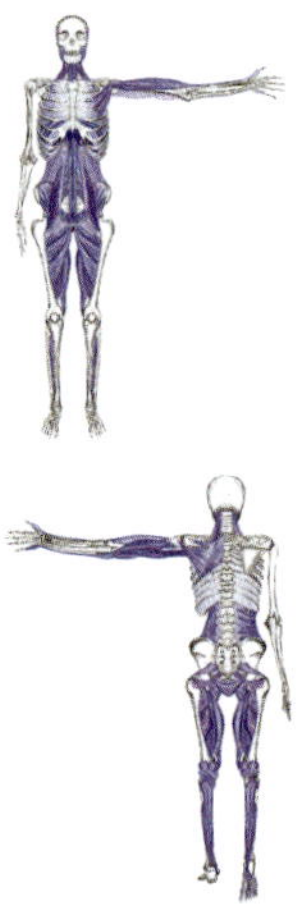

Typische Stärken

- **Tiefenstabilität in der Längsachse**
- **Resistenz gegen äußere Einflüsse durch effektive innere Kraftübertragung**

Typische Schwächen

- **Geringe Fähigkeit, zur Ruhe zu kommen und loszulassen, durch stressbedingte Überspannung im Gewebenetz (hier hilft die erste Übung)**
- **Verkürzungen aufgrund zu hoher Spannung im Kopf-Kiefer-Hals-Bereich (hier hilft die zweite Übung)**

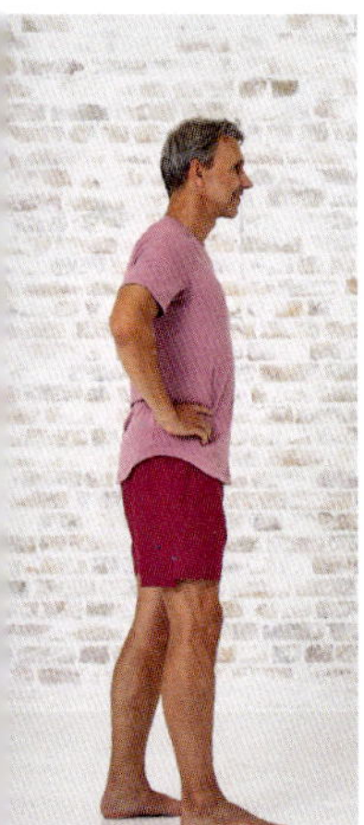

1

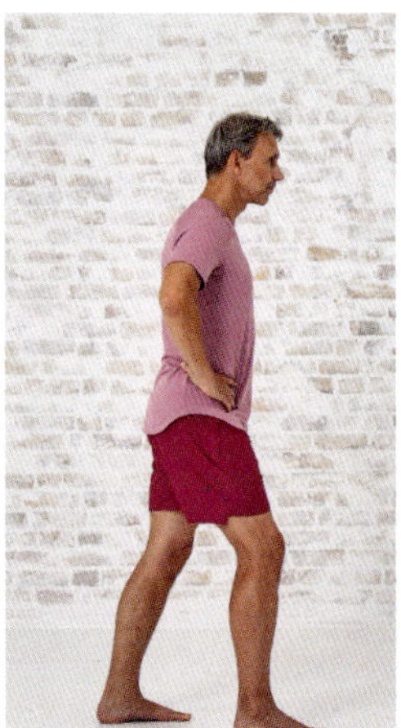

2

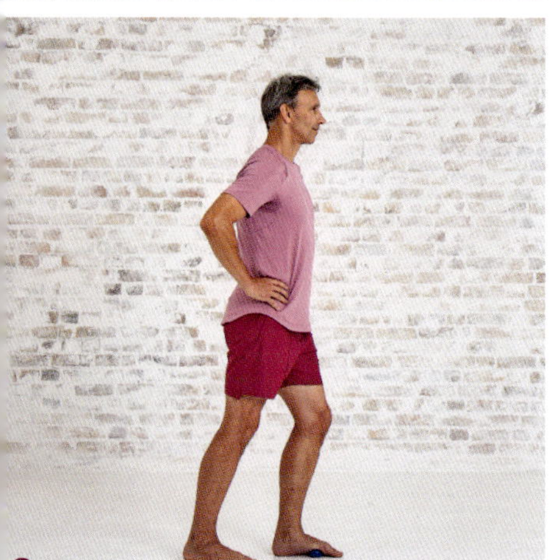

3

GELÖSTER FUSS

Equipment: anschmiegsamer Ball (Durchmesser ca. 4 cm, z. B. FASZIO® Ball local)
Dauer: bei Bedarf 40 Sekunden bis 2 Minuten
Ausgangsposition: Stand

1. Stelle dich hüftschmal hin. Beginne an der Fußaußenseite, indem du einen anschmiegsamen Ball dort nahe der Zehen platzierst. Verweile einen Moment in dieser Position, bis sich das Gewebe an den Druck gewöhnt hat.
2. Gib mit dem Fuß einen Impuls nach vorn, während der Ball fast von allein Richtung Ferse gleitet (Gliding).
3. Wiederhole die gleiche Intervention dann an der Fußinnenseite hinter dem Großzehballen. Wechsle die Seite.

Benefit

Im Fuß treffen sich alle Leitbahnen. Bei allgemeiner Überspannung entsteht hier daher oft eine zu hohe Festigkeit. Diese Intervention sorgt für allgemein mehr Entspannung im gesamten Fasziennetz.

INTEGRIERTER KIEFER

Equipment: Matte, anschmiegsamer Ball (Durchmesser ca. 4 cm, z. B. FASZIO® Ball local)
Dauer: bei Bedarf 40 Sekunden bis 2 Minuten
Ausgangsposition: Sitz

1. Setze dich bequem hin und positioniere einen anschmiegsamen Ball an einer Kopfseite auf dem Kiefergelenkgewebe (dort, wo Ober- und Unterkiefer miteinander verbunden sind).
2. Öffne und schließe nun den Unterkiefer langsam in kleinen Bewegungen, ähnlich wie ein Fisch, damit möglichst wenig zusätzliche Spannung entsteht (Fixing und Moving). Wechsle dann die Seite.

Benefit

Die Kiefer- und Nackenstrukturen verspannen, besonders bei Stress, sehr schnell. Durch diese Intervention werden sie sanft gelöst und entspannt, sodass sich die physiologische Länge wieder einstellen kann.

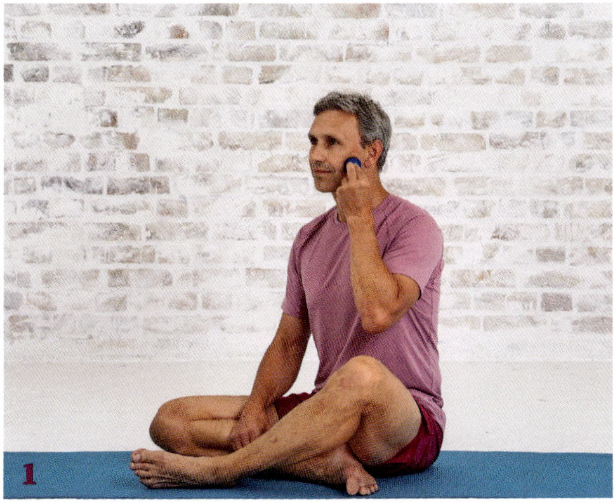

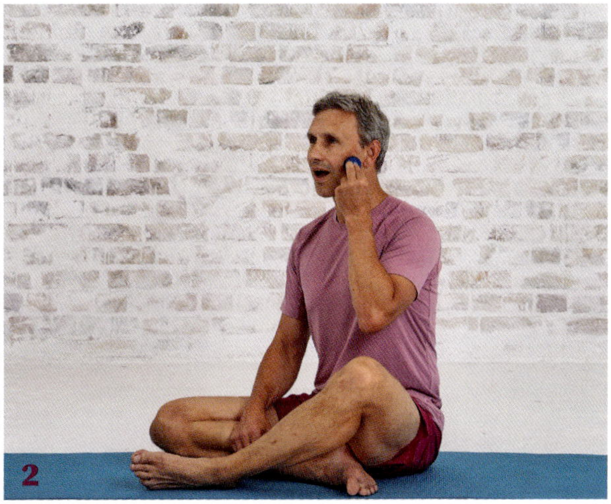

SPEZIFISCHE BEWEGLICHKEITSSTÖRUNGEN DES WIKINGER-TYPS

Festes Gewebe ist meistens widerstandsfähiger, kann sich jedoch nicht so gut an Veränderungen anpassen. Daher besteht die Gefahr, dass es sich bei ungewohnter Beanspruchung weniger flexibel verhält, was zu Verletzungen oder Blockaden im Bewegungsapparat führen kann. Der hohe Faseranteil im faszialen Netz begünstigt die Anfälligkeit für einschränkende und fibrotisierende Beschwerden und Erkrankungen. Hier stellen wir vier typische Krankheitsbilder vor.

Schultergelenkversteifungen (Frozen Shoulder)

Diese Störungen sind meist schmerzhaft und treten vermehrt im Alter zwischen 40 und 60 Jahren auf. Die früher vermutete erhöhte Anfälligkeit von Frauen im Unterschied zu Männern hat sich nicht bestätigt. Beide Geschlechter scheinen gleichermaßen betroffen zu sein. Beitragende Faktoren sind vermutlich vorherige Verletzungen, Operationen, längere Immobilisierungen, Diabetes mellitus, Schilddrüsenerkrankungen sowie in vielen Fällen auch derzeit noch unbekannte Faktoren. Eine fachkundige orthopädische Differenzialdiagnostik ist anzuraten, um mögliche Spezialausprägungen, zum Beispiel in Form eines Impingement-Syndroms, zu erkennen.

Wir empfehlen betroffenen Personen vor allem solche Wikinger-Übungen zu praktizieren, die Schulter, Nacken, Arm und oberen Brustkorb mobilisieren.

Tipps

- Nimm aufgrund seiner entzündungshemmenden Eigenschaften sechs Wochen lang qualitativ hochwertiges Vitamin C ein.
- Mache dir Umschläge, Salben und Gele zur äußerlichen Behandlung, zum Beispiel aus Arnikablüten, Teufelskrallenwurzel, Heublumen oder Rosmarinöl (in der Apotheke erhältlich).
- Baue mehrmals am Tag regelmäßig Bewegungspausen ein, bei denen die Muskeln und Bänder der Schulter aufgedehnt und mobilisiert werden.
- Achte auf eine schulter-, nacken- und rückenfreundliche Schlafhygiene, indem du zum Beispiel ohne beziehungsweise mit flachem Kissen auf dem Rücken oder in der »Windmühle« (siehe Seite 88) schläfst.

Fibromyalgie

Bei dieser Störung handelt es sich um eine komplexe Erkrankung, die durch weit verbreitete und lang anhaltende Schmerzen, Müdigkeit, Schlafstörungen und andere Symptome gekennzeichnet ist. Neuere Erkenntnisse legen nahe, dass hierbei eine erhöhte Sympathikusaktivität zusammen mit Veränderungen des Immunsystems zu einer Sensitivierung bestimmter Rückenmarksneurone führt. Zusätzlich wurde gezeigt, dass auch das fasziale Gewebe verändert ist und zu den Symptomen beiträgt. Es befindet sich offenbar in einer ständigen leichten Entzündung und ist vor allem im Inneren der Muskeln verdickt. Zusammen mit anderen therapeutischen Maßnahmen zeigen individuell abgestimmte myofasziale Massagen häufig eine positive Wirkung. Ebenso werden sanfte Dehnungen und Yoga empfohlen.

Im Rahmen der Übungsempfehlungen dieses Buches ist unser Rat für betroffene Patienten, sich tendenziell an den Übungen für Wikinger zu orientieren, da sich damit erhöhte myofasziale Spannungen gut reduzieren lassen. Allerdings sollten diese Übungsempfehlungen individuell so angepasst werden, dass eine lokale Überreizung vermieden wird. Im Einzelfall kann dies auch bedeuten, dass noch längere Regenerationspausen zwischen den Übungstagen angebracht sind, als dies üblicherweise der Fall ist.

Tipps

- Stelle auf eine basische Ernährung um: Iss viele Antioxidantien (zum Beispiel Süßkartoffeln, Spinat, Karotten, Tomaten), kohlenhydratarm und Nahrungsmittel mit hohem Anteil ungesättigter Fettsäuren (zum Beispiel Leinöl, Rapsöl, nicht erhitztes Olivenöl), pflanzliche Proteine und reduziere tierische Produkte.
- Lasse ein umfangreiches Blutbild erstellen, um abzuklären, welche Vitamine und Mineralstoffe dir fehlen.
- Lasse dich regelmäßig durch eine medizinische Fachkraft mit Massagen, Akupunktur und faszienfokussierten Interventionen (zum Beispiel Osteopathie und Rolfing®) behandeln.
- Nutze wärmende Anwendungen wie Thermalbäder und Saunagänge.
- Bleibe in Bewegung, zum Beispiel durch Radfahren oder Walking, und praktiziere Übungen, die den ganzen Körper mit einbeziehen.

Morbus Bechterew und Scheuermann-Erkrankung

Bei Morbus Bechterew *(Spondylitis ankylosans)* handelt es sich um eine rheumatische Erkrankung, die mit Versteifungen und Schmerzen von Gelenken verbunden ist. Besonders häufig betroffen sind vorwiegend die Lenden- und Brustwirbelsäule und die Kreuz-Darmbein-Gelenke an der Beckenrückseite. Interessanterweise verläuft diese Erkrankung bei Männern erkennbarer, während die meisten betroffenen Frauen eine mildere Variante zeigen.

Bei der Scheuermann-Erkrankung (Adoleszenten-Kyphose) liegt eine jugendliche Wachstumsstörung vor, die zu einer nach vorn gebeugten Veränderung der Wirbelsäule führt. Diese findet sich weitaus häufiger bei männlichen als bei weiblichen Jugendlichen. Zusätzlich zu den allgemeinen Übungsempfehlungen dieses Buches sollten Betroffene sich auch gezielte Körperhaltungsübungen zeigen lassen und regelmäßig praktizieren.

Beide Störungen gehen – und das ist nicht überraschend – offenbar mit einer deutlich reduzierten Anfälligkeit für hypermobile Beweglichkeitsstörungen sowie für adoleszente Skoliose einher. Wir empfehlen Betroffenen, sich primär an den Wikinger-Übungen zu orientieren und diese gezielt für jene Körperregionen einzusetzen, bei denen sie den deutlichsten Bedarf aufweisen.

Tipps

- Stelle auf eine entzündungshemmende Ernährung um, indem du auf Fleisch, Milch und Eier verzichtest, da diese Arachidonsäure enthalten.
- Achte auf eine ausgeglichene Kalziumzufuhr und ausreichend Vitamin D zur Osteoporosevorbeugung.
- Vermeide Noxen wie Alkohol, Nikotin und Drogen.
- Mache ausreichend große Schritte, um die Hüftgelenke streckfähig zu halten.
- Schlafe für eine optimale Streckung des Rumpfes und der Beine vorwiegend in Bauch- oder Rückenlage.
- Achte auf eine angemessene Höhe und Neigung der Schreibtischplatte und des Bildschirmes.
- Suche dir Sportarten, die eine aufrechte Haltung mit Streckung und Drehung des Rumpfs beinhalten, zum Beispiel Nordic Walking, Wandern, Schwimmen oder Skilanglauf.

Parkinson-Rigor

Nicht alle, aber zahlreiche Fälle von altersbedingter Parkinson-Erkrankung sind von einer allgemeinen Versteifungstendenz gekennzeichnet. Dies äußert sich zunächst in einer reduzierten Fähigkeit zur Muskelentspannung, kann jedoch später auch eine Versteifung der dazugehörigen Bindegewebsanteile nach sich ziehen. Nach Absprache mit einem fachkundigen Betreuer sind in den meisten Fällen aktive Übungen inklusive schwingender Bewegungen (zum Beispiel mit den Armen beim Gehen) sehr vorteilhaft. Zusätzlich empfehlen wir, regelmäßige Lösungsübungen aus der Wikinger-Sektion zu praktizieren, wenn möglich und passend mit Einbeziehung von kleinen Minifederungen.

Tipps

- Lasse ein umfangreiches Blutbild erstellen, um abzuklären, welche Vitamine und Mineralstoffe dir fehlen.
- Achte auf eine ausreichende Substitution von Folsäure, Vitamin B_2, B_6 und B_{12}.
- Verzehre Flohsamenschalen und Heilerde sowie Spirulina gegen oxidativen Stress.
- Lockere morgens im Bett zunächst alle Körperteile, bevor du aufstehst.
- Gestalte dein Leben aktiv und mache über den Tag verteilt regelmäßig Bewegungen für eine bessere Durchblutung und Reduzierung der Muskelspannung.
- Wiederhole Bewegungen lange und häufig für eine gesicherte Informationsweiterleitung.

WAS KANN NATÜRLICHE ÜBERBEWEGLICHKEIT FÜR FOLGEN HABEN?

Wenn wir in diesem Buch vereinfachend von den Merkmalen einer Elfen-Konstitution reden, ist damit ganz allgemein eine vermehrte genetische Anpassung des Körpers an das Leben in tropischen Klimaregionen gemeint, unabhängig davon, ob dies im Einzelfall primär mit einer vermehrten Expression von Genen afrikanischer Vorfahren einhergeht.

Elfen-Gene

Menschen mit einer Elfen-Konstitution weisen tendenziell eine niedrigere Grundspannung im Rumpf und in den Gliedmaßen sowie eine höhere Flexibilität in den Gelenken auf, was einen größeren Bewegungsradius ermöglicht. Durch das Verständnis der eigenen körperlichen Besonderheiten und ein gezieltes Training können sie ihre Gesundheit und ihr Wohlbefinden fördern und individuelle Ziele erreichen.

Aufgrund ihrer außergewöhnlichen Beweglichkeit neigen sie zu einer systemischen, benignen Hypermobilität. Das Wort »benign« steht hier für gutartig und soll kennzeichnen, dass diese Art der Beweglichkeit nur als überdurchschnittlich hoch, jedoch noch nicht als pathologisch gesehen werden sollte. Dennoch kann diese Form eine Vorstufe von Beschwerden und Problemen darstellen und Pathologien verursachen. Gewebetypen mit einer solchen Konstitution haben oft eine weichere Grundspannung im Bewegungsapparat, was zu einer verminderten Stabilität im Rücken, in den Hüften und den Schultern führen kann. Nicht selten wirkt sich das bei Elfen in einer weniger aufgerichteten Haltung mit einer Tendenz zum sogenannten Geierhals aus, da es ihnen an innerer Stabilität mangelt. Das hat zur Folge, dass sich der Kopf nach vorn neigt und die Muskulatur im Nacken und oberen Rücken überbelastet wird, was wiederum zu Muskelverhärtungen, Rückenschmerzen und anderen myofaszialen Dysbalancen führen kann. Langfristig sind Wirbelsäulenveränderungen und -schäden durch die unfunktionale Gewebsverspannung möglich. Die Bezeichnungen »Gummi-Typen« oder »Schlangenmenschen« werden oft verwendet, um diese Gruppe zu beschreiben. Wir Autoren bevorzugen hingegen den etwas wertschätzenderen Begriff »Elfen«.

Wissenschaftliche Erkenntnisse

Aktuelle Forschungen in der Molekularbiologie und Genetik haben das Verständnis von Bindegewebsstörungen und genetischen Variationen, die zu weichen Gewebetypen führen können,

Häufige Schwachstellen

- Geringe Stabilität von Gelenken, was Luxationen, Schmerzen und degenerative Knorpelveränderungen zur Folge haben kann (unter anderem Sehnenscheidenentzündung, Chondromalazie, Arthrose, ausgekugelte Schulter, Skoliose)
- Tendenz zur Hyperextension (unter anderem Bänderdehnung, Knochenfrakturen, Zerrungen)
- Schwächere Peristaltik durch geringere Darmwand-Elastizität kann zu unzureichender Verdauung und schlechterer Nahrungsresorption führen (unter anderem Reizdarmsyndrom, gastroösophageale Refluxkrankheit, Sodbrennen)
- Geringerer Recoil-Effekt der Herz-Pumpfunktion durch unelastischere Strukturen mindert Durchblutung (unter anderem Hypotonie, Minderversorgung der Organe)
- Sensiblere Haut durch schwächeres Bindegewebe verzögert Wundheilung und macht Hautveränderungen schneller sichtbar (blaue Flecken, Narben, Cellulite)

erweitert. Diese Erkenntnisse haben dazu beigetragen, Krankheiten wie das Ehlers-Danlos-Syndrom (EDS) und das Marfan-Syndrom besser zu verstehen. Diese Erkrankungen wurden bereits 400 vor Christus von Hippokrates beschrieben. In den letzten Jahren ist allerdings neuer Schwung in die Erforschung gekommen. So wurde 2017 die Klassifizierung überarbeitet und auf 13 vererbbare Bindegewebserkrankungen erweitert. Seitdem zählen Forscher zusätzliche genetische Varianten wie Hypermobilitätsspektrumstörungen (HSD) dazu, die ähnliche Symptome wie das Ehlers-Danlos-Syndrom verursachen. Erst vor Kurzem entdeckte ein US-Forscherteam um Patrick Blackburn (Mayo-Klinik, USA) vermutlich den 14. Typus. Am häufigsten ist das hypermobile EDS (hEDS), bei dem allerdings noch keine genetische Ursache gefunden wurde. Eine sogenannte Whole-Genome-Sequenzierung von Menschen, die weltweit an hEDS erkrankt sind, soll zur Grundlagenforschung dienen, damit Erkrankten mit oft unspezifischen Symptomen, wie Verdauungsproblemen, unangemessener Erschöpfung, Überbeweglichkeit und Schmerzen, in Zukunft schneller eine Diagnose gestellt und darüber geholfen werden kann.

Selbsthilfe für Elfen

Mit den folgenden Selbstbehandlungen können die weichen Gewebetypen über Druck (anschmiegsame Bälle) oder Sog (Silikoncups) Körperbereiche zurück in eine integrative Funktionalität bringen.

Vorderleitbahn

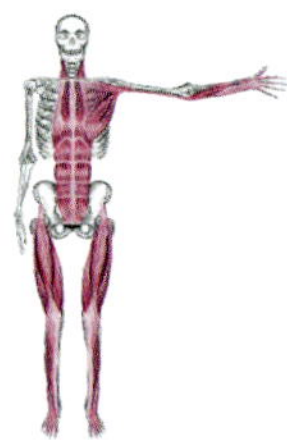

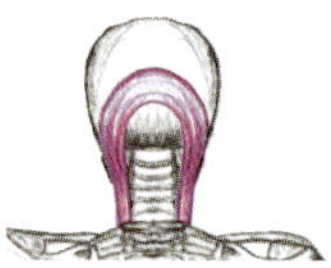

Typische Stärken

- Dynamisches Gangbild durch gute Aufdehnung im Leistenbereich
- Hohes Aufrichtungspotenzial durch interstrukturelle Verschieblichkeit in Bruststrukturen und geraden Bauchmuskeln

Typische Schwächen

- Geringe Stabilität im Bauchbereich, dadurch Belastungskompensation über den unteren Rücken (hier hilft die erste Übung)
- Nach vorn fallende Schultern durch Einsinken im Brustbeinbereich führen zu eingeschränkter Gleitfähigkeit im Übergang faszialer Strukturen vom Brustbein zu den Armen (hier hilft die zweite Übung)

ZUPFMASSAGE FÜR DEN BAUCH

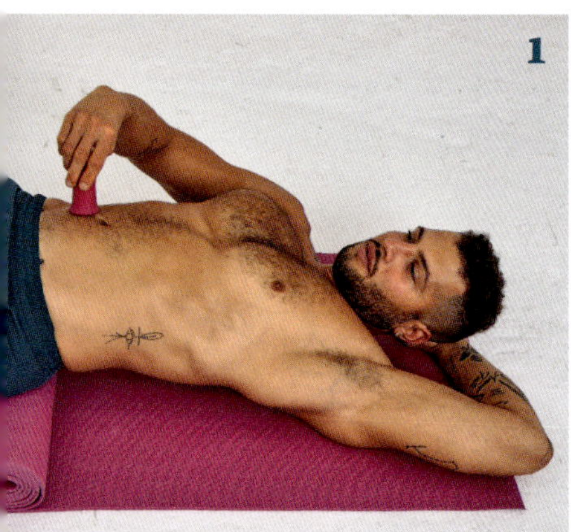

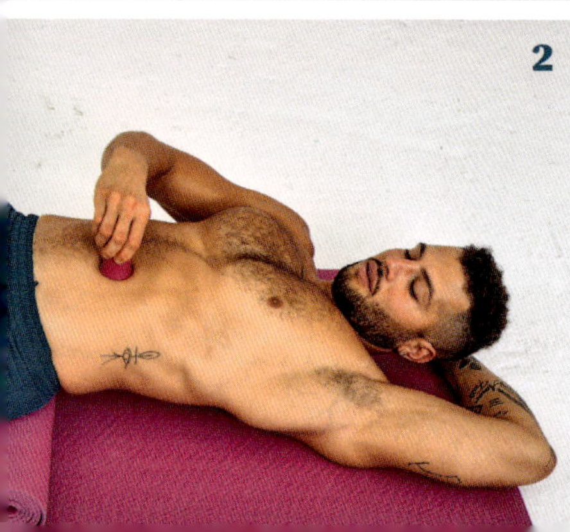

Equipment: Matte, Schröpfsauger (z. B. FASZIO® Cup allround)
Dauer: bei Bedarf 40 Sekunden bis 2 Minuten
Ausgangsposition: Rückenlage

1. Komme in die Rückenlage und lege ein großes gerolltes Handtuch oder eine Matte unter den Kreuzbein-Lendenwirbel-Bereich. Drücke nun einen Schröpfsauger zusammen, setze ihn auf der Bauchdecke nahe an einer Beckenschaufel auf und ziehe ihn wieder ab (Pinching).
2. Wiederhole diese Technik mehrmals und versetze den Cup nach und nach im Uhrzeigersinn um den Bauch.

Benefit

Diese Intervention beeinflusst auch die tieferliegenden Strukturen des Bauches. Bei regelmäßiger Anwendung wird das Gewebe durch das Abziehen dazu animiert, fester zu werden. Zusätzlich wirkt das Zupfen wie eine Organmassage.

DEKOLLETÉ ÖFFNEN

Equipment: Schröpfsauger (z. B. FASZIO® Cup allround)
Dauer: bei Bedarf 40 Sekunden bis 2 Minuten
Ausgangsposition: Stand oder Sitz

1. Setze einen Schröpfsauger unterhalb des Schlüsselbeines 1 Zentimeter neben das Brustbein in den Bereich der Rippen-Brustbein-Gelenke auf. Drücke dafür den Cup zusammen, setze ihn auf und lasse ihn los. Strecke den Arm auf der Seite des Cups etwas über Schulterhöhe nach hinten.
2. Ziehe mit der anderen Hand den Cup ganz langsam Richtung Schultergelenk und darüber hinaus in den Arm (Sliding). Für die nächsten Wiederholungen setze den Cup jeweils 1 Zentimeter tiefer als bei der vorherigen Ausgangsposition, bis das Brustgewebe erreicht ist. Wechsle auf die andere Seite.

Benefit
Bei dieser Technik wird der Brustbereich entlastet und der Brust-Arm-Übergang gelöst.

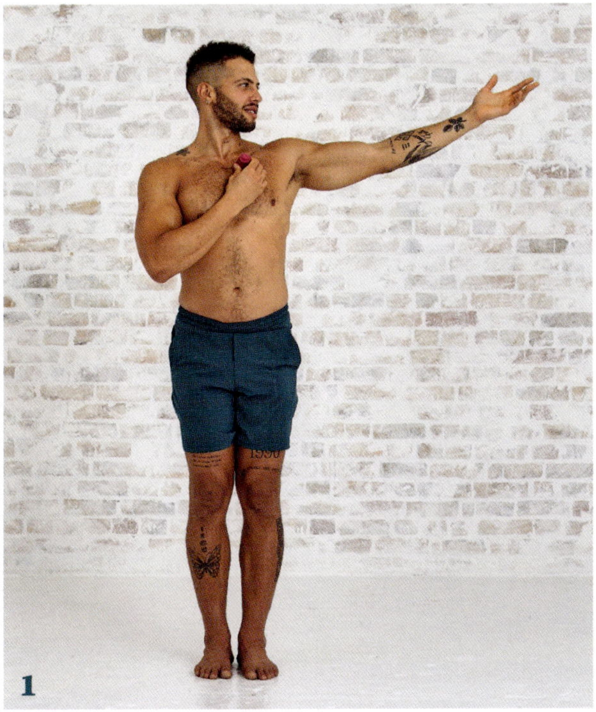

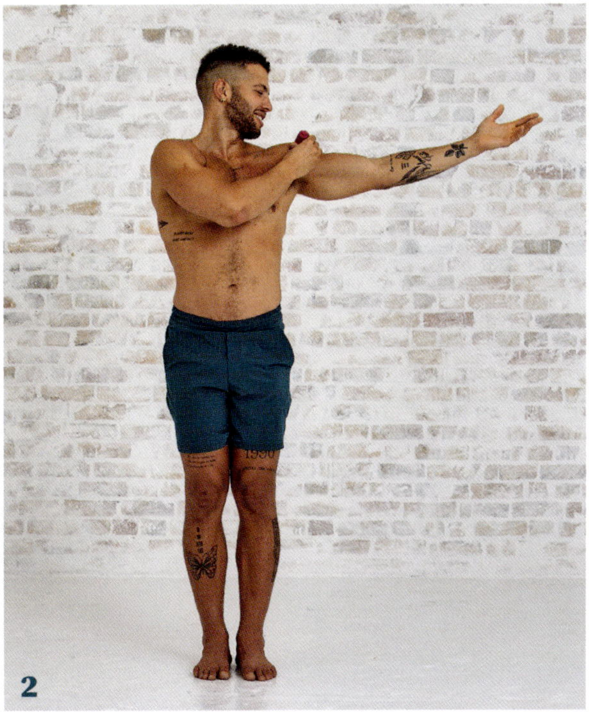

Rückleitbahn

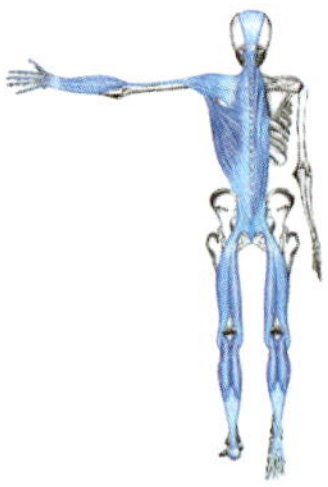

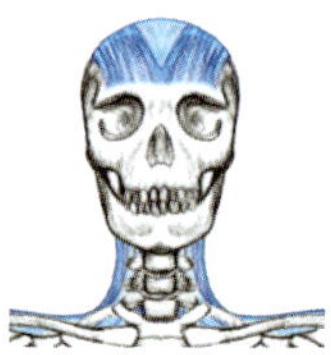

Typische Stärken

- Leichtigkeit in Beugebewegungen aufgrund eines flexiblen Bewegungsspielraums in den Rücken- und Beinstrukturen
- Hohe Bewegungskompetenz durch durchlässige Belastungsverteilung

Typische Schwächen

- Zu viel Festigkeit in der Rückenfaszie durch hypermobile myofasziale Becken- und Bauchstrukturen (hier hilft die erste Übung)
- Schmerzanfälligkeit im Becken-Kreuzbein-Bereich in Folge mangelnder Kraftübertragung zwischen Beinen und Oberkörper (hier hilft die zweite Übung)

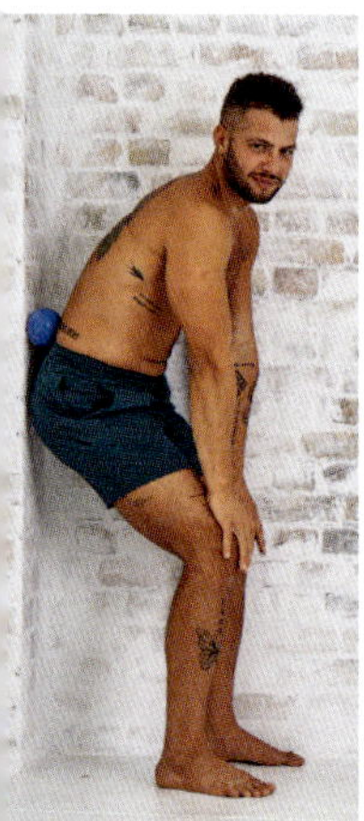

1a

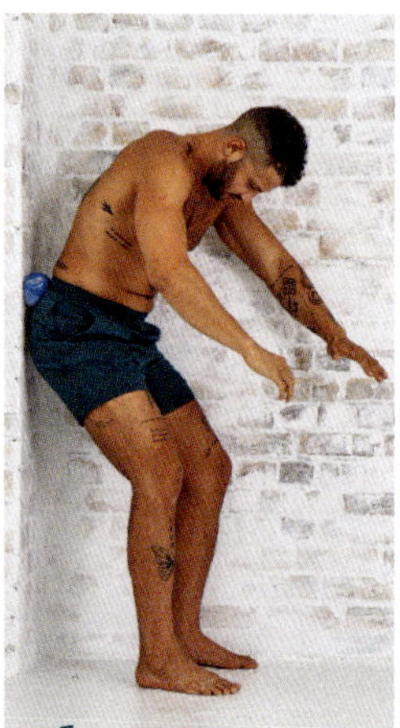

1b

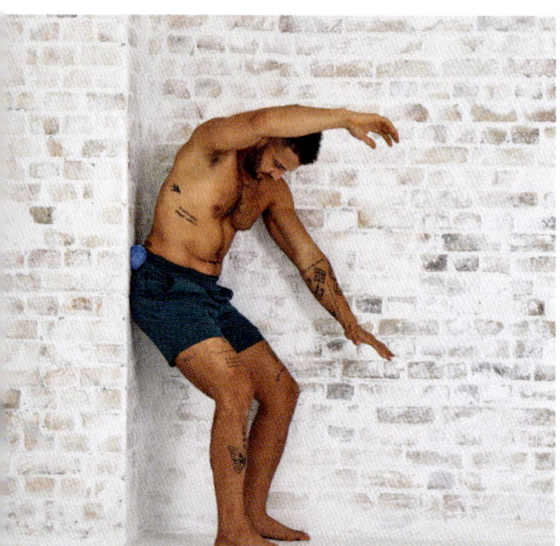

2

GELÖSTE RÜCKENFASZIE

Equipment: 2 anschmiegsame Bälle (Durchmesser ca. 12 cm, z. B. FASZIO® Ball allround)
Dauer: bei Bedarf 40 Sekunden bis 2 Minuten
Ausgangsposition: Stand, mit dem Rücken an einer Wand

1. Lehne dich mit dem unteren Rücken an eine Wand. Platziere zwei anschmiegsame Bälle links und rechts neben der Wirbelsäule auf Lendenwirbelsäulenhöhe zwischen Wand und unterem Rücken. Neige den Oberkörper nach vorn unten und stütze dich mit den Händen auf den Oberschenkeln ab. Lasse nun geduldig die Bälle ins Gewebe einsinken.
2. Erst dann beginne dich in alle Richtungen zu bewegen, ohne den Druck auf die Bälle zu verringern (Fixing und Stretching). Bleibe mit den Bällen im unteren Rückenbereich und atme tief ein und aus.

Benefit

Der weiche Gewebetyp stabilisiert sich gerne über eine hohe Spannung im Lendenwirbelsäulenbereich. Diese zu lösen hilft, eine ausbalancierte Spannungsverteilung in der Rückleitbahn herzustellen.

VITALES KREUZBEIN

Equipment: Matte, anschmiegsamer Ball (Durchmesser ca. 12 cm, z. B. FASZIO® Ball allround)
Dauer: bei Bedarf 40 Sekunden bis 2 Minuten
Ausgangsposition: Rückenlage

1. Lege dich auf den Rücken. Stelle die Füße auf. Hebe das Becken und platziere den anschmiegsamen Ball unter dem Kreuzbein. Strecke beide Beine senkrecht in die Luft. Verschränke die Arme auf dem Oberkörper.
2. Bewege die Beine variantenreich und unabhängig voneinander (Fixing und Moving). Tippe zum Beispiel mit Ferse oder Fußspitze an unterschiedlichen Punkten auf den Boden oder winkle ein Bein seitlich an und strecke das andere nach oben. Stelle nach einer Weile beide Füße wieder auf, hebe das Becken an und nimm den Ball unter dem Körper raus. Lege dich mit gestreckten Beinen auf den Rücken und entspanne.

Benefit

In dieser Übung ist die Tiefenstabilisation in der Rumpf-Bein-Kontinuität gefordert. Das unterstützt eine propriozeptive Verbindung für die Kraftübertragung zwischen Ober- und Unterkörper.

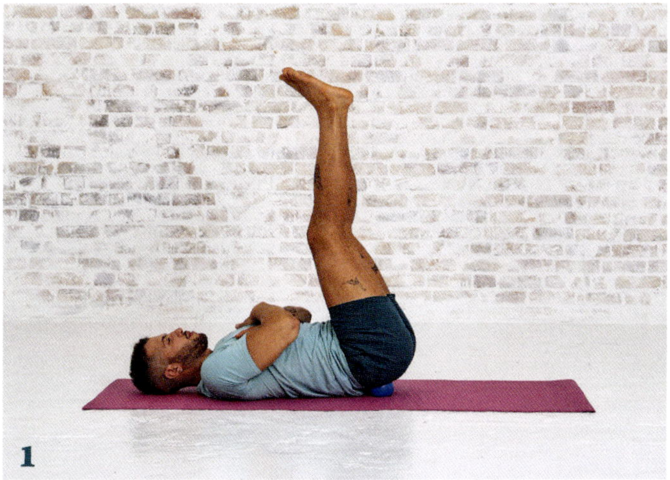
1

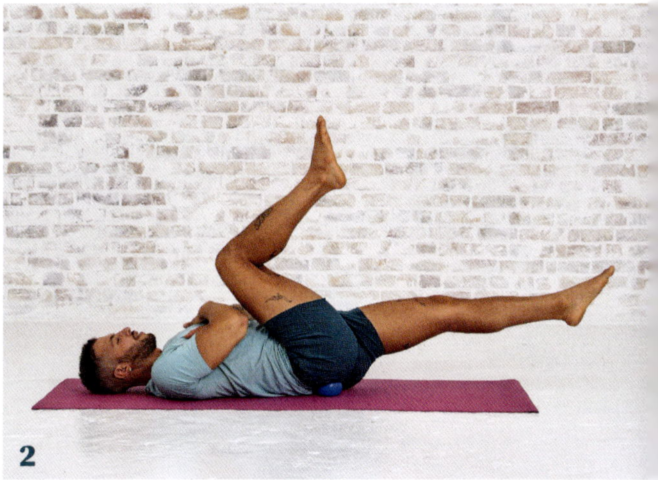
2

Seitenleitbahn

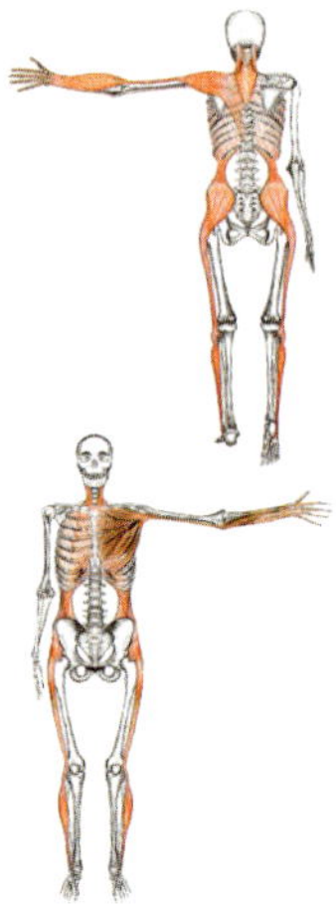

Typische Stärken

- **Freie Atmung durch Öffnungspotenzial der Zwischenrippenstrukturen**
- **Große Hüftgelenksmobilität aufgrund flexibler Beckenstrukturen**

Typische Schwächen

- **Hüftprobleme, da die Hüfte nicht ausreichend stabilisiert wird (»Model-Gang«) (hier hilft die erste Übung)**
- **Verspannungen im Schulter-Nacken-Bereich aufgrund von Fehlhaltungen des Kopfes (zum Beispiel Schlafposition) (hier hilft die zweite Übung)**

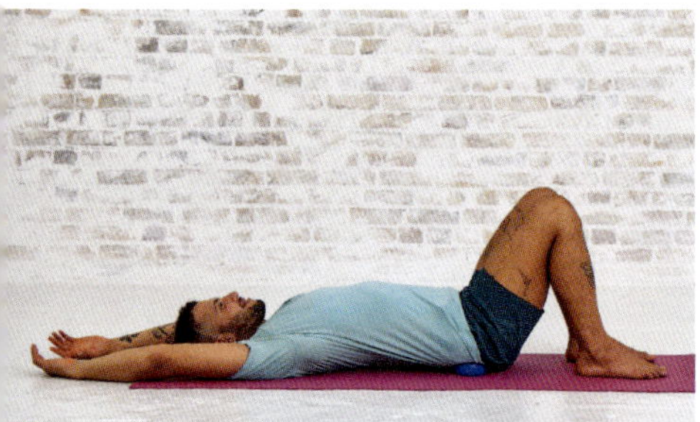

1

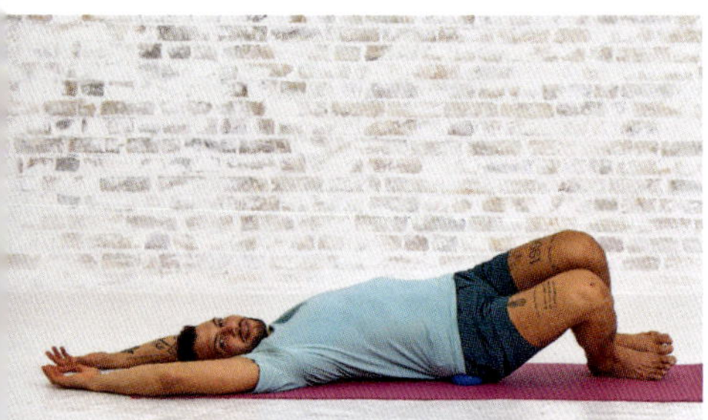

2

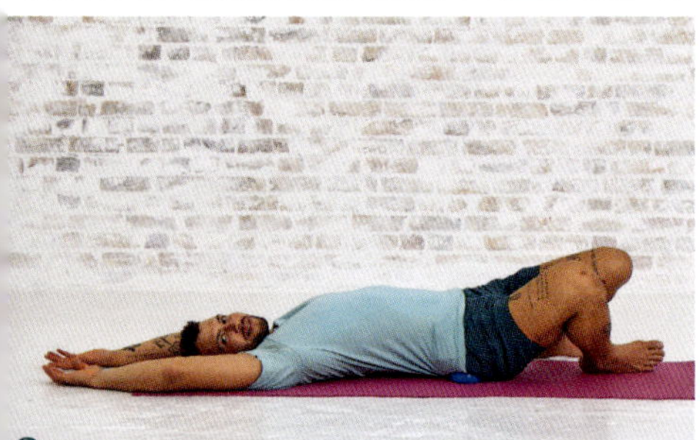

3

WACHE HÜFTE

Equipment: Matte, anschmiegsamer Ball (Durchmesser ca. 12 cm, z. B. FASZIO® Ball allround)
Dauer: bei Bedarf 40 Sekunden bis 2 Minuten
Ausgangsposition: Rückenlage

1. Lege dich auf den Rücken. Stelle die Füße auf. Lege den anschmiegsamen Ball außen unter eine Gesäßhälfte. Strecke die Arme neben dem Kopf auf dem Boden aus.
2. Lasse dich auf den Ball sinken und rolle das Becken langsam mit der Außenseite auf den Ball (Fixing und Moving). Atme dabei lang und tief und lasse dir viel Zeit.
3. Komme in die Ausgangsposition zurück und wiederhole die Intervention in verschiedene Richtungen. Wechsle dann die Seite.

Benefit
Blockaden in den kleinen und weniger stabilen Strukturen um die Hüfte werden durch das Ausrollen gelöst. Die Interaktion und die Stabilität in der Hüfte werden gefördert.

SCHULTERN ENTLASTEN

Equipment: Matte, Schröpfsauger (z. B. FASZIO® Cup allround)
Dauer: bei Bedarf 40 Sekunden bis 2 Minuten
Ausgangsposition: Sitz

1. Setze dich entspannt hin. Nimm einen Schröpfsauger, drücke diesen zusammen und setze ihn auf den Übergang zwischen Schulter und Hals. Lasse einen Unterdruck im Cup entstehen. Verweile für 2 Atemzüge in dieser Position.
2. Bewege den Kopf langsam in verschiedene Richtungen, sodass sich das Gewebe verschiebt (Expanding). Komme dann in die Ausgangsposition, versetze den Cup um 2 Zentimeter auf dem Muskel weiter Richtung Kopf und wiederhole die Übung. Wenn du am Schädel angekommen bist, wechsle die Seiten.

Benefit

Dieser im Alltag besonders belastete Bereich führt oft zu Überspannungen, die durch diese Intervention gemindert werden können, um insgesamt Entlastung zu verschaffen.

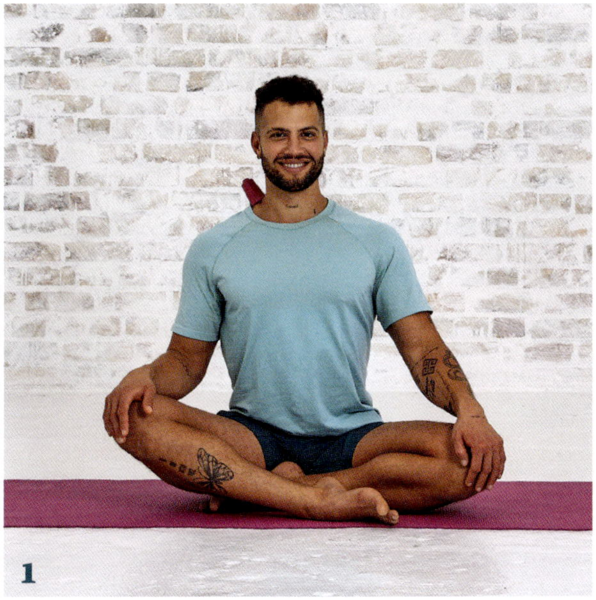

1

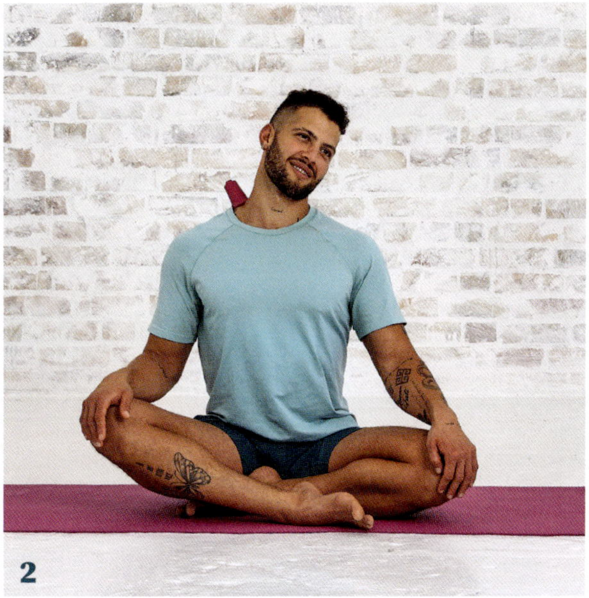

2

Spiralleitbahn

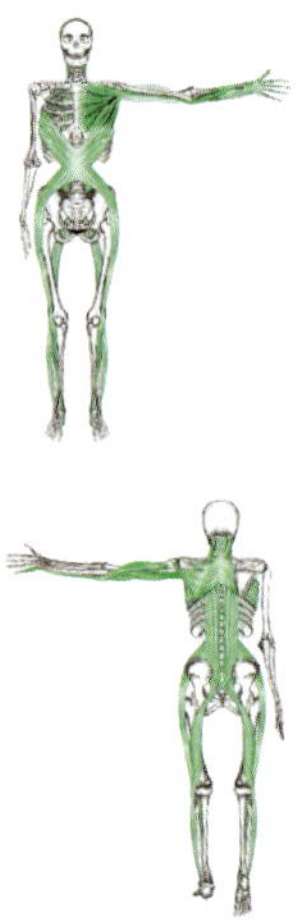

Typische Stärken

- Uneingeschränkte Rotationsmöglichkeit im Oberkörper durch Verschieblichkeit des Rumpfbereiches
- Großes Sichtfeld durch weite Rotationsmöglichkeit im Halsbereich

Typische Schwächen

- Verfestigte und verklebte Schulterblätter als Kompensation einer schwachen Haltefunktion innerhalb der diagonalen Bauchstrukturen (hier hilft die erste Übung)
- Stabilitätsverlust und Spannungsungleichgewicht der diagonalen Rippen-Beckenkammverbindung (hier hilft die zweite Übung)

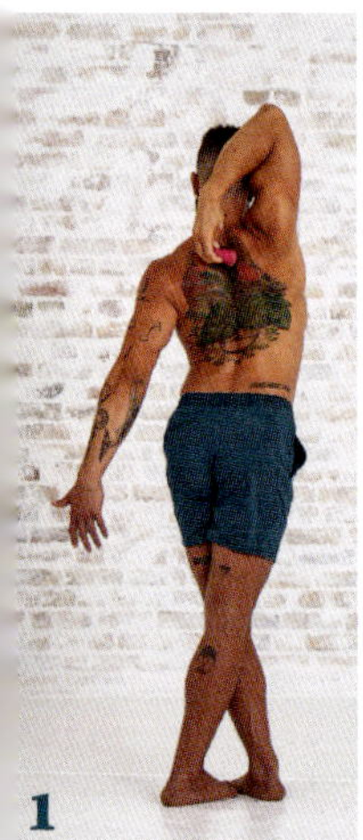

1

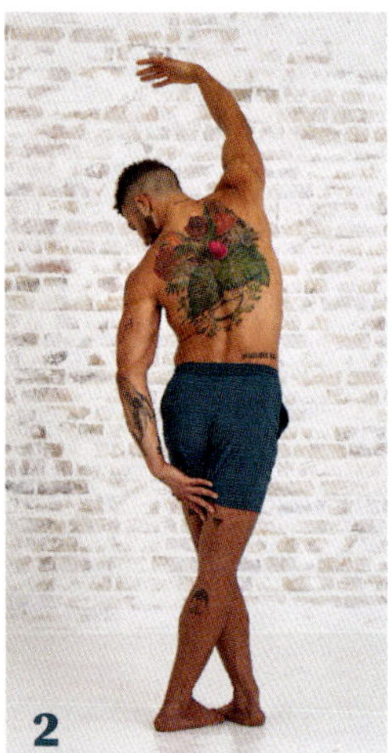

2

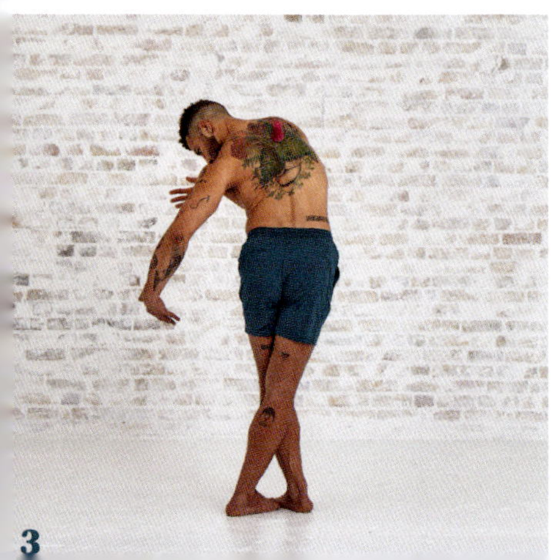

3

FREIE SCHULTERBLÄTTER

Equipment: Schröpfsauger (z. B. FASZIO® Cup allround)
Dauer: bei Bedarf 40 Sekunden bis 2 Minuten
Ausgangsposition: Stand

1. Stelle dich hin. Drücke einen Schröpfsauger zusammen, setze ihn von oben so weit, wie es dir möglich ist, zwischen den Schulterblättern auf. Lasse einen Unterdruck im Cup entstehen, indem du ihn loslässt.
2. Bewege dich spiralförmig in verschiedene Richtungen (Expanding). Schwinge mit den Armen diagonal nach oben und unten. Atme dabei bewusst tief in den Brustkorb.
3. Versetze den Cup nach einer Weile. Wiederhole das Schwingen.

Benefit

Das Ansaugen des Cups kombiniert mit der Bewegungsbeteiligung löst Verklebungen innerhalb der Schulterblattstrukturen. Ist wieder eine gute Mobilität zwischen den Schulterblättern vorhanden, wird ein Bewegungsgleichgewicht hergestellt und eine optimale Aufrichtung ermöglicht.

RIPPEN-BECKENKAMM-DIAGONALE

Equipment: Matte, Schröpfsauger (z. B. FASZIO® Cup allround)
Dauer: bei Bedarf 40 Sekunden bis 2 Minuten
Ausgangsposition: Stand

1. Komme in die Rückenlage und positioniere den Schröpfsauger auf einer Brustkorbseite unterhalb der Rippen. Dazu drücke ihn zusammen, setze ihn auf und löse den Druck wieder.
2. Beginne den angesaugten Cup in nach rechts und links gedrehten Bewegungen (Spinning-Technik, siehe Abbildung 2b) in Richtung des gegenüberliegenden Beckenkamms wandern zu lassen.

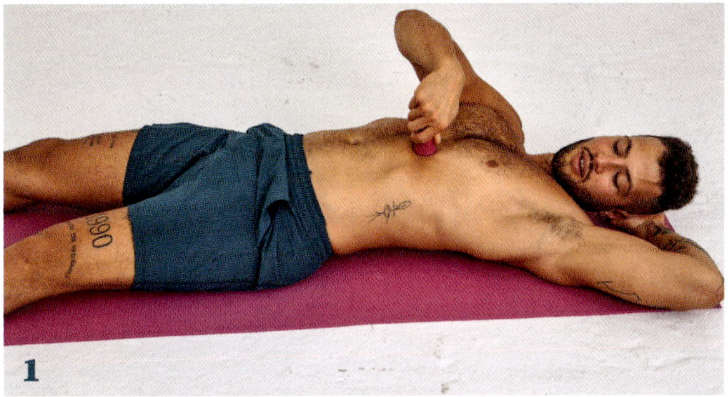
1

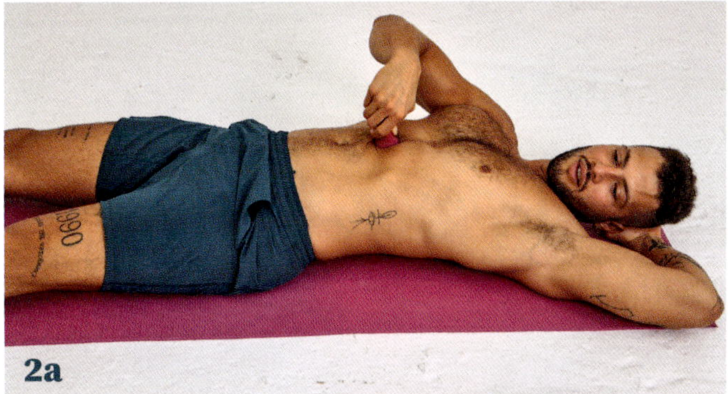
2a

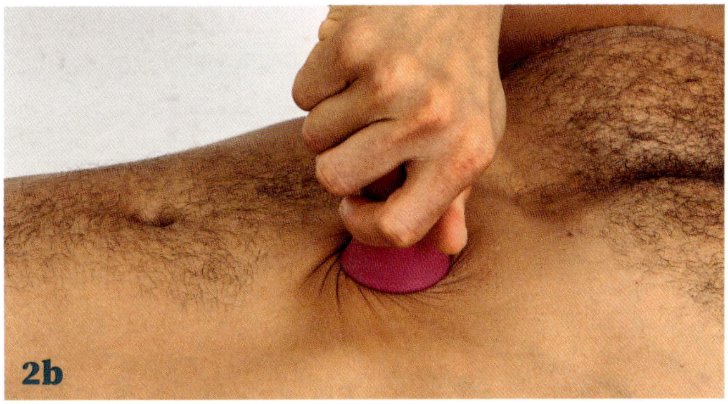
2b

Benefit

Diese Technik stimuliert die Zirkulation des Gewebes und regt es an, widerstandsfähiger zu werden. Das ist besonders wichtig für ein stabiles und funktionsfähiges Haltekreuz in den Bauchstrukturen.

Zentralleitbahn

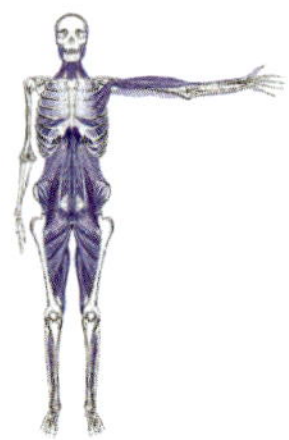

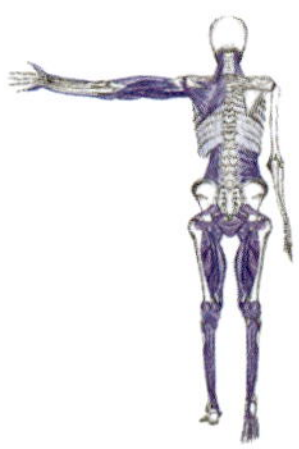

Typische Stärken

- Aufgrund hoher Beweglichkeit im Ventralraum und großer Zwerchfellaktivität werden die Organe gut massiert für eine vitale Organtätigkeit und ein großes Atemvolumen
- Hohes Potenzial für bessere Integration und Interaktion der inneren Strukturen durch sensible Wahrnehmung

Typische Schwächen

- Stabilitätseinschränkungen durch mangelnde innere Kraftübertragung ausgehend von den Füßen (unter anderem Knickfuß mit Neigung zur Hallux-valgus-Bildung) (hier hilft die erste Übung)
- Schwäche in Unterbauch- und Beckenbodenstrukturen und der gesamten Beininnenseite, daraus kann Inkontinenz folgen (hier hilft die zweite Übung)

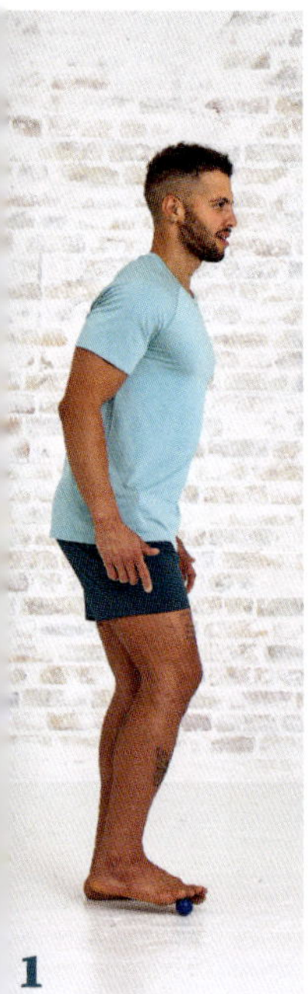

1

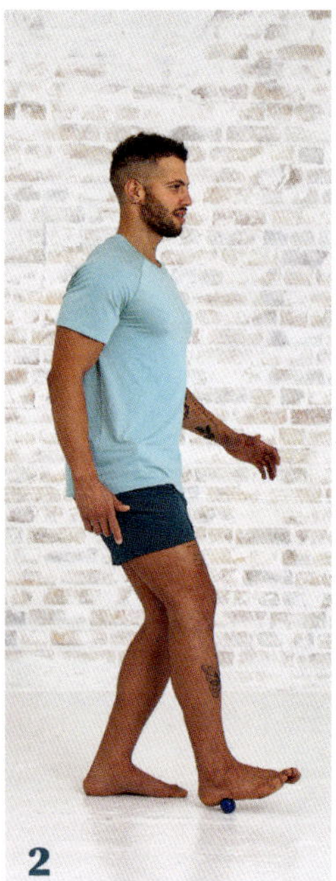

2

AKTIVIERTE FÜSSE

Equipment: anschmiegsamer Ball (Durchmesser ca. 4 cm, z. B. FASZIO® Ball local)
Dauer: bei Bedarf 40 Sekunden bis 2 Minuten
Ausgangsposition: Stand

1. Stelle dich hüftschmal hin. Lege den anschmiegsamen Ball unter die Fußaußenkante nahe der Zehen und gib Druck auf ihn. Beginne nun kraftvoll und zügig, vor- und zurückzurollen (Activating).
2. Versetze nach einer Weile den Ball in die Mitte sowie nach innen und nach außen. Wiederhole dort die Übung und wechsle danach die Seite.

Benefit

Eine Aktivierung der Fußstrukturen bringt mehr Wahrnehmung und damit Stabilität in die Füße. Damit werden der Stand und der Gang sicherer.

BAUCHMASSAGE

Equipment: Matte, anschmiegsamer Ball (Durchmesser ca. 12 cm, z. B. FASZIO® Ball allround)
Dauer: bei Bedarf 40 Sekunden bis 2 Minuten
Ausgangsposition: Bauchlage

1. Komme in einen Unterarmstütz und positioniere den anschmiegsamen Ball unter dem Bauch nahe des rechten Beckenkamms. Lege dich vorsichtig auf ihm ab und lasse dem Gewebe Zeit, sich an den Ball zu gewöhnen.
2. Kreise dann mit sanftem Druck im Uhrzeigersinn mit dem Bauch über den Ball, sodass eine Organmassage entsteht (Dividing).
3. Variiere die Übung mit schlängelnden Bewegungen im Uhrzeigersinn.

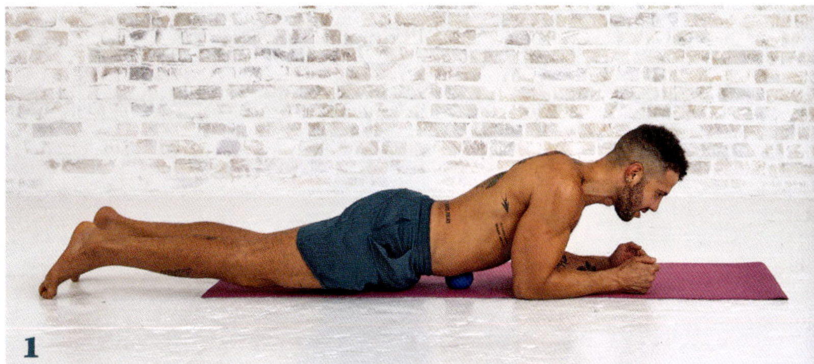

1

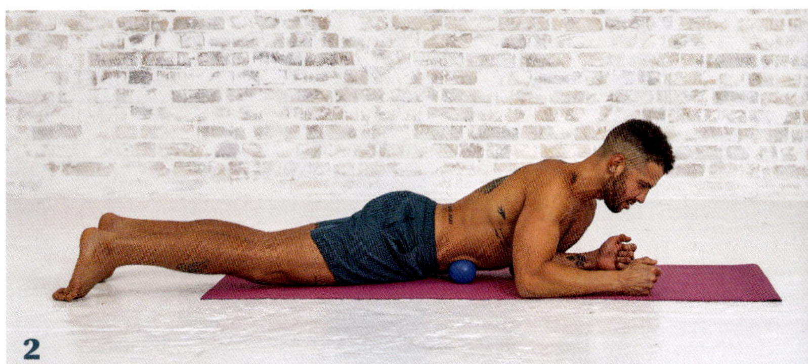

2

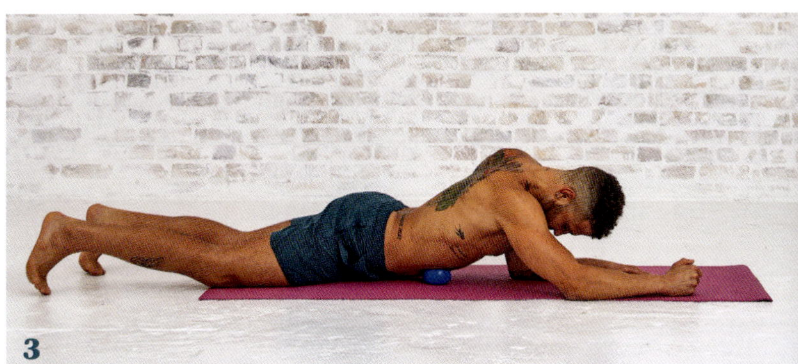

3

Benefit

Die Strukturen des Bauches haben einen direkten Einfluss auf den Beckenboden. Eine feste Bauchdecke unterstützt dabei nicht nur die Stabilität der Unterleibsmuskeln, sondern trägt dazu bei, den Organen mehr Halt zu geben. Zudem fördert eine Massage im Uhrzeigersinn die Darmaktivität.

SPEZIFISCHE BEWEGLICHKEITSSTÖRUNGEN DES ELFEN-TYPS

Dehnfähiges Gewebe ermöglicht einen großen Bewegungsspielraum, dessen Kehrseite jedoch eine verringerte Stabilität und Elastizität sein kann. Menschen mit weichem Gewebe können zu Hyperflexibilität neigen, was bedeutet, dass sie ihre Gelenke über das normale Maß hinaus biegen können. Dies kann zusätzlich zu Instabilität führen und das Risiko von Verletzungen erhöhen. Hier stellen wir vier typische Krankheitsbilder vor, die diese Genetikvariation betrifft.

Rückseitige Becken- beziehungsweise Kreuzbeinschmerzen, häufig in Zusammenhang mit Schwangerschaft und Geburt

Wenn Frauen in den letzten Monaten der Schwangerschaft sowie um die Geburt herum über »Kreuzschmerzen« klagen, ist es empfehlenswert, sich das Zentrum der Schmerzen genau zeigen zu lassen. Häufig befindet sich dieses unterhalb des rückseitigen Beckenkamms. Studien haben eine erhöhte Anfälligkeit für solche rückseitigen Beckenschmerzen bei hohen Werten des Schwangerschaftshormons Relaxin gezeigt. Wie der Name Relaxin bereits andeutet, hat dieses Hormon eine entspannende und lösende Wirkung auf die bandartigen Faszienstrukturen dieses Bereiches. Die Natur legt einen besonderen Wert darauf, die Beweglichkeit des Beckens bei der Geburt zu erleichtern, was lebensrettend für Mutter und Kind sein kann. Diese kluge Einrichtung geht jedoch mit einer erhöhten Anfälligkeit für eine Instabilität im Alltag einher. Schmerzen können aber auch unabhängig von einer Schwangerschaft auftreten.

Betroffene berichten oftmals darüber, dass die Beschwerden gehäuft bei längerem Sitzen oder Liegen auftreten und sich bei aktiven Bewegungen verringern. Aktive Beckenbodenübungen können hier einen wertvollen Beitrag leisten. Zusätzlich empfehlen wir die Anwendung solcher Elfen-Übungen, die sowohl den Beckenbereich als auch die Verbindungen des Beckens zu Rumpf und Beinen trainieren. Aus Rücksicht auf die besondere und individuelle Situation der Schwangerschaft sollten diese mit der betreuenden medizinischen Fachkraft abgesprochen werden.

TIPPS

- Lasse ein umfangreiches Blutbild erstellen, um abzuklären, welche Vitamine und Mineralstoffe dir möglicherweise fehlen, wie zum Beispiel Vitamin D und Kalzium.
- Teste Wärme- und Infrarotanwendungen.
- Lasse dich durch eine medizinische Fachkraft mit faszialen und osteopathischen Interventionen und Physiotherapie begleiten.
- Mache täglich stabilisierende Übungen für das Becken.

Idiopathische Adoleszenten-Skoliose

Hier handelt es sich um eine dreidimensionale Veränderung des Rumpfs, die mit einer Asymmetrie sowie anderen dreidimensionalen Formveränderungen der Wirbelsäule einhergeht. Diese entwickelt sich vorwiegend während der Wachstumsjahre der Pubertät und findet sich weitaus häufiger bei weiblichen als bei männlichen Jugendlichen. Oft spielen auch familiäre genetische Veranlagungen eine Rolle. Mehrere Studien legen eine größere Neigung zu einer allgemeinen, überdurchschnittlichen Hypermobilität nahe. Gezielte Muskelkräftigungsübungen haben neben anderen Maßnahmen eine positive Wirkung gezeigt.

Bei besonders ausgeprägten Haltungsänderungen kann es Gelenkbereiche geben, die von einer mangelnden Beweglichkeit geprägt sind. Wenn dies nicht der Fall ist, empfehlen wir, sich tendenziell an den Elfen-Übungen zu orientieren. Diese können jedoch – am besten nach Absprache mit einem medizinischen Betreuer – durch ein paar lösende Wikinger-Übungen ergänzt werden, um damit jene Regionen zu öffnen, die sich tendenziell in einer verkürzenden Versteifung befinden.

Tipps

- Achte auf eine ausreichende Zufuhr von Vitamin D und Kalzium.
- Nutze die Möglichkeiten der Physiotherapie wie die Vojta-Technik (neurophysiologische Bewegungsbahnung), das Klapp'sche Kriechen auf Händen und Knien (unter anderem im Pass- oder Kreuzgang) oder die Drehwinkel-Atmung nach Schroth durch bewusstes Einatmen (bei Drehung und Streckung des Oberkörpers).
- Vermeide stark einseitige Sportarten.
- Praktiziere Dehnübungen zur Spannungsbalance.

Gleitwirbel

Ein Gleitwirbel, auch als Wirbelgleiten bezeichnet, ist eine orthopädische Besonderheit, bei der sich ein Wirbelkörper relativ zu einem benachbarten Wirbelkörper nach vorn (ventral) oder nach hinten (dorsal) verschiebt. Dies kann durch angeborene Anomalien, Alterung, Verletzungen oder Über- und Unterbeanspruchung der Wirbelsäule verursacht werden. Gleitwirbel können in verschiedenen Schweregraden auftreten und zu Schmerzen, Bewegungseinschränkungen und anderen Beschwerden führen. Die Häufigkeit in der Bevölkerung variiert je nach Altersgruppe und Risikofaktoren. In der Allgemeinbevölkerung sind sie vergleichsweise selten, treten jedoch häufiger bei Menschen auf, die bestimmten Belastungen ausgesetzt sind, wie zum Beispiel Leistungssportler, die wiederholt Bewegungen ausführen, die die Wirbelsäule überfordern. Auch genetische Veranlagungen und altersbedingte Veränderungen können das Risiko erhöhen. Am häufigsten sind Gleitwirbel im Bereich der Lendenwirbelsäule zu finden.

Die gute Nachricht: Mehr als die Hälfte der Menschen mit dieser Anomalie sind beschwerdefrei. Nicht selten führen Gleitwirbel jedoch zu tiefsitzenden Rückenschmerzen. Diese können dauerhaft sein oder nur bei bestimmten Bewegungen oder Körperhaltungen auftreten. Wird durch das Wirbelgleiten ein Nerv irritiert, kommt es zu den ebenso typischen ausstrahlenden Schmerzen in den Beinen. Wir empfehlen die Übungen für Elfen speziell zur Kräftigung und Stabilisierung der Körpermitte.

Tipps

- Vermeide es, bei sportlichen (und anderen) Belastungen unnötig stark in ein Hohlkreuz zu kommen, um den unteren Rücken nicht zu stark zu krümmen.
- Stabilisiere die Strukturen rund um deine Wirbelsäule.
- Kräftige die Rumpfmuskulatur.
- Löse Spannungen an anderen Teilen des Körpers.

Ehlers-Danlos- und Marfan-Pathologien

Zwei weitere Erkrankungen, die besondere Erwähnung verdienen, sind diejenigen, die mit den Begriffen Ehlers-Danlos-Syndrom und Marfan-Syndrom bezeichnet werden. Diese beiden unterschiedlichen, genetisch bedingten Pathologien betreffen das fasziale Bindegewebe und haben Auswirkungen auf verschiedene Körpersysteme.

Menschen mit Ehlers-Danlos-Syndrom haben eine abnormale Produktion von Kollagen, was eine schwer reversible Dehnbarkeit der Haut, Gelenke und Blutgefäße verursacht. Dies kann zu Instabilität der Gelenke, übermäßiger Beweglichkeit und einer erhöhten Anfälligkeit für Verletzungen und Luxationen führen. Darüber hinaus können sie auch unter chronischen Schmerzen, Müdigkeit und Verdauungsproblemen leiden. Es ist wichtig, dass Menschen mit Ehlers-Danlos-Syndrom eine angemessene medizinische Betreuung erhalten, um ihre Symptome zu lindern und möglichen Komplikationen vorzubeugen. Spezifische Übungen zur Stärkung der Muskeln und des gelenknahen Bindegewebes sowie zur Verbesserung der Gelenkstabilität können dabei hilfreich sein.

Das Marfan-Syndrom hingegen betrifft hauptsächlich das Bindegewebe in den Gelenken, Augen und Blutgefäßen. Es ist gekennzeichnet durch abnormale Längenverhältnisse der Extremitäten, Veränderungen im Skelettsystem und eine erhöhte Anfälligkeit für Herz-Kreislauf-Erkrankungen. Menschen mit Marfan-Syndrom benötigen oft eine engmaschige medizinische Überwachung, um Komplikationen im Zusammenhang mit ihrem Herz-Kreislauf-System erkennen und behandeln zu können. Spezifische Übungen, die auf die Erhaltung der kardiovaskulären Gesundheit abzielen, können Teil ihrer Behandlung sein.

Bei beiden Erkrankungen empfehlen wir, die Übungen für Elfen als Orientierung zu nehmen und diese nach Absprache mit einem medizinischen Betreuer auf die eigenen Bedürfnisse und die individuelle Situation anzupassen.

Tipps

- Tape entsprechende Gelenke vor einer geplanten Belastung als Verletzungsprophylaxe.
- Praktiziere »Astronautenübungen«, indem du für zehn Sekunden eine isometrische Anspannung mit höchstem Kraftaufwand in einer möglichst kurzen Bewegungsamplitude und mit schwerem Gewicht ausführst.
- Mache kontrolliertes Krafttraining, um die Stabilität im Körper zu erhöhen.

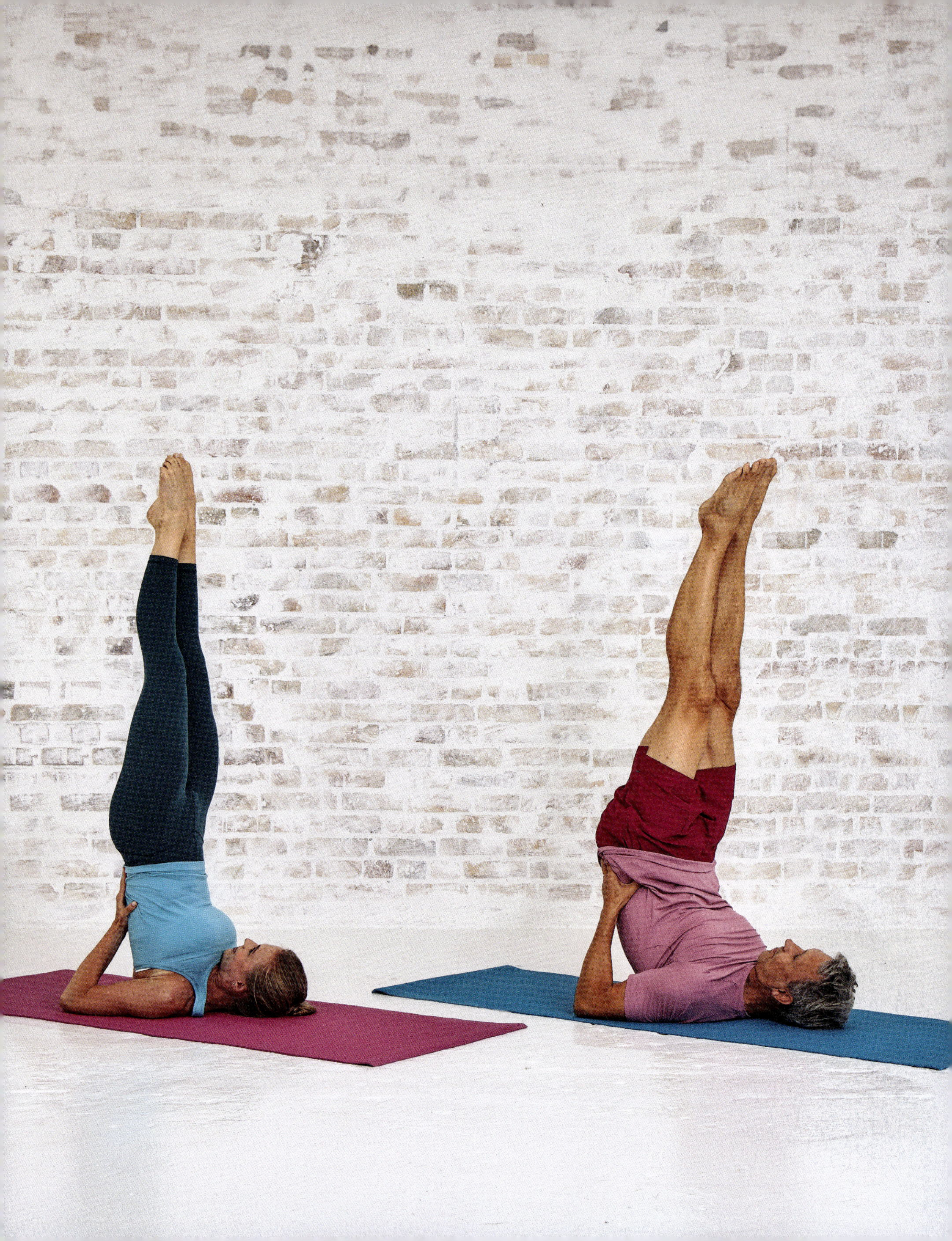

4

FASZIENFIT FÜR KRAFTVOLLE **BEWEGLICHKEIT UND AGILE STÄRKE**

TALENT PLUS HERAUSFORDERUNG ERGIBT GANZHEITLICHES TRAINING

In diesem Kapitel geht es um das individuelle Training der Faszie zur Steigerung deines typgerechten physischen und psychischen Wohlbefindens und deiner allgemeinen Gesundheit. Da dies unter anderem Muskeln, Knochen, Sehnen und Bänder inkludiert, ist Faszientraining immer ein Ganzkörpertraining. Der Unterschied zu einem konventionellen Training besteht in der Integration der unterschiedlichen Bewegungsqualitäten Dehnfähigkeit, Elastizität, Geschmeidigkeit, Kraft, Lösung, Wahrnehmung und Regeneration (siehe Seite 19) und körperweiter Kraftübertragungswege (den faszialen Leitbahnen, siehe ab Seite 32) sowie einer natürlichen, unreglementierten Ausführung.

Mit Spaß die Komfortzone verlassen

Suche dir beliebige Übungen heraus, die dir Spaß machen, und solche, die dich fordern. Integriere diese einzeln in deinen Tagesablauf oder bestehenden Trainingsplan, stelle dir individuell ein eigenes fasziales Trainingsprogramm zusammen oder nutze einen unserer Vorschläge, die du am Ende des Kapitels findest (siehe ab Seite 252). Grundsätzlich geht es beim Faszientraining darum, deine eigene Komfortzone zu verlassen und bei jeder Übung in eine Anforderungszone zu kommen, in der dein Organismus eine neue Erfahrung macht. Damit steigt die Belastbarkeit deines Körpers, Schmerzen und Steifheit reduzieren sich, Geschmeidigkeit und Dehnfähigkeit werden dazugewonnen und Verletzungen wird vorgebeugt.

Wo Können aufhört, fängt Training an

Dieses Kapitel ist nach den fünf Leitbahnen strukturiert (siehe ab Seite 34), für die es jeweils zehn entsprechende Übungen aus dem Fitness- und Yogabereich gibt. Die Anleitung ist zunächst für alle Menschen gleich. Erst in ihrer individuellen Ausführung zeigen sich bei den Konstitutionstypen Unterschiede in Anforderung und Auswirkung, die in der Tabelle (nach Elfen und Wikinger getrennt, eingeteilt in »Stärken« und »Herausforderungen«) nachzulesen sind. Zur Veranschaulichung wird auf den Fotos die unterschiedliche Ausführung der gleichen Übung durch jeweils ein »Elfen«- und ein »Wikinger«-Model sichtbar. Als zusätzliche Herausforderung für den jeweiligen Gewebetypen schließen sich Next-Level-Übungen an, die die weniger ausgeprägten Eigenschaften in den Fokus nehmen.

Vorbereitung zur freien Beweglichkeit

Bevor du startest, sorge für genügend Platz sowie einen ebenen Untergrund und lege die benötigten Hilfsmittel bereit. Die Zusatzgeräte gestalten das Training durch ihre Materialeigenschaft, ihr Gewicht oder eine Hindernisfunktion intensiver und umfangreicher. Wir empfehlen, die Übungen barfuß auszuführen, da dein Körper so in seiner natürlichen Bewegung und Haltung sein volles tensegrales Potenzial ausnutzen kann. Um dich optimal auf die fordernden Übungen einzustellen, ist ein Aufwärmen des Körpers sinnvoll. Mobilisiere dazu deine Strukturen etwa fünf Minuten, bis du dich mental und physisch bereit fühlst. Bei Bedarf beginne mit dem »sanften Einstieg«, der bei jeder Übung angeboten wird, oder nutze ihn als Warm-up. Im Alltag kommt es allerdings auch zu unerwarteten Situationen, die eine schnelle Handlung erfordern und keinen Raum für das Aufwärmen lassen. Ein aktiver Alltag hält die Faszie stets bereit für solche Momente, nutze deshalb alle Bewegungsgelegenheiten, die sich dir bieten.

Zuwachs statt Abbau

Um fit zu sein und zu bleiben, bedarf es Leistungszuwachs. Dieser entsteht durch ungewohnte Anforderungen, die auch immer mal wieder eine Reizüberforderung darstellen sollten. Solche Impulse sind für das System wichtig, um sich aufzubauen. Erfolgt danach ein »Faszienkater«, also ein Bemerkbarmachen der geforderten Bereiche, ist dies ein Anzeichen für ein gelungenes Training, denn die Faszie reagiert auf den gesetzten Reiz und antwortet entsprechend. Daran schließt sich körperintern ein Strukturausbau an, um einer weiteren Belastung etwas entgegensetzen zu können. Allerdings sollte sich dieser »Kater« mit leichter Bewegung am Morgen so anfühlen, dass ein normaler Alltag möglich ist. Solltest du zu stark einschränkende Beschwerden haben oder gar nichts merken, dann dosiere dein fasziales Training beim nächsten Mal dementsprechend etwas niedriger oder deutlich höher.

Lasse dich ein auf ein fasziales Bewegungsabenteuer und wappne dich für die Herausforderungen des 21. Jahrhunderts!

Faszien-Trainingstipps

- **Motiviere dich aus dem Inneren heraus (intrinsische Motivation).**
- **Verlasse deine Komfortzone.**
- **Lasse einschränkende Muster los.**
- **Bewege dich vielfältig, vielseitig und mehrdimensional.**
- **Nutze die volle Aufspannung und Zentrierung.**
- **Nimm dich wahr und variiere kreativ.**
- **Setze intensive Belastungsreize.**
- **Nutze deine typologischen Stärken und Entwicklungsmöglichkeiten.**
- **Gestalte dein Leben bewegungsfreudig.**
- **Nimm dir ausreichende Regenerationsphasen.**

DIE ÜBUNGEN FÜR DIE FÜNF LEITBAHNEN

Jede Leitbahn wird mit zehn Übungen von unten bis oben in markanten Bereichen trainiert und ausgeglichen. Du kannst die Umsetzung sanfter ausführen oder stärker an deinen Herausforderungen arbeiten. Fange einfach an und denke daran, dass Training nicht Können ist, sondern Könnenwollen. Auf den Bildern siehst du immer links den Elfen-Faszientyp, rechts den Wikinger-Faszientyp bei der Ausführung der Übung.

KNIESTOSS

Vorderleitbahn

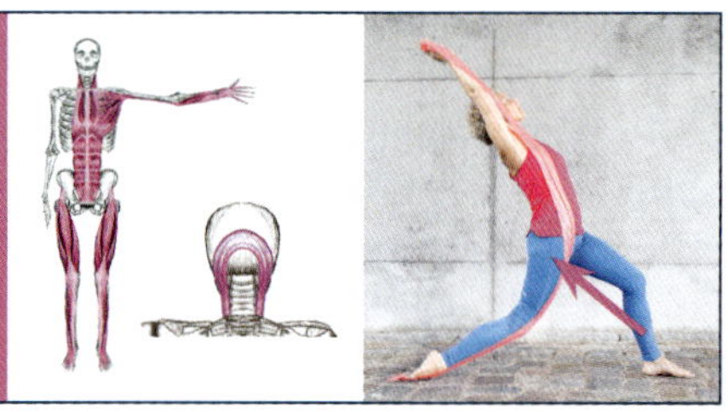

Equipment: Schwimmnudel (gekürzt, ca. 45–50 cm)
Wiederholungen: 8-mal pro Seite
Ausgangsposition: Ausfallschritt

1. Komme in einen Ausfallschritt, beide Füße zeigen während der gesamten Übung gerade nach vorn, die hintere Ferse ist angehoben. Stelle direkt vor den vorderen Fuß eine Schwimmnudel auf.
2. Stoße mit dem vorderen Knie schwungvoll die gekürzte Schwimmnudel um. Wiederhole mehrmals und wechsle dann die Seite.

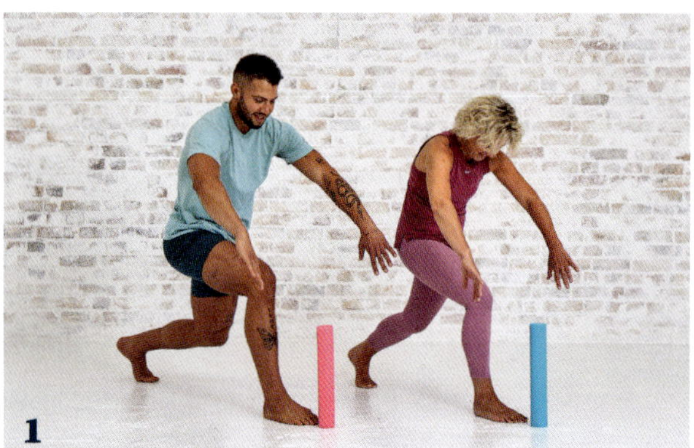

1

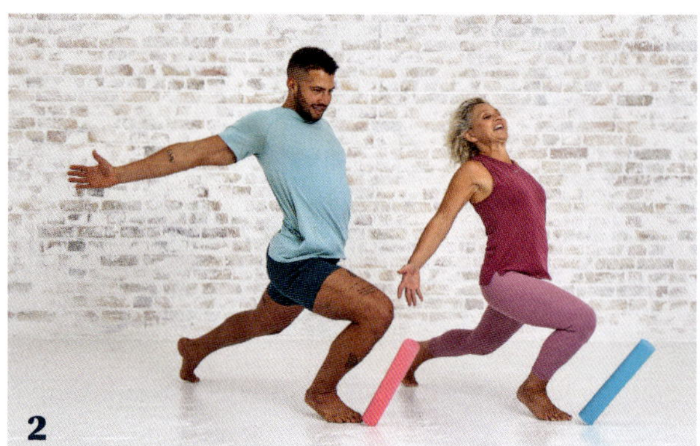

2

Sanfter Einstieg
Um die Strukturen im Becken-Bein-Verlauf nicht zu überfordern, beginne mit einer langsamen, geführten Bewegung und steigere das Tempo erst nach und nach.

Benefit
Durch die Aktivität des vorderen Beins wird automatisch über das hintere Bein eine elastische Aufspannung der Vorderleitbahn provoziert. Dabei ist besonders die Flexibilität im Hüftbeugebereich gefragt. Zugunsten der Ausführbarkeit wird darauf verzichtet, den hinteren Fuß auf den Spann zu stellen. Die Ausrichtung nach vorn und die angehobene Ferse sorgen für größtmögliche Mobilität und Kraftübertragung.

STÄRKEN	▪ Große Range of Motion ermöglicht Konzentration auf Training der Elastizität im Hüftbeuger	▪ Stabiles Gleichgewicht für energievollen und zielgenauen Stoß
HERAUS-FORDERUNGEN	▪ Geringe Fähigkeit, explosive Kraft auszubalancieren	▪ Verkürzte oder blockierte Flexibilität im Hüftbeugebereich verkleinert leitbahnweite Aufspannung
NEXT LEVEL	▪ Stelle die Schwimmnudel eine Fußlänge vom vorderen Fuß entfernt auf. Statt sie mit dem Knie umzustoßen, kicke sie mit dem Spann des vorderen Fußes hoch. Das fordert Stabilität und explosive Kraftübertragung im gebogenen Einbeinstand.	▪ Positioniere die Schwimmnudel eine Fußlänge vom vorderen Fuß entfernt und führe die Übung wie beschrieben aus. Das erweitert den Mobilitätsradius.

SPANNENDE BEUGE

Vorderleitbahn

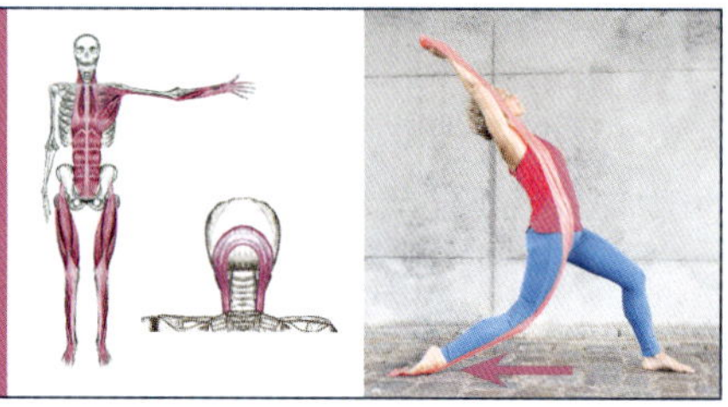

Equipment: Matte, 2 Schwimmnudeln (gekürzt, ca. 45–50 cm) oder 2 fest gerollte Handtücher
Wiederholungen: 3-mal je Position
Ausgangsposition: Fersensitz

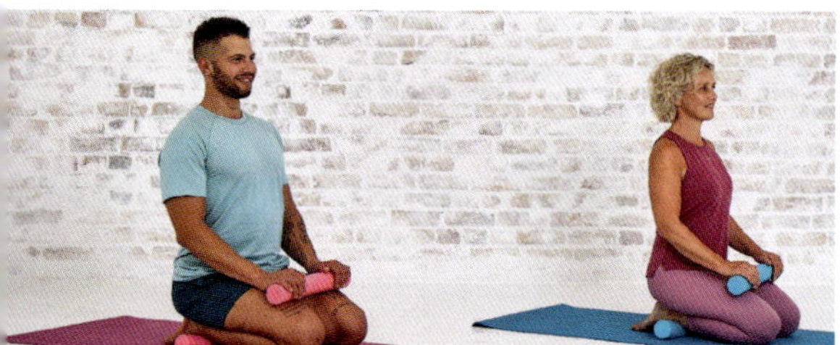

1

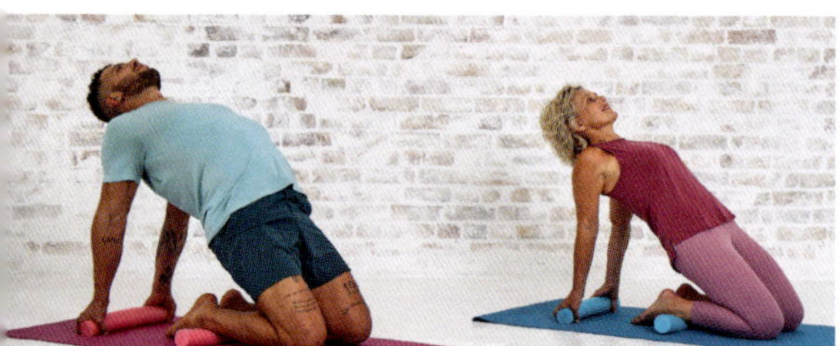

2

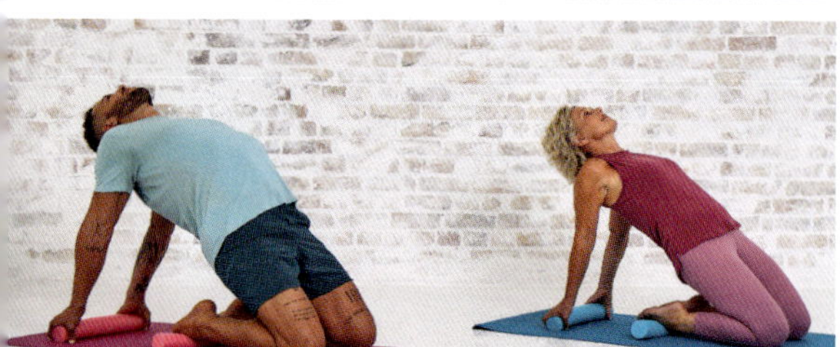

3

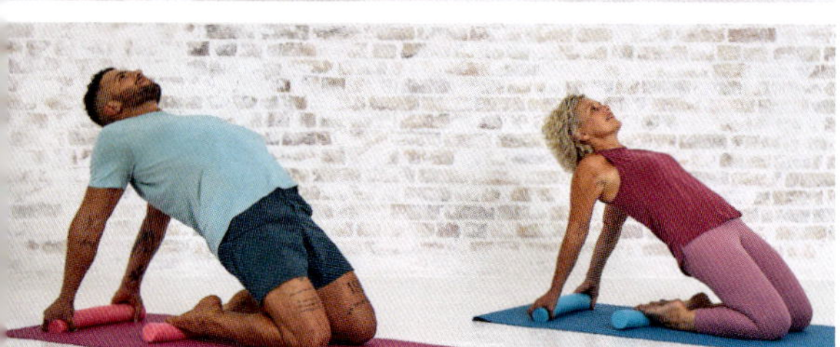

4

1. Setze dich in den Fersensitz und platziere eine gekürzte Schwimmnudel unter den Fußgelenken. Atme ruhig ein und aus und nimm den entstehenden Druck als positiv lösend wahr. Lasse dir dafür die nötige Zeit.
2. Lege eine zweite Schwimmnudel ein Stück hinter die Füße. Lehne dich dann nach hinten und stütze dich mit den Handflächen auf der Schwimmnudel ab. Dabei zeigen die Finger von dir weg. Hebe nun das Becken so hoch wie möglich und bringe dadurch den Körper in eine bogenhafte Aufspannung. Atme dort ein paar Mal ruhig ein und aus und senke das Becken wieder. Gehe zwei weitere Male in die Aufspannung.
3. Für den nächsten Durchgang positionierst du die erste Schwimmnudel etwas weiter nach hinten, sodass sie mittig unter dem Spann liegt.
4. Bei der letzten Runde liegen die Zehen auf der Schwimmnudel, während du den Ablauf erneut wiederholst.

Sanfter Einstieg

Ist der Druck so stark und die Streckung im Fuß zu ungewohnt, sodass sie als negativer Schmerz empfunden werden, kann das fasziale Netz nicht nachgeben. Deshalb verzichte auf die Rückbeuge und lege ein gerolltes Handtuch unter die Füße, bei dem du den Durchmesser selbst regulieren kannst.

Benefit

Über die Streckung des Fußes erreicht man das untere Ende der Vorderleitbahn. Um eine funktionale Längung zu erhalten, wird die Dehnung sukzessive gesteigert. Mithilfe der Erhöhung wird der Spannungsbogen größer und über die Rückbeuge erfolgt eine Weiterleitung der Aufspannung im Leitbahnenverlauf. Die Armhaltung öffnet zusätzlich den Übergang der Vorderleitbahn in den Armbereich.

STÄRKEN	▪ Uneingeschränkte Beweglichkeit wird genutzt, um volle Aufspannung in der Leitbahn zu generieren und einzelne kleine Strukturen zu einer Einheit zu verbinden	▪ Haltestärke wird genutzt, um sich über Arme zu stützen und Aufspannung kraftvoll auszuführen
HERAUS-FORDERUNGEN	▪ Geringes Durchhaltevermögen fordert, die Balance zu halten	▪ Beweglichkeitsgrenzen durch Streckung des Spanns und Rückbeuge bis in Armlänge überwinden
NEXT LEVEL	▪ Um die Kraftintensität zu steigern, führe die Übung mit einem Fuß auf der Erhöhung (Schwimmnudel beziehungsweise Handtuch) und dem anderen angehoben in der Luft aus. Starte mit einer leichten Unterstützung des Gleichgewichts, indem du in der Rückbeuge eine Hand an eine Wand legst. Wechsle die Seiten.	▪ Wähle als Ausgangsposition einen großen Ausfallschritt und senke das hintere Knie ab. Lege eine Schwimmnudel unter den Spann und greife die andere, die hinter dem Körper liegt, von oben mit den Händen. Komme nun mit dem Knie hoch, sodass du auf dem Spann stehst, und beuge dich mit Oberkörper, Kopf und Armen bogenförmig nach hinten. Die Oberarme und Ohren bleiben auf einer Höhe (»O-O-Regel«). Der Spannungsbogen der Vorderleitbahn benötigt nun die volle Range of Motion.

AUSFALLSCHRITT

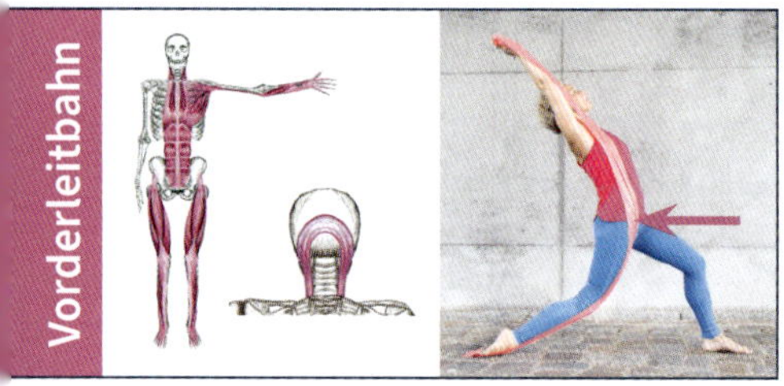

Equipment: Matte
Wiederholungen: 10–20-mal
Ausgangsposition: Kniestand

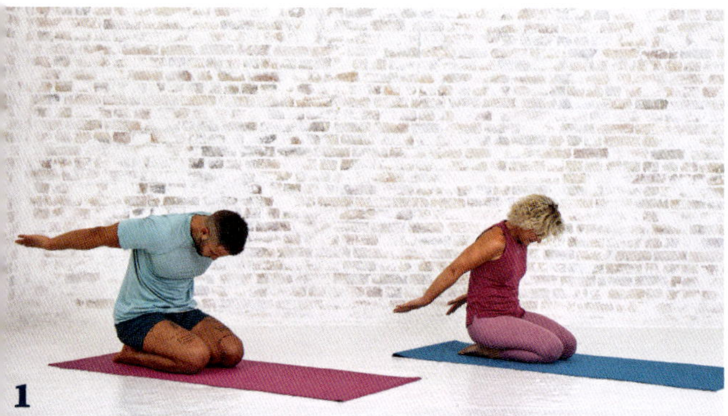
1

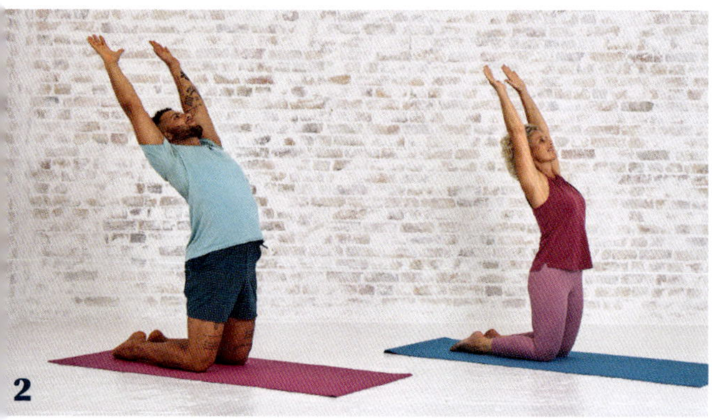
2

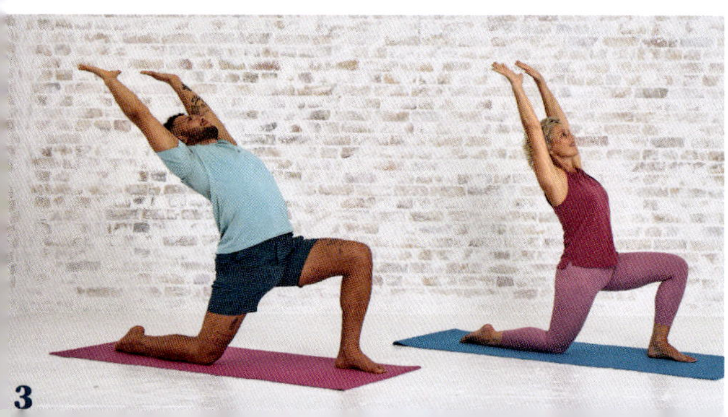
3

1. Komme in den Fersensitz, die Fußrücken liegen auf. Drehe die Handflächen nach hinten, spreize die Finger auseinander und ziehe die Fingerspitzen nach vorn, sodass eine hohe Aufspannung in den Handflächen und Fingern entsteht. Bereite dich auf ein schwungvolles Aufrichten des Oberkörpers vor, indem du die Arme am Körper vorbei nach hinten bewegst.
2. Richte dich nun aus der Leiste in den Kniestand auf und ziehe dabei die Arme am Kopf vorbei nach hinten oben schwungvoll in eine V-Position. Sinke dann zurück in den Fersensitz und bringe die Arme wieder seitlich neben den Körper. Wiederhole das ein paar Mal und federe in jedem Kniestand mehr in deine Leisten und wirf die Arme hinter dich.
3. Bleibe in der Dynamik und löse beim Hochkommen aus dem nächsten Fersensitz ein Bein und mache einen Ausfallschritt nach vorn. Die Arme federn wie zuvor mit nach hinten. Wenn du zurück in den Fersensitz kommst, schwingen die Arme neben den Rumpf. Wiederhole mit dem anderen Bein. Mit jedem Mal kannst du nun im Ausfallschritt mehr in die Leiste federn.

Sanfter Einstieg
Wenn du Probleme mit dem schnellen Aufstellen des Fußes hast, greife mit gleichseitiger Hand den Oberschenkel, hole das Bein nach vorn und führe die Übung erstmal auf einer Seite aus.

Benefit
Über die Vordehnung in der Leiste und den Armen spannt sich die gesamte Vorderleitbahn auf und gewinnt an Bewegungsenergie, um mit Leichtigkeit zwischen den Haltungen zu wechseln. Das Federn in die Leiste und der Schwung mit den Armen unterstützen den Aufbau von Elastizität primär in der Leiste, die für einen ökonomischen Gang von großer Bedeutung ist.

STÄRKEN	▪ Gute Aufspannungsfähigkeit durch weit nach vorn gesetzten Fuß und weit nach hinten gestreckte Arme für großen Bewegungsspielraum	▪ Typbedingt kann Stabilität in die Ausgangsposition gebracht werden, um Leichtigkeit in die Rückfederung zu bringen
HERAUS-FORDERUNGEN	▪ Fehlende Steifigkeit für Rückfederung am Bewegungsende ▪ Mangelnde Balance reduziert Nutzung von Dehnfähigkeit	▪ Mangelnde Dehnfähigkeit für angemessene Öffnung im Hüftbereich ▪ Hohe Steifigkeit erschwert Federung in weiten Ausfallschritt
NEXT LEVEL	▪ Bleibe im Ausfallschritt, mache kleine Wippbewegungen im Endbereich (das heißt, wenn du deinen Bewegungsradius maximal ausgereizt hast) und hebe bei der Rückfederung mit Schwung den vorderen Fuß vom Boden ab und stampfe dann wieder auf.	▪ Verfahre wie beschrieben und variiere den Ausfallschritt, indem du den Fuß mal mehr nach außen und mal mehr nach innen aufsetzt.

AUF DIE SCHULTER KLOPFEN

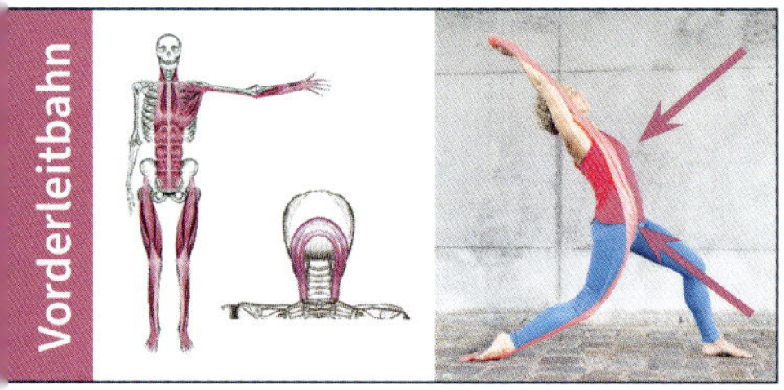

Equipment: Matte
Wiederholungen: 20-mal pro Seite
Ausgangsposition: Kniestand

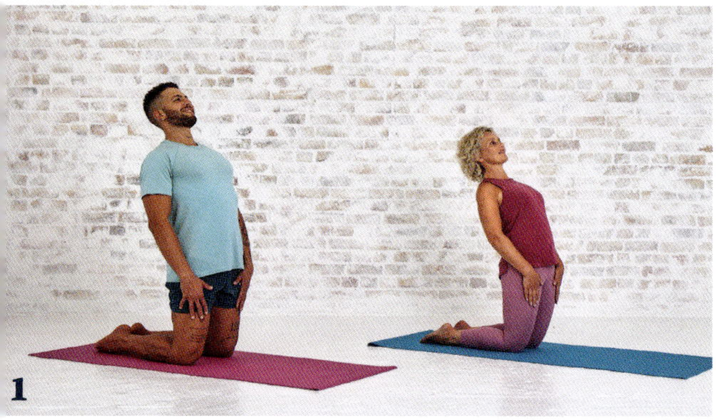
1

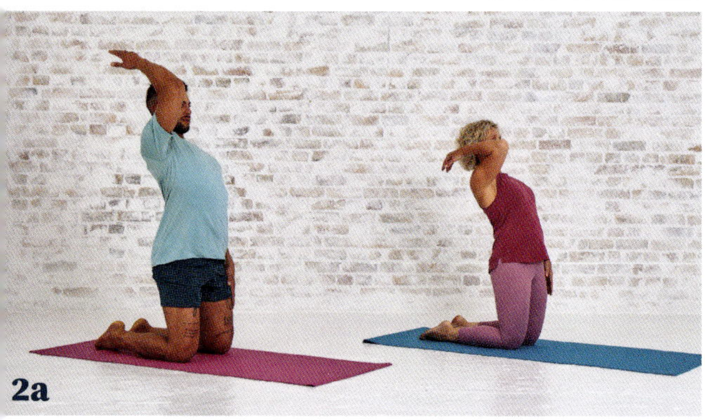
2a

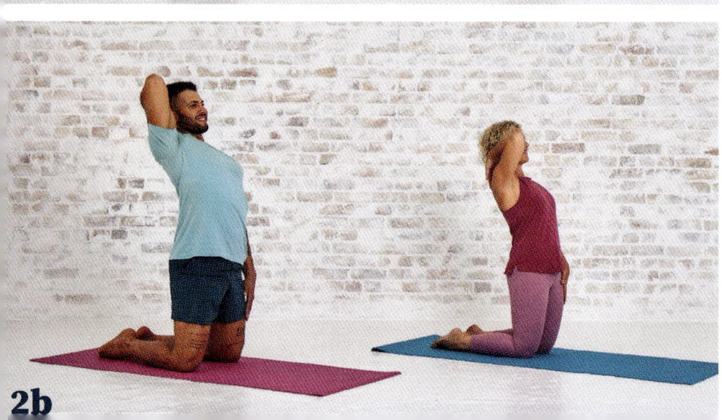
2b

1. Komme in den Kniestand, die Beininnenseiten berühren sich, die Fußrücken und Sprunggelenke liegen auf dem Boden auf. Der Rücken darf dabei in eine leichte Rückbeuge kommen.
2. Schwinge einen Arm hoch und klopfe dir mit der Hand auf die gleichseitige Schulter. Integriere dabei den Oberkörper in die Schwungbewegung, sodass die Hüften nach vorn und der Oberköper nach hinten in eine bogenförmige Aufspannung folgen. Führe diese elastische Bewegung 20-mal aus und wechsle dann die Seite.

Sanfter Einstieg

Sollte es dir schwerfallen, den Schwung durch den ganzen Körper zu führen, starte mit der Armbewegung und schwinge erst nach und nach stärker mit dem Körper mit.

Benefit

Durch das viele Sitzen wird die Vorderleitbahn besonders im Übergang vom Rumpf in die Arme und Beine verkürzt. Dadurch fehlt es an Elastizität in diesen Bereichen, die aber besonders in Bändern, Nerven und Gefäßen für eine gesunde Versorgung benötigt wird.

STÄRKEN	▪ Funktionale Mobilität im Schulterbereich ermöglicht zielgenaue Ausführung	▪ Typbedingte Gewebefestigkeit in Sprung-, Hüft- und Schultergelenken vereinfacht Rückfederungseffekt
HERAUS-FORDERUNGEN	▪ Fehlende Kraft in Körpermitte erschwert Stabilisierung der elastischen Bewegung im instabilen Kniestand	▪ Eingeschränkte Dehnfähigkeit im Schulterbereich erschwert Erreichen der Schulter mit der Hand ▪ Begrenzte Öffnung im Beckenbereich limitiert Rückneigung
NEXT LEVEL	▪ Führe die Übung mit beiden Armen gleichzeitig aus. Diese Variante fordert noch mehr Stabilität in der Körpermitte.	▪ Führe die Übung mit beiden Armen gleichzeitig aus, damit die Längenveränderung im Brustbereich größer wird.

BOGEN SPANNEN

Vorderleitbahn

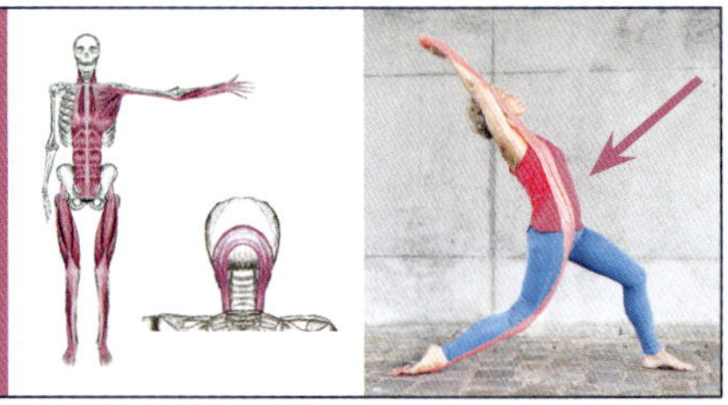

Equipment: flexibles Band
Wiederholungen: 3 Durchgänge à 3-mal
Ausgangsposition: Stand

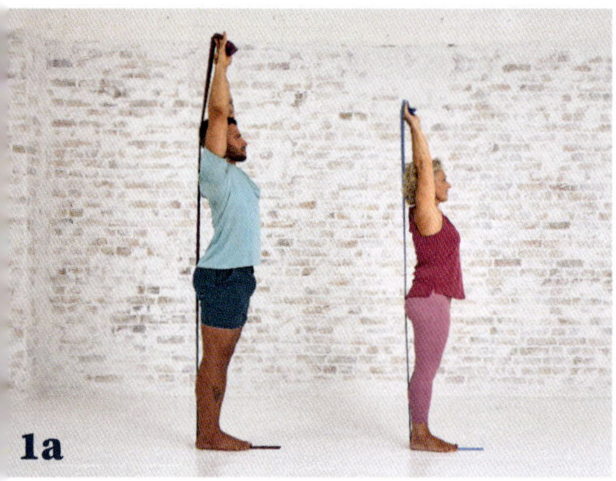

1a

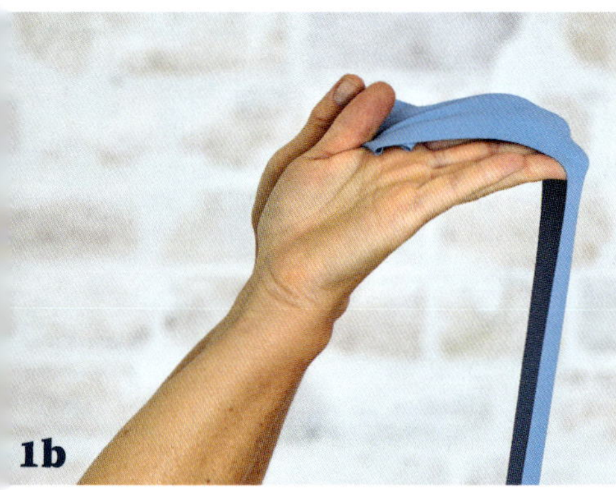

1b

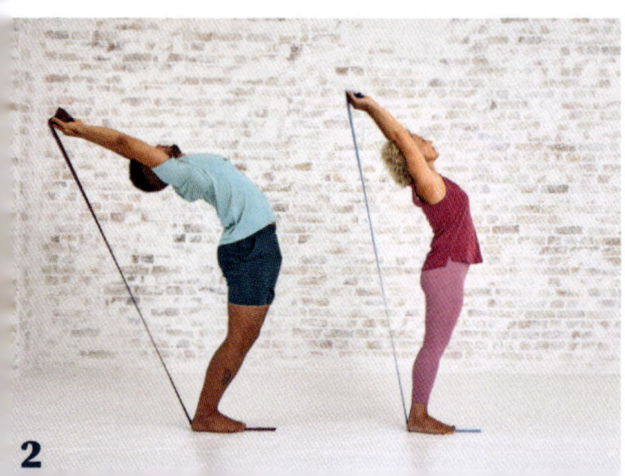

2

1. Lege das eine Ende eines flexiblen Bands nach vorn zeigend auf den Boden. Stelle dich mit beiden Füßen eng nebeneinander so auf das Band, dass die Zehen in Richtung Bandende zeigen. Greife das andere Ende mit beiden Händen und ziehe es hinter dem Körper unter intensiver Spannung hoch, bis sich die Arme neben dem Kopf befinden (»O-O-Regel«). Die Arminnenseiten zeigen nach vorn, Handflächen und Finger beugen nach hinten (siehe Abbildung 1b).
2. Lehne dich mit dem ganzen Körper so weit wie möglich bogenförmig zurück, damit die Spannung im Band geringer wird und die Aufspannung in der Vorderseite stärker. Behalte dabei die Arme neben dem Kopf. Komme gegen den Zug des Bandes zurück in den aufrechten Stand und wiederhole die Rückbeuge.

Sanfter Einstieg

Lenkt die Stabilisierung der Beugung und der Zug über das Band zu sehr von der Ausführung ab, nutze stattdessen etwas, an dem du dich mit den Händen festhalten kannst, wie einen Türrahmen, ein Türreck, eine Sprossenwand oder Ähnliches.

Benefit

Der enge, gestreckte Stand mit dem gespannten Band aktiviert das fasziale Netz körperweit und schafft eine bewegungsbereite und zugleich stabile Vorspannung. Mit der bogenförmigen Beugung und der kopfbegleitenden Haltung der Arme (»O-O-Regel«) spannt sich der größte Teil der Vorderleitbahn kraftvoll auf. Mehr Raum und

Gewebeelastizität kommen einer leistungsstarken Lungen- und Herztätigkeit zugute. Um die Stabilität zu haben, sich voll auf die Aufspannung zu konzentrieren, wird darauf verzichtet, das Band über einen nach hinten auf den Spann gestellten Fuß zu fixieren. Wiederholungen verfeinern die Bewegungsharmonie.

STÄRKEN	▪ Umfangreiche Schultermobilität ermöglicht optimale Ausgangsposition ▪ Volle Aufspannung der Vorderleitbahn ermöglicht es, die Strukturen auf die Kraftanforderung vorzubereiten	▪ Gute Tiefenstabilität als Basis für Ausbau des Aktivitätsradius
HERAUSFORDERUNGEN	▪ Erschwerte Zentrierung im oberen Rücken begrenzt Haltedauer in der Aufspannung	▪ Überwindung nötig zum Öffnen der Körpervorderseite aufgrund eines intuitiven Schutzmechanismus und Abwehrinstinkts
NEXT LEVEL	▪ Gehe in den Ausfallschritt und fixiere das Band über den hinteren Fuß. Dadurch ist verstärkt auch der untere Teil der Vorderleitbahn integriert und der Kraftübertragungsweg deutlich mehr gefordert. Zugunsten der Stabilität bleibt der Vorfuß auf dem Band und nicht der Spann.	▪ Wähle als Ausgangsstellung einen weiten Ausfallschritt. Das vordere Knie ist gebeugt, das hintere Bein bogenförmig aufgespannt. Das Band wird hierbei über den hinteren Fuß fixiert. Dadurch ist verstärkt auch der untere Teil der Vorderleitbahn integriert und deutlich mehr durchlässige Beweglichkeit nötig. Allerdings bleibt zugunsten der Ausführbarkeit der Vorfuß auf dem Band und nicht der Spann.

BAUCHTRAINING FÜR SCHLAUE

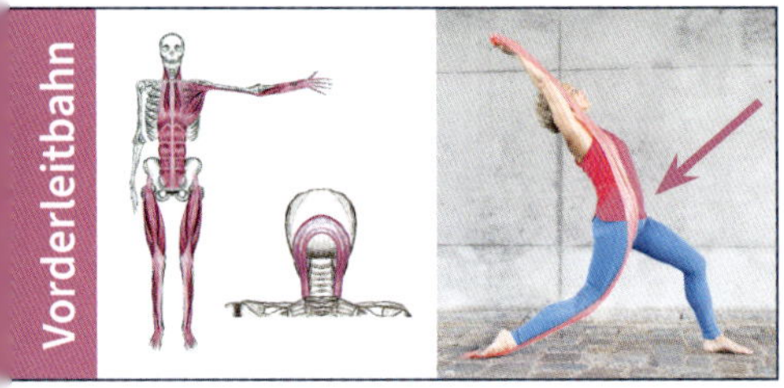

Equipment: Matte, Gewicht (z.B. Medizinball, gefüllte Wasserflasche), längliche, nachgiebige Unterlage (ca. 10–15 cm Durchmesser, z.B. gerollte Matte, festes Kissen, gefüllte Wärmflasche); für »sanften Einstieg« Luftballon
Wiederholungen: 3 Durchgänge à 8-mal
Ausgangsposition: Rückenlage

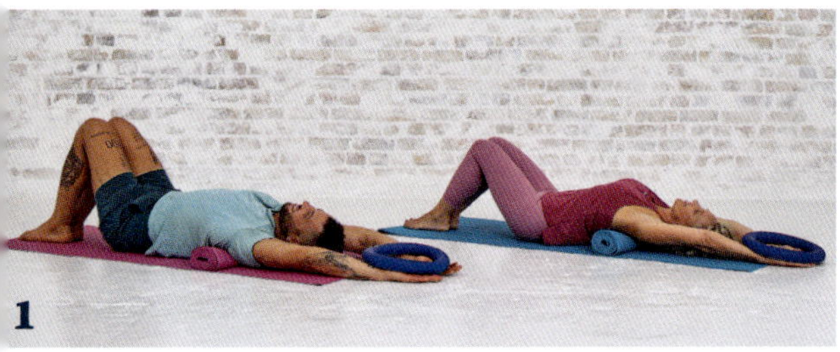
1

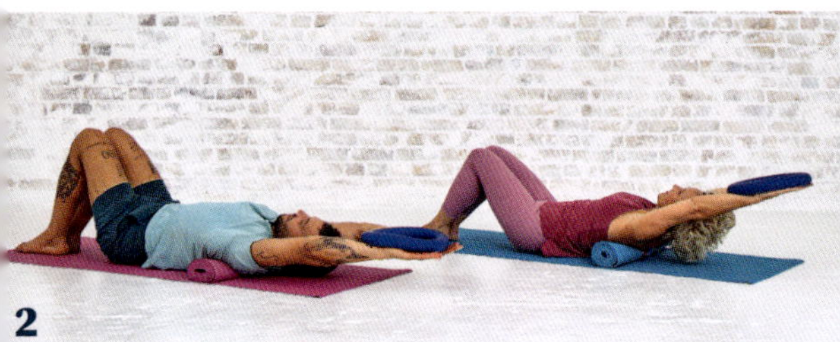
2

1. Lege dich auf Höhe des Brustbeins mit dem Rücken auf eine erhöhte Unterlage, sodass du die vorderen Rumpfstrukturen überstreckst. Nimm ein Gewicht auf die Handflächen und strecke die Arme neben dem Kopf aus (»O-O-Regel«). Die Beine sind mit den Fußsohlen am Boden eng nebeneinander aufgestellt.
2. Hebe nun über die Kraft der Bauchstrukturen das Gewicht an, bis Arme, Kopf, Schultergürtel, Rumpf und Becken eine gerade Linie bilden. Halte 8-mal für je 2 ruhige Atemzüge und senke dann bis kurz über den Boden ab. Bleibe dort ebenfalls für je 2 ruhige Atemzüge und hebe das Gewicht erneut an. Lege dann den Oberkörper und das Gewicht ab, pausiere für einige Atemzüge und starte den nächsten Durchgang.

Sanfter Einstieg

Ist die Übung zu kraftintensiv, nimm alternativ zum Gewicht einen Luftballon und drücke diesen beim Hochkommen zusammen. Dadurch minimierst du einerseits die Belastung und nutzt andererseits eine Aktivierung der Kraftwege zur Unterstützung des Leistungsaufwands.

Benefit

In der Rückenlage fokussiert sich die Kräftigung auf den oberen Teil der Vorderleitbahn. Durch die Überstreckung spannt sich die myofasziale Kette auf, was durch die Armstreckung noch verstärkt wird. Die aufgestellten Beine und Fußsohlen fördern die leichte Bodenneigung des unteren Beckens und unterstützen so die Rumpfaktivierung von unten. Um das Gewicht aus dem stark in die Länge gespannten Bauchgewebe anzuheben, bedarf es einer intensiven Kontraktionsanstrengung in der vorderen Leitbahn. Durch die Überstreckung in der Brustwirbelsäule wird die dreidimensional verlaufende Bauchmuskulatur beim Anheben optimal in ihrer Zentrierung angesteuert. Beim Herabsenken ist das Training in diesen Strukturen exzentrisch. Dadurch, dass die Oberkörperaufrichtung in der geraden Linie endet, bleibt der Belastungsreiz in der Vorderleitbahn. Zusammen ergibt das ein komplexes Rumpftraining.

STÄRKEN	▪ Hohe Beweglichkeit fördert Integration vieler Fasern für Kraftanstrengung	▪ Allgemein gute Rumpfstabilität als Basis für das Ausschöpfen des Aktionspotenzials in Extension
HERAUSFORDERUNGEN	▪ Typbedingtes Festigkeitsdefizit erschwert Kraftaufbau im Brust- und Bauchbereich	▪ Geringe Dehnfähigkeit besonders im Schultergürtel erschwert überstreckte Ausgangsstellung
NEXT LEVEL	▪ Bauchmuskeltraining im Stehen nutzt die leitbahnweiten Kraftübertragungswege. Stelle dich dazu in den Ausfallschritt mit dem Rücken zu einer Wand. Greife ein schweres Gewicht mit den Händen und strecke die Arme hoch über den Kopf (»O-O-Regel«). Die Handflächen zeigen tendenziell nach vorn. Führe nun das Gewicht zur Wand, lehne es dort an und hole es dann zurück in die Ausgangsstellung. Je schwerer das Gewicht ist, desto größer wird der Kraftbedarf in der myofaszialen Kette.	▪ Bauchmuskeltraining im Stehen bringt Funktionalität in die Übung. Stelle dich dazu in den Ausfallschritt mit dem Rücken zu einer Wand. Greife das Gewicht mit den Händen und strecke die Arme hoch über den Kopf (»O-O-Regel«). Die Handflächen zeigen tendenziell nach vorne. Führe nun das Gewicht zur Wand, lehne es dort an und hole es dann zurück in die Ausgangsstellung. Je weiter du von der Wand entfernt bist, desto größer wird der Mobilitätsbedarf.

RÜCKSCHLAG

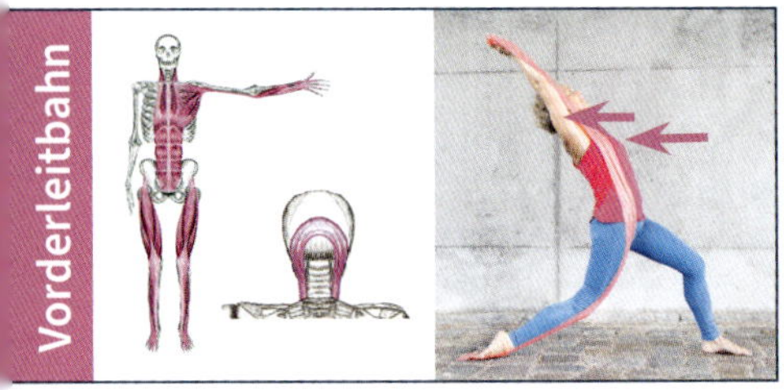

Equipment: Schwimmnudel (gekürzt, ca. 45–50 cm), alternativ Handtuch
Wiederholungen: 8-mal pro Seite
Ausgangsposition: Ausfallschritt, mit dem Rücken zu einer Wand

1. Stelle dich mit etwa 40 cm Abstand mit dem Rücken zu einer Wand in den Ausfallschritt. Nimm das Ende einer gekürzten Schwimmnudel in die Hand, auf deren Seite der Fuß hinten steht. Lasse die Knie locker. Neige dich mit dem Oberkörper im Bogen zum vorderen Bein herunter und ziehe Arm und Schwimmnudel in die Verlängerung des Bogens nach hinten Richtung Bogenendpunkt.
2. Schwinge dann mit viel Energie und großem Radius über vorn und den Kopf nach hinten und schlage gegen die Wand. Komme zurück in die Ausgangsposition. Wiederhole den Ablauf zügig mehrmals hintereinander. Wechsle dann die Seite.

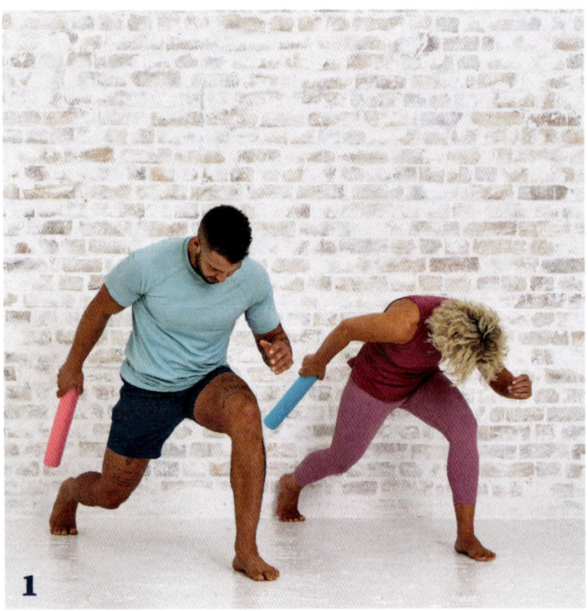
1

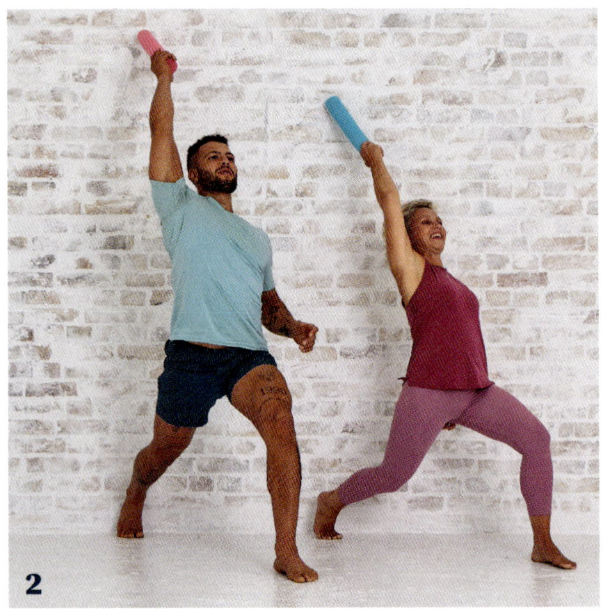
2

Sanfter Einstieg
Starte die Übung mit einer weniger tiefen Beuge von einer höheren Position aus und mit reduziertem Schwung. Steigere beides nach und nach.

Benefit
Über den nach hinten gestellten Fuß wird die Leitbahn vom Fuß an miteinbezogen. Zugunsten der geforderten Schnellkraft bleibt der Vorfuß des hinteren Fußes am Boden und nicht der Spann. Durch die Vorbeuge und die Armhaltung entsteht eine vorbereitende Gegenbewegung für den Rückschlag. Für den Rückschlag wird das volle Aktionspotenzial der Vorderleitbahn inklusive des Übergangs in den Armabschnitt ausgeschöpft. Der Schwung mit der Schwimmnudel zieht zusätzlich Länge in die Bewegung und der Schlag gegen die Wand fordert eine dreidimensionale Aktivierung in den kleinteiligen Strukturen. Die Übung ist eine gute Prävention von Verletzungen bei Unfällen wie Ausrutschen.

STÄRKEN	▪ Dehnfähige Strukturen werden durch hohen Bewegungsradius in ihrer Explosivität geschult	▪ Standstabilität als Anker für Schnellkraftbewegungen ohne Ortswechsel
HERAUS-FORDERUNGEN	▪ Unsichere Standstabilität erschwert Bedingungen für explosive Rückschlagbewegung	▪ Verfestigte Gewebeabschnitte im Übertragungsverlauf behindern Durchlässigkeit für Spannungsaufbau in der Vorderleitbahn, insbesondere im Übergang zum Arm
NEXT LEVEL	▪ Umfasse für die Übung die Schwimmnudel mit beiden Händen zugleich. Das ergibt weniger Schwungkraft, sodass die Stärke mehr aus der myofaszialen Kraftübertragung der Körpermitte gezogen werden muss.	▪ Gehe weiter von der Wand weg und zusätzlich in einen weiteren Ausfallschritt, sodass der Radius größer wird und die Mobilität mehr aus der Verschieblichkeit in den kleinteiligen Strukturen kommen muss.

NEST

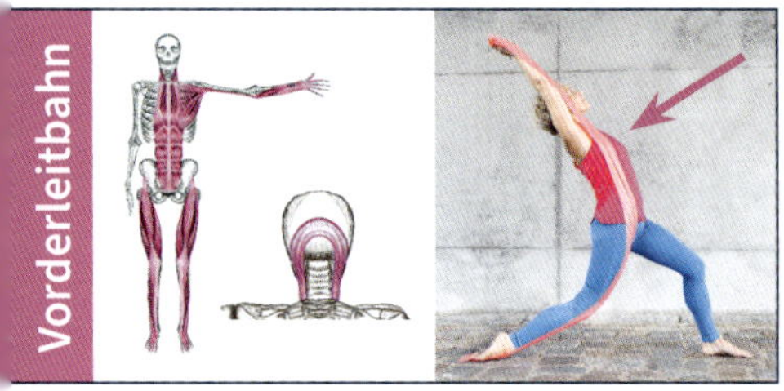

Equipment: Matte
Wiederholungen: 30–60 Sekunden pro Seite oder 5 Atemzüge (siehe unten)
Ausgangsposition: Bauchlage

1. Lege dich auf den Bauch. Beuge das rechte Knie so, dass die Ferse Richtung Gesäß sinkt, und greife mit der gleichseitigen Hand den Fuß über die Zehen hinweg am Fußrücken. Strecke den anderen Arm lang nach vorn aus. Achte darauf, dass du den Nacken in Verlängerung der Wirbelsäule hältst.
2. Drücke nun den Fußrücken kräftig gegen die Hand und bewege den Unterschenkel vom Gesäß weg, sodass eine Ringspannung entsteht. Dadurch hebt sich der Oberkörper an. Halte die Brust-Arm-Aufspannung für 5 Atemzüge oder 30 bis 60 Sekunden.

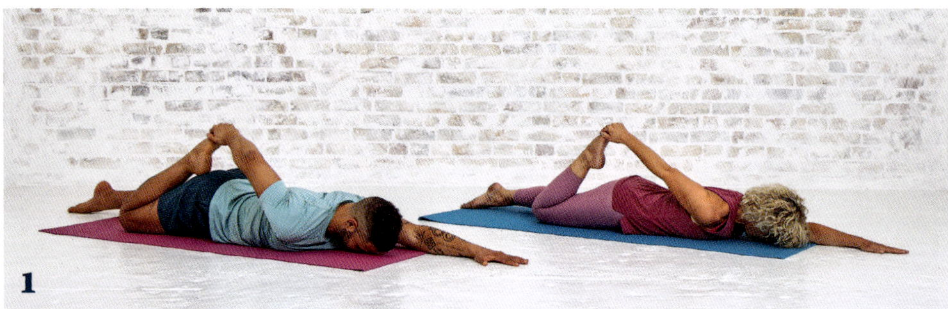
1

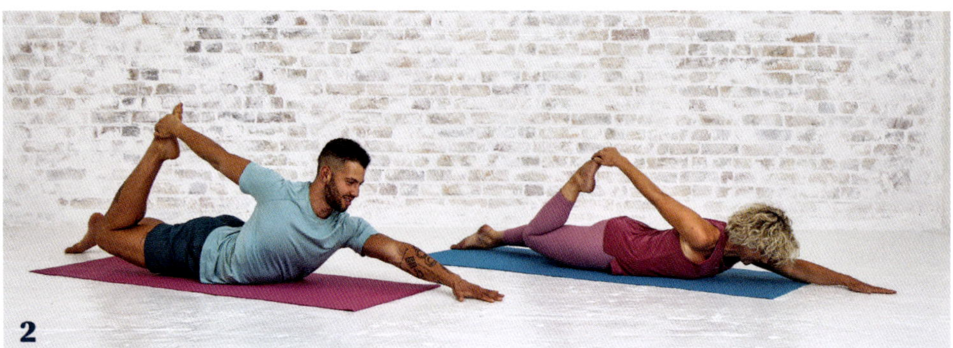
2

Sanfter Einstieg

Um den Oberkörper aufrichten zu können, wird Dehnfähigkeit im Brust-Arm-Bereich und eine gewisse Ringspannung benötigt. Sollte dir dies schwerfallen, lege dich für die Übung entweder auf die Seite und greife den Fuß oder nutze ein Tuch oder einen Gurt, um die Fußspitze zu erreichen.

Benefit

Dauerhaftes Sitzen mit wenig Bewegung schwächt die Vorderleitbahn in der Leiste und im Schulterbereich. Durch die Aufspannung wird hier gezielt ein Kraftaufbau erreicht.

STÄRKEN	▪ Körperweite Beweglichkeit gibt notwendigen Raum für Aufspannung der Vorderleitbahn	▪ Hohes Kraftpotenzial des Oberschenkels unterstützt Hereinziehen in Aufspannung der Brust-Arm-Strukturen
HERAUS-FORDERUNGEN	▪ Fehlende Kraft in Oberschenkel und Arm erschwert es, sich dauerhaft im Lot zu halten	▪ Mangelnder Raum im Brustkorb begrenzt Dehnfähigkeit in Rückbeuge
NEXT LEVEL	▪ Greife mit beiden Händen die gleichseitigen Füße. Beginne vor- und zurückzuschaukeln. Es benötigt eine vorbereitende Gegenbewegung in der Vorderleitbahn, um Schwung zu holen. Halte die Knie beieinander.	▪ Greife mit beiden Händen einen Fuß. Dadurch weicht der Körper weniger zur Seite aus und wird noch mehr in seiner Dehnfähigkeit gefordert.

TELEFONHÖRER PLUS »O-O-REGEL«

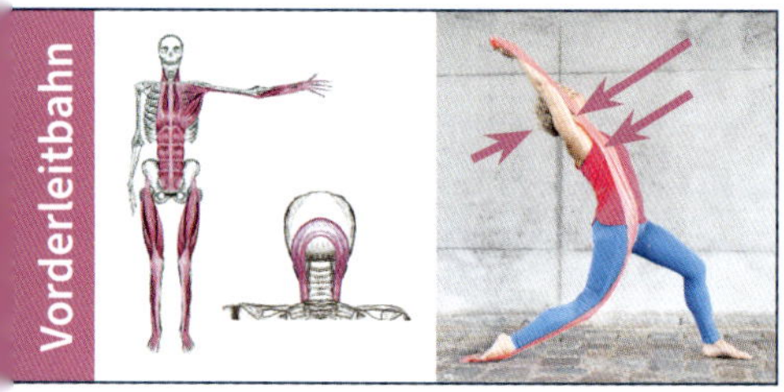

Equipment: ggf. ein Spiegel zur Korrektur
Wiederholungen: 8-mal pro Seite
Ausgangsposition: Stand

1. Balle mit einer Hand eine Faust und spreize Daumen und kleinen Finger ab (»Telefonhörer«).
2. Berühre mit dem Daumen das obere Ende des Brustbeins und mit dem kleinen Finger das untere Ende. Das erzeugt bereits eine leichte Spannung zwischen den Fingern.
3. Strecke nun das Brustbein so nach vorn oben, dass sich der Abstand zwischen den Fingern vergrößert, was sich auch durch eine stärkere Spannung äußert.
4. Hebe den freien Arm gestreckt hoch, bis sich der Oberarm (»O«) neben dem Ohr (»O«) befindet, was während der Übung bestehen bleibt (»O-O-Regel«). Wichtig ist, dass der Oberarm nicht am Ohr »klebt«, sondern die Schulter tief bleibt und so Luft zwischen Oberarm und Ohr ist.
5. Kombiniere nun die »Telefonhörer«-Übung mit der »O-O-Regel« und neige dich dementsprechend mit dem Oberkörper zurück. Wechsle die Seite.

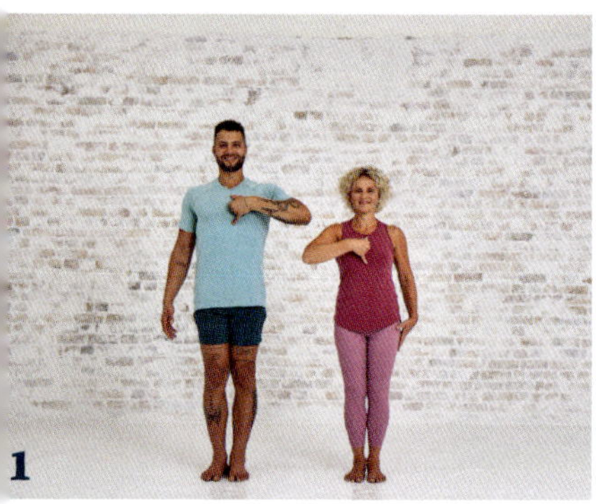
1

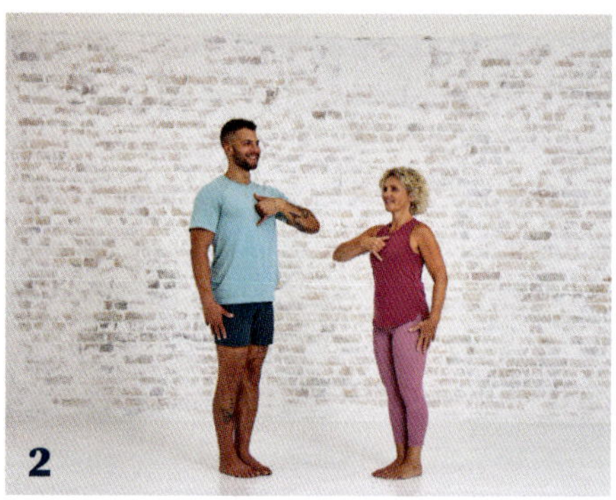
2

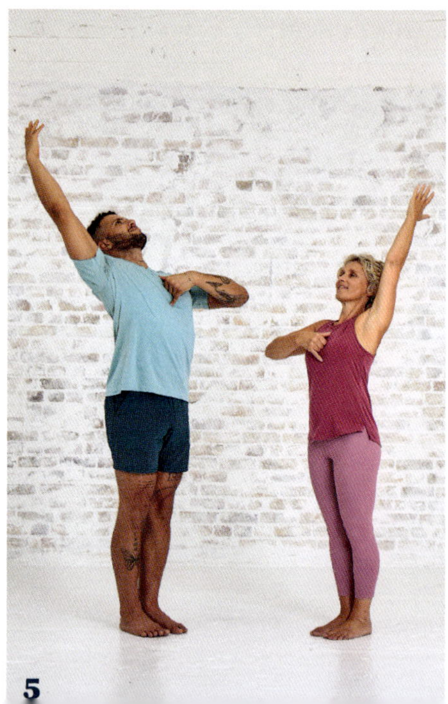
5

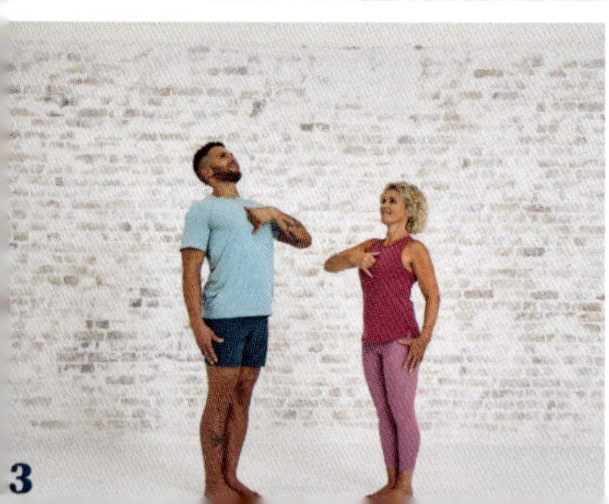
3

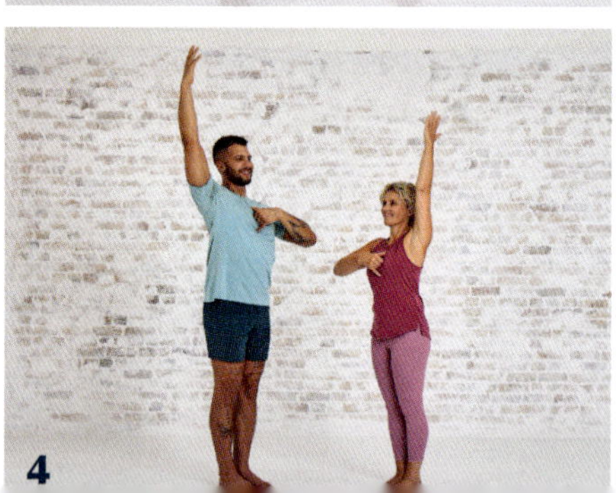
4

Sanfter Einstieg

Die Ausführung benötigt ein gutes Körpergefühl. Um dieses zu schulen, nimm einen Spiegel für die optische Korrektur zur Hilfe.

Benefit

Mit der taktilen Unterstützung wird die Brustwirbelsäule bewusst nach vorn geöffnet und über die Wiederholungen mobilisiert. Die bogenförmige Aufspannung der Vorderleitbahn bekommt so in diesem Abschnitt Durchlässigkeit. Bleiben Oberarm und Ohr auf einer Höhe, ergibt das eine optimale Aufspannung zwischen Brustbein und Hinterkopf, also dem oberen Abschnitt der Vorderleitbahn.

STÄRKEN	▪ Hoher Grad an Geschmeidigkeit ermöglicht Feinstbewegungen in den Strukturen	▪ Gute Kraftübertragung verbindet in der Rückbeuge alle Leitbahnbereiche
HERAUS-FORDERUNGEN	▪ Falsche Eigenwahrnehmung sorgt für unangemessene Überstreckung einzelner Bereiche	▪ Mangelnde Mobilität in tiefen Strukturen der Brustkorbregion und fehlende Länge im Hals-Nacken-Bereich
NEXT LEVEL	▪ Stelle dich in einen weiten Ausfallschritt und neige dich kraftvoll wie beschrieben zurück. Um die Kraftanstrengung zu erhöhen, lasse den Arm unten und nutze die »O-O-Regel« nur gedanklich. Wechsle nach einigen Wiederholungen die Seite.	▪ Um mehr Mobilität einzubinden, führe die Übung im Ausfallschritt aus und leite so die Aufspannung bis zum Fuß weiter. Der gestreckte Arm und das hintere Bein sind gleichseitig. Wechsle nach einigen Wiederholungen die Seite.

KOPF HOCH

Vorderleitbahn

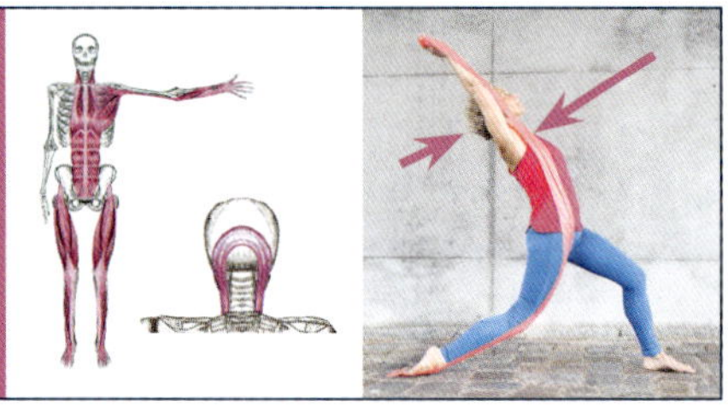

Equipment: flexibles Band; für »Next Level« Luftballon
Wiederholungen: 8-mal je Position
Ausgangsposition: Stand; bei »Next Level« Partnerübung oder frontal zu einer Wand

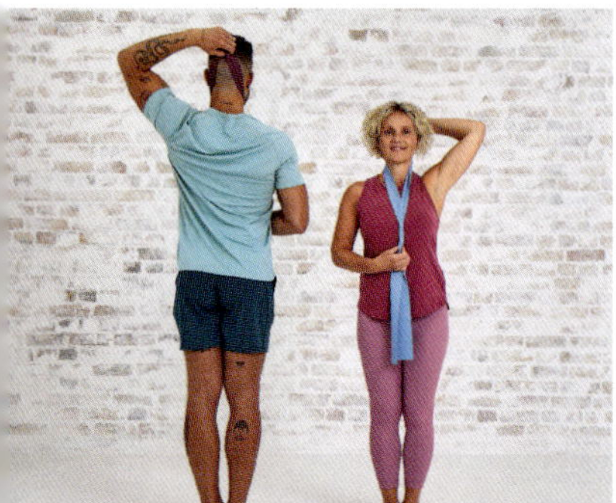
1

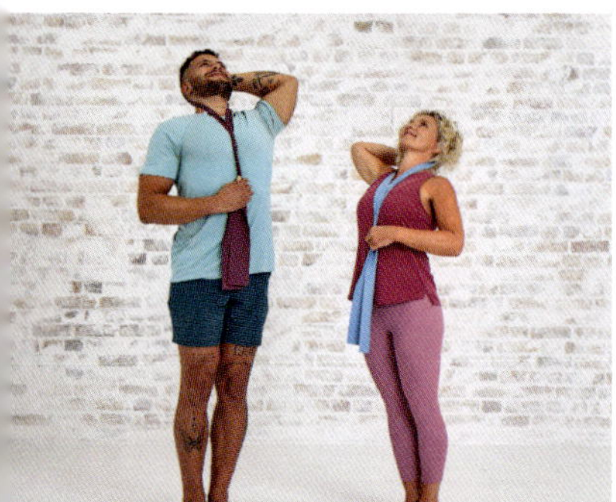
2

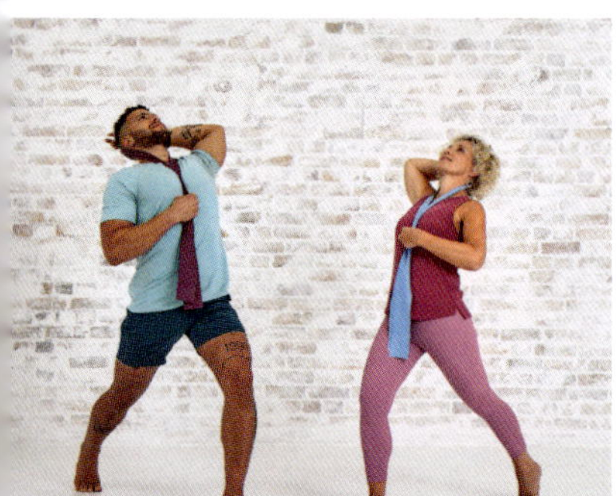
3

1. Nimm ein flexibles Band und halte dessen Mitte mit einer Hand am Hinterkopf, kurz über der Schädelkante. Positioniere die Finger so, dass das Band etwa 5 cm breit anliegt. Greife mit der anderen Hand die vorn herunterhängenden Bandhälften auf Brustbeinhöhe, drehe diese etwas zusammen, ziehe das Band in eine leichte Spannung und fixiere es mit der Hand am unteren Ende des Brustbeins. Nun hast du eine Schlaufe, die das Brustbein über die seitlichen Halsanteile mit dem Hinterkopf verbindet.
2. Ziehe den Bandabschnitt zwischen den Händen in die größtmögliche Länge, indem du das Brustbein nach vorn und den Hinterkopf nach hinten intensiv hochstreckst. Halte dort für 2 ruhige Atemzüge, lasse locker und gehe wieder in die Streckung.
3. Stelle dann das Bein auf der Seite, wo die Hand am Hinterkopf liegt, zurück und hebe die Ferse. Strecke zusätzlich das Becken vor. Wechsle nach mehreren Wiederholungen mit den Händen und Beinen die Seite.

Sanfter Einstieg

Fordert die feinmotorische Ausrichtung von Brustbein und Kopf eine hohe Konzentration, verzichte vorerst auf das Zurückstellen eines Beins.

Benefit

Die Führung des Bandes ist dem oberen Teil der Vorderleitbahn nachempfunden, die sich oberhalb des Brustbeins teilt und sich seitlich die Kopfwender entlang am unteren Hinterkopf zu einer Schlaufe wieder vereint. Mit der Längenveränderung im Band wird die Dehnfähigkeit, Mobilität und Kraft im oberen Abschnitt der Vorderleitbahn verbessert. Um den Zugreiz im gesamten Leitbahnverlauf durchgängiger zu machen, wird über den nach hinten gestellten Fuß auch der restliche Teil der Vorderleitbahn aktiviert und dann mit der Beckenstreckung aufgespannt. Zugunsten der Durchführbarkeit wird auf den Spannstütz verzichtet.

STÄRKEN	▪ Ausgebaute Kopfbeweglichkeit bringt Raum in Nackenstrukturen	▪ Kraftpotenzial kann eingesetzt werden, um Schulter-Nacken-Partie in Extension zu trainieren
HERAUSFORDERUNGEN	▪ Verminderte Zugstärke in den Kopfwendern erhöht Kraftaufwand	▪ Einschränkender Einsatz großer Muskelgruppen als Kompensation mangelnder Mobilität aufgrund einer verfestigten Muskel-Sehnen-Platte im Schultergürtel (»Stiernacken«)
NEXT LEVEL	▪ Um die Nackenpartie zu stärken, nimm einen gefüllten Luftballon. Stelle dich frontal nah an eine Wand und lege den Ballon zwischen Stirn und Wand. Um die volle Kraft aus den Nackenstrukturen zu generieren, stütze dich mit den Armen ab. Drücke nun so fest wie möglich mit der Stirn gegen den Ballon. Durch die Instabilität des Ballons werden viele kleine Kraftübertragungswege beansprucht. Für noch mehr Intensität führe die Übung mit einer weiteren Person aus. Haltet euch dazu an den Händen und drückt beide gleichzeitig gegen den Ballon.	▪ Um die Nackenpartie zu mobilisieren, nimm einen etwa dreiviertel gefüllten Luftballon. Führe die Übung mit einer weiteren Person aus (alternativ an einer Wand). Stellt euch frontal nah zueinander und legt den Ballon zwischen eure Stirnen. Die Arme sind jeweils frei beweglich. Drückt nun im spaßigen »Wettkampfmodus« gegen den Ballon. Durch die gemeinsame Instabilität wird zwischen zahlreichen Kraftübertragungswegen hin- und hergewechselt und so der Bewegungsspielraum vergrößert.

AKTIVE ACHILLESSEHNE

Rückleitbahn

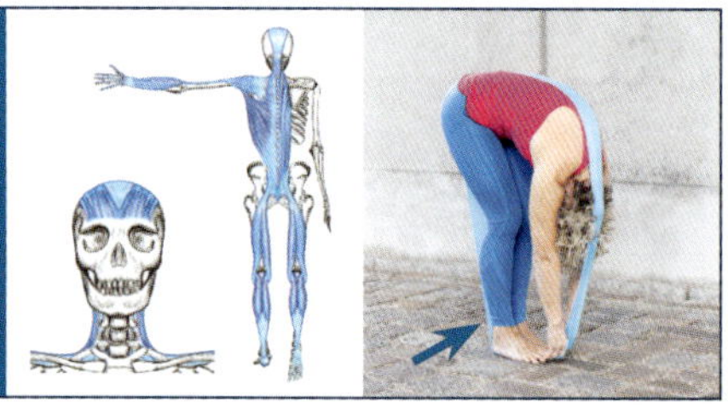

Equipment: instabile Erhöhung (ca. 3–5 cm hoch, z. B. Schwimmnudel)
Wiederholungen: 8-mal pro Seite
Ausgangsposition: freier oder locker gestützter Stand

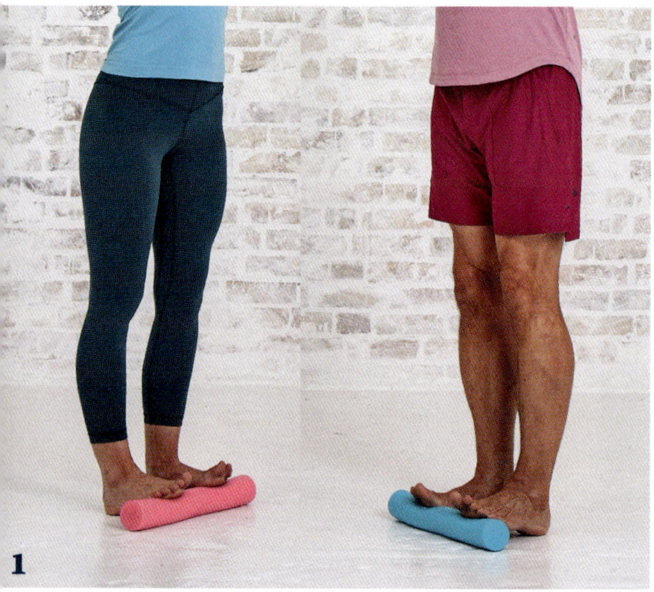

1

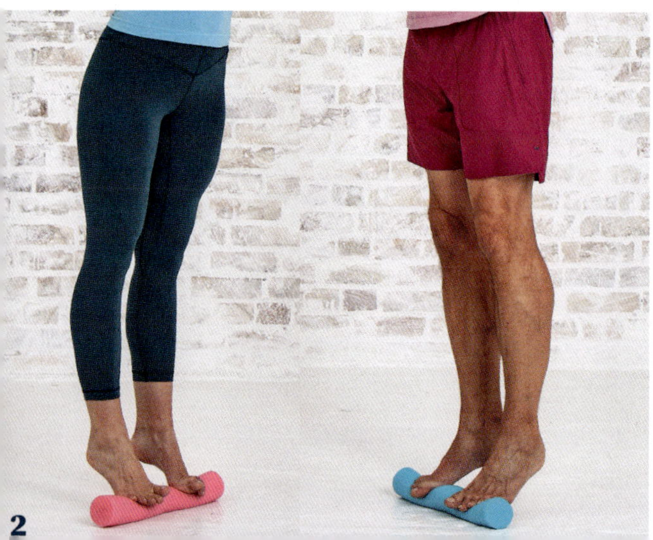

2

1. Stelle dich mit den Fußballen (möglichst barfuß) auf eine wackelige Erhöhung und lasse die Fersen am Boden, sodass der Vorderfuß höher steht. Ziehe zusätzlich die Zehen in Richtung Schienbein. Bleibe zunächst in dieser Haltung und atme ruhig 4-mal ein und aus.
2. Hebe die Fersen, so hoch du kannst, und halte sie für möglichst 4 Atemzüge in der Luft, sodass das ganze Gewicht mit dem Vorderfuß auf der instabilen Erhöhung liegt.

Sanfter Einstieg

Wenn das Halten des Gleichgewichts die Effektivität der Ausführung einschränkt, stelle nur einen Fuß auf die Erhöhung und lasse den anderen auf dem Boden. Hebe beide Fersen hoch. Wechsle dann die Seiten.

Benefit
Der Zug über die Zehen bewirkt eine Aufspannung innerhalb der Rückleitbahn, von der Unterseite der Zehen über die Fußsohle (Plantarfaszie), das Fersenkissen und die Achillessehne bis zur Wade und dann schwächer werdend die Beinrückseiten und den Rücken hinauf bis zum Kopf. Durch das Wackeln entsteht ein Wechselspiel der kleinteiligen Strukturen in Fuß und Unterschenkel, die immer wieder unterschiedlich reagieren und miteinander kommunizieren müssen. Je instabiler der Untergrund ist, desto mehr wird ein geschmeidiger Bewegungsablauf zwischen Aufspannung und Zentrierung gefördert.

STÄRKEN	▪ Variable Anpassungsfähigkeit ermöglicht eine bewegliche Balance durch Ausgleichbewegungen	▪ Hohe Körperspannung hält gut das Gleichgewicht und lässt Konzentration auf Hoch-Runter-Bewegungen zu
HERAUS-FORDERUNGEN	▪ Fehlende Stabilität wird durch unerwartete Bewegungen gefordert	▪ Mangelnde Verschieblichkeit in kleinen und tiefen Gewebestrukturen beschränkt Streckung der Beinrückseiten
NEXT LEVEL	▪ Um die Kraftintensität zu steigern, führe die Übung mit einem Fuß auf der Erhöhung und dem anderen angehoben in der Luft aus. Starte mit einer leichten Unterstützung des Gleichgewichts, indem du eine Hand an eine Wand legst. Wechsle die Seiten.	▪ Um eine höhere Längentoleranz zu erreichen, beuge in der Ausgangsposition die Knie und neige den Oberkörper mit der Stirn in Richtung Oberschenkel vor. Wenn möglich, fasse mit den Fingern unter die Zehen. Strecke und beuge langsam im Wechsel die Knie. Die Fersen bleiben am Boden.

FRÖSCHE

Rückleitbahn

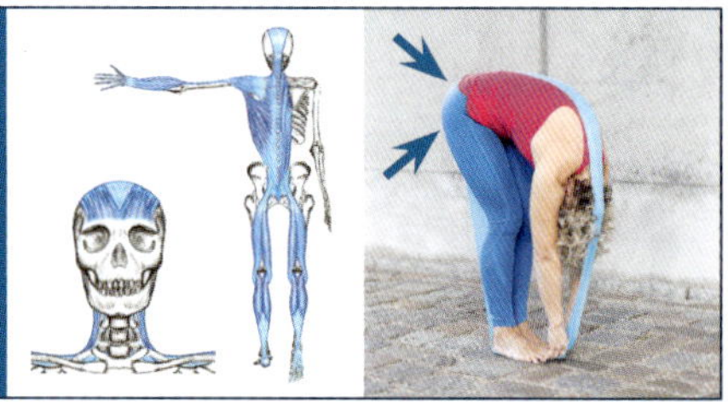

Equipment: ggf. Matte
Wiederholungen: 10–30-mal
Ausgangsposition: Stand

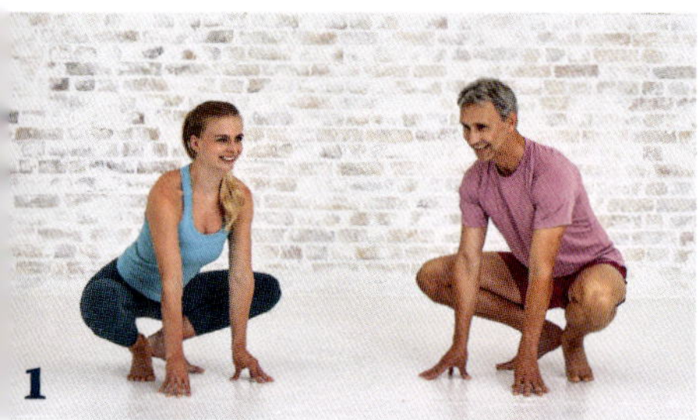

1

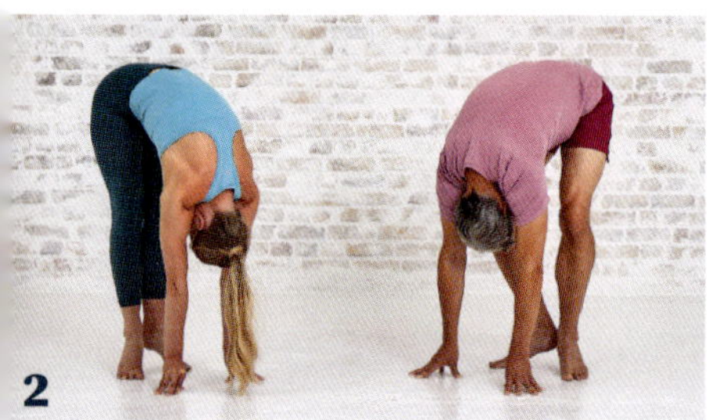

2

1. Stelle dich barfuß so hin, dass sich die Fersen berühren und die Fußspitzen nach außen zeigen. Gehe in die Hocke, wobei sich die Fersen weiterhin berührend anheben. Setze die Fingerspitzen vor den Füßen auf und richte den Rücken auf. Dazu zieht das Brustbein nach vorn oben, während der Nacken lang und entspannt bleibt. Atme in dieser Position durch die Nase ein.
2. Hebe nun das Gesäß hoch, sodass sich die Beine weitmöglichst strecken. Bleibe dabei auf den Zehenspitzen, die Fersen halten während der gesamten Übung Kontakt. Neige zeitgleich die Stirn so nah wie möglich zu den Oberschenkeln, sodass sich der Rücken-Nacken-Bereich bogenförmig aufspannt. Atme dabei durch die Nase aus. Mit der nächsten Einatmung senke das Gesäß zurück zu den Fersen und richte den Oberkörper wieder auf. Führe die Übung zunächst ein paar Mal langsam aus. Beschleunige das Tempo nach und nach so, dass eine elastische Bewegung daraus entsteht.

Sanfter Einstieg

Ist der Dehnschmerz in den Beinrückseiten zu stark, lege dir eine Erhöhung unter die Hände.

Benefit

In der Vorbeuge wird die Rückleitbahn besonders in den Beinaußenseiten und den weiterführenden Strukturen über den Rücken bis zum Nacken aufgespannt. Langsam ausgeführt und in der Endposition ausgeweitet, verhilft das Strecken und Beugen zu einer reibungsloseren Verschieblichkeit und Dehnfähigkeit der rückwärtigen Beinstrukturen und des unteren Rückens. Bei schneller, katapultartiger Ausführung wird der ruckartige Recoil-Effekt in den Endpositionen genutzt, um eine bessere Elastizität in diesen Strukturen zu erreichen.

STÄRKEN	▪ Großer Bewegungsradius kann bei dieser Übung voll ausgekostet werden	▪ Leistungsstärke im Rücken-Schulter-Bereich verteilt Kraftanstrengung langkettig und bewirkt Durchlässigkeit für oft überlastete Region
HERAUSFORDERUNGEN	▪ Einige Abschnitte der Rückleitbahn werden bei hoher Wiederholungszahl überlastet, während andere Bereiche aufgrund ihrer Länge gar nicht integriert werden	▪ Feste Bereiche verringern Überstreckungsradius
NEXT LEVEL	▪ Mache eine Pause, wenn du an die Kraftausdauergrenze kommst. Stelle dich hin, schüttele die Beine aus und gehe ein paar Schritte. Führe die Übung danach noch einmal so lange aus, bis du wieder an deine Kraftausdauergrenze kommst.	▪ Verbleibe in der Vorbeuge und atme in dieser Position mehrmals ruhig ein und aus. Bewege den Oberkörper langsam so weit, wie du kommst, zu einer Beinaußenseite, dann wechsle zum anderen Bein. Komme wieder in die Mitte und senke nun langsam im Wechsel eine Ferse nach der anderen Richtung Boden, ohne die Stellung des Oberkörpers zu verändern. Damit haben die Strukturen Zeit, weicher zu werden, mehr nachzugeben und ihre Schutzspannung loszulassen.

KRAFTBOGEN

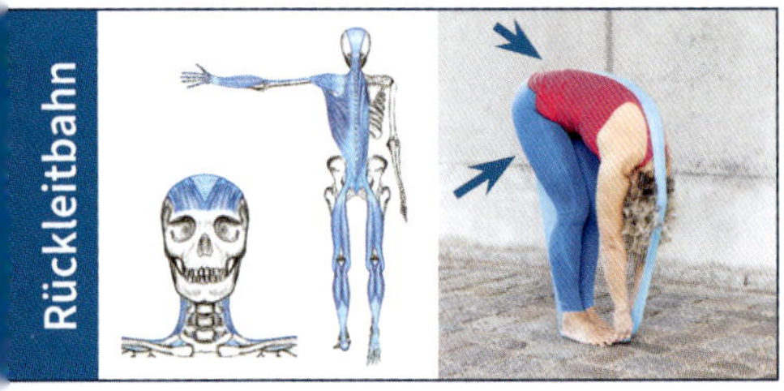

Equipment: Gewicht (z. B. FASZIO® Ring, 2,5 kg), ggf. Band für Schlaufe; für »Next Level« schwereres Gewicht (Elfe), flexibles Band (Wikinger)
Wiederholungen: 8-mal pro Seite
Ausgangsposition: Stand

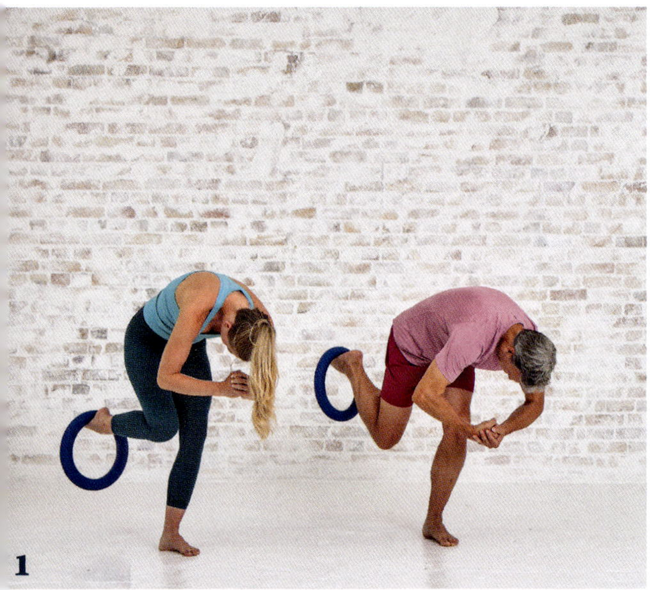
1

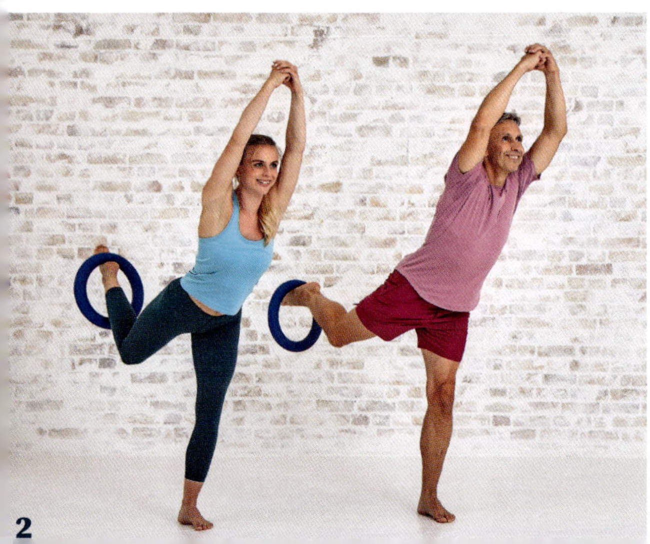
2

1. Nimm ein Gewicht, durch das du den Fuß stecken kannst (binde bei Bedarf ein Band herum, das du an den Enden zur Schlaufe verknotest). Bleibe auf einem Bein stehen und hebe mit der Sohle des anderen das Gewicht nach hinten oben an. Falte die Hände auf Brusthöhe ineinander. Spanne die Rückleitbahn auf, indem du Stirn, Hände und Knie im Bogen zueinander ziehst. Halte dies 5 Sekunden.
2. Zentriere die Strukturen der Rückleitbahn, indem du deinen Oberkörper und die Arme aufrichtest und das Bein hinten hochschiebst. Dabei drehst du die Handflächen nach außen und ziehst die Schulterblätter zueinander. Halte diese Position ebenfalls 5 Sekunden. Wechsle mehrmals zwischen Aufrichtung und Kontraktion.

Sanfter Einstieg

Ist das Anheben eines Gewichts zu schwer, lasse es einfach weg. Auch mit dem Einsatz des eigenen Körpergewichts ist diese Übung eine wirkungsvolle Mobilisation für die Kraftübertragungswege in der Rückleitbahn.

Benefit

Die Positionierung des Gewichts fordert intensiv den hinteren Oberschenkel und den Po sowie deren fasziale Kontinuität. Das Aufspannen der gesamten Rückleitbahn ist eine vorbereitende Gegenbewegung, um anschließend kraftintensiver zu performen. Die zusätzliche Einbindung des Rückens und der Arme ermöglicht es, die erforderliche Kraft aus der gesamten Rückleitbahn zu generieren.

STÄRKEN	▪ Großer Bewegungsradius kann bei dieser Übung voll ausgekostet werden	▪ Leistungsstärke im Rücken-Schulter-Bereich verteilt Kraftanstrengung langkettig und bewirkt Durchlässigkeit für oft überlastete Region
HERAUS-FORDERUNGEN	▪ Erforderlicher Krafteinsatz in schwächeren Strukturen wird von größeren Muskelabschnitten übernommen, wodurch einerseits eine Verkümmerung und andererseits eine Überlastung entstehen	▪ Feste Bereiche verringern Überstreckungsradius
NEXT LEVEL	▪ Nimm mehr Gewicht für die beschriebene Übung, sodass die Kraftanstrengung höher wird und die Leistungsfähigkeit steigt.	▪ Binde ein Ende eines flexiblen Bandes zu einer Schlaufe, in die du einen Fuß stellst. Stelle dich mit dem anderen Bein als Standbein mittig auf das Band und greife mit beiden Händen von oben das andere Bandende. Ziehe das Band über die Rückleitbahn mit dem Fuß in der Schlaufe nach hinten und mit den Händen nach vorn oben auseinander. Der Krafteinsatz erfolgt so in einem größeren Radius und fordert mehr Beweglichkeit.

TROMMELWIRBEL

Rückleitbahn

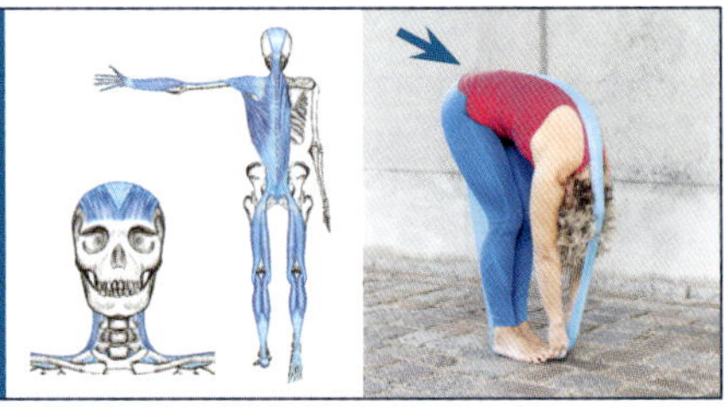

Equipment: 2 nachgebende, längliche Gegenstände (zum Beispiel Schwimmnudeln oder gerollte Matten); für »Next Level« breiterer und schwererer länglicher Gegenstand (z.B. gerollte Matte oder festes Kissen)
Wiederholungen: 8-mal à 30 Sekunden
Ausgangsposition: breiter Stand

1. Stelle dich breitbeinig, mit locker gebeugten Knien hin. Greife mit jeder Hand einen schmalen länglichen Gegenstand, beuge dich vor und spanne dabei den Rücken-Schulter-Bereich auf. Trommle nun energiegeladen links und rechts im Wechsel auf den Boden. Nimm den ganzen Körper mit in die Trommelbewegung hinein, werde wilder und variiere die Richtung am Boden: Trommle weiter vor, zur rechten und linken Seite.

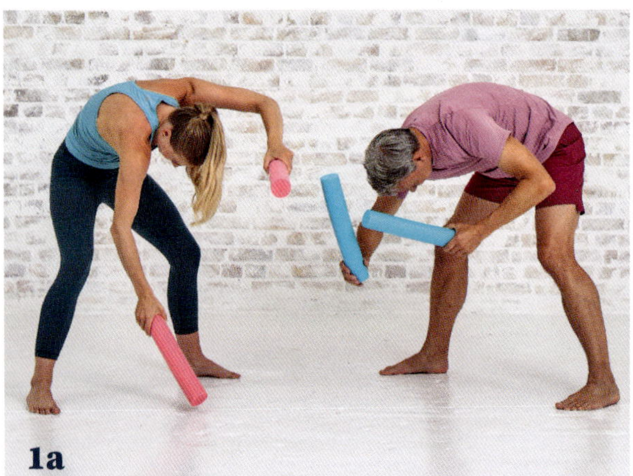

1a

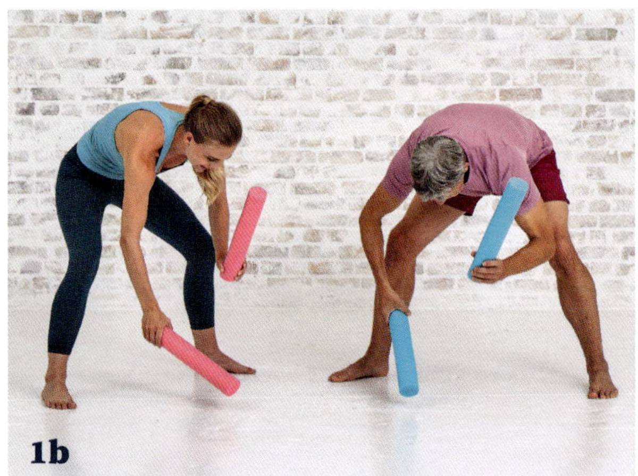

1b

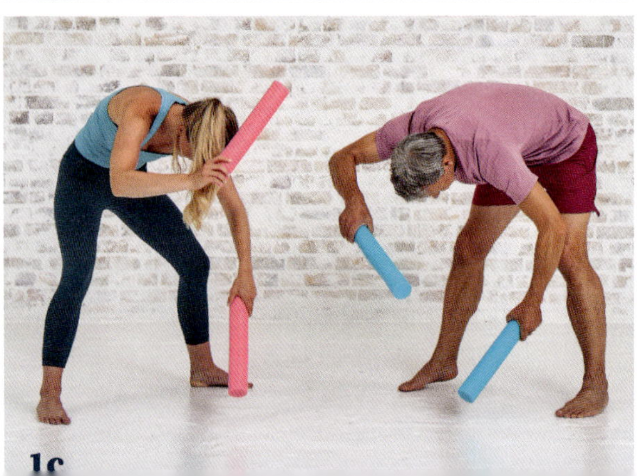

1c

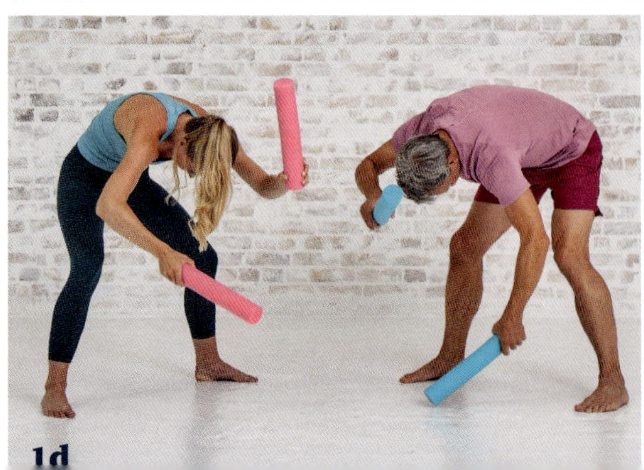

1d

Sanfter Einstieg
Fällt es dir schwer, dich so weit nach unten zu beugen, dass der Boden erreicht wird, trommle auf einer Erhöhung wie zum Beispiel der Sofasitzfläche.

Benefit
Durch die bogenähnliche Aufspannung der Rückleitbahn wird insbesondere der untere Rücken trainiert, da er durch die natürliche Integration in die Bewegung zeitgleich sowohl entlastet (leitbahnweite Belastungskompensation) als auch dreidimensional gefordert wird (mehrdirektionale Kraftgenerierung). Je freier und weiträumiger die Übung ausgeführt wird, desto mehr werden Funktionalität und Sturzprävention trainiert.

STÄRKEN	▪ Erhöhte Beweglichkeit verbessert Bewegungsradius der Schultern	▪ Grundsätzliche Stabilität ermöglicht zusätzliche Energiebereitstellung und steigert Schnellkraft und Reaktionsfähigkeit
HERAUS-FORDERUNGEN	▪ Geringe Stabilität der Strukturen im Körper erschwert die Bereitstellung von Kraft und Elastizität im Rumpfbereich	▪ Fehlende Durchlässigkeit im unteren Rücken verringert Bewegungskompetenz für mehrdirektionale Ausführung
NEXT LEVEL	▪ Halte mit beiden Händen einen schwereren Gegenstand und trommle damit auf den Boden. Dadurch verkürzt sich der Bewegungsradius und es entstehen eine erhöhte Kraftanforderung und eine Stabilisierung des Schultergürtels.	▪ Stelle dich auf einen wackeligen Untergrund (zum Beispiel eine gerollte Matte), um auch die Gleitfähigkeit der tiefen Strukturen zueinander zu erhöhen.

LANGSITZ

Rückleitbahn

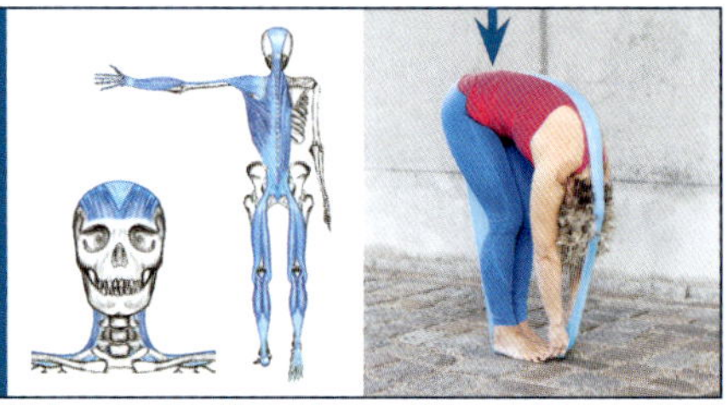

Equipment: Matte
Wiederholungen: 10–30-mal
Ausgangsposition: Sitz

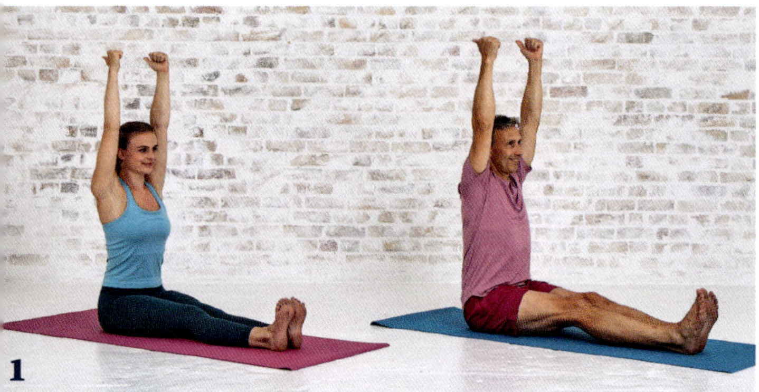

1

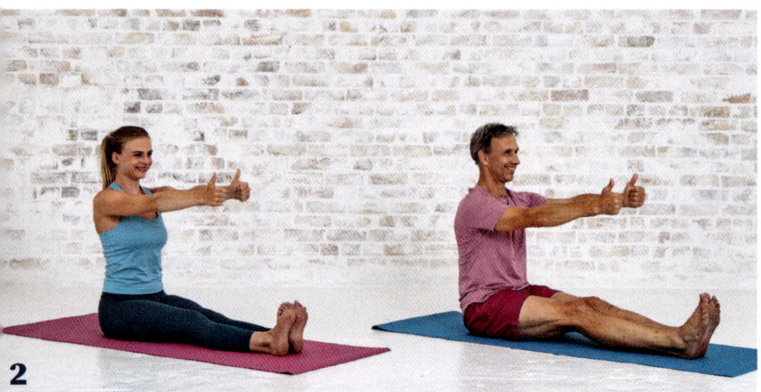

2

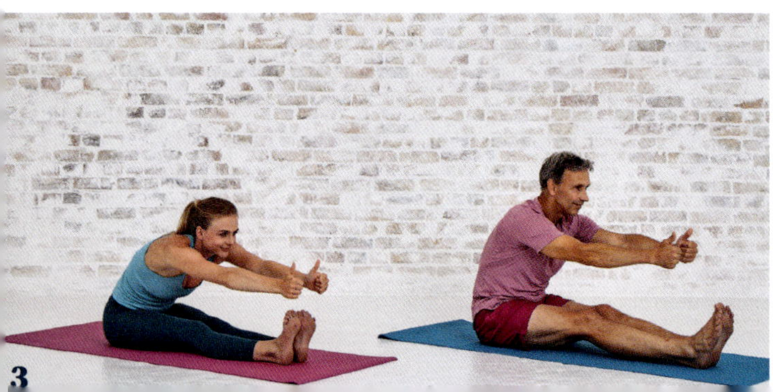

3

1. Setze dich hin, strecke die Beine lang nach vorn aus, sodass sich die Zehen gerade nach oben ausrichten, und ziehe die Fußballen zum Schienbein. Strecke die Arme seitlich nach oben, rolle die Finger ein, der Daumen steht ab, und atme ein.
2. Senke die Arme vor dem Körper bis auf Schulterhöhe und lasse die Schulterblätter nach unten gleiten.
3. Wippe nun kraftvoll nach vorn und lasse dich wieder in die Ausgangsposition federn. Wiederhole mehrmals dynamisch.

Sanfter Einstieg

Sollte die Bewegung für den unteren Rücken zu ruckartig sein, federe zunächst nur leicht vor.

Benefit

Durch das Heranziehen der Fußballen und Zehen wird der untere Abschnitt der Rückleitbahn aktiviert. Die Wippbewegungen trainieren die Rückleitbahn in ihrer Elastizität, insbesondere im unteren Rücken. Dies unterstützt eine Kraftverteilung durch den gesamten Körper.

STÄRKEN	▪ Gute Aufdehnungsfähigkeit der gesamten Rückleitbahn ermöglicht es, weit nach vorne zu kommen	▪ Große Stabilität in haltenden Strukturen wird für gute Rückfederung genutzt
HERAUS-FORDERUNGEN	▪ Fehlende Festigkeit in Wippbewegung erschwert kraftvolle Rückfederung	▪ Typbedingte Mobilitätseinschränkungen im unteren Rücken und in den Beinen begrenzen Bewegungsradius
NEXT LEVEL	▪ Schlage die Beine übereinander und presse die Fußaußenkanten aneinander. Wechsle nach ein paar Wiederholungen die Beine.	▪ Wippe in verschiedene Diagonalen nach vorn.

ELASTISCHER RÜCKEN

Rückleitbahn

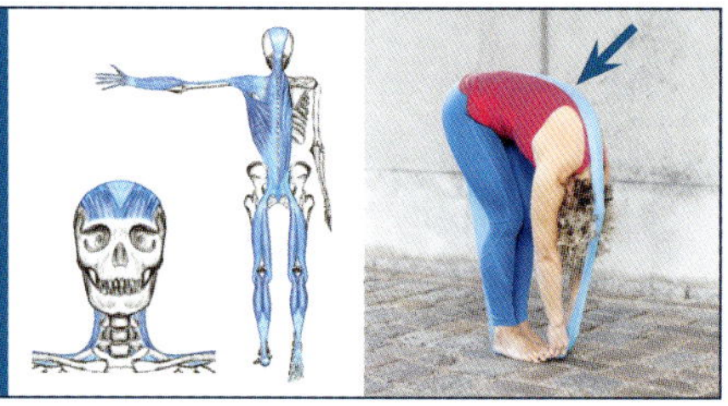

Equipment: Gewicht mit losem Inhalt (z. B. mit Sand oder Wasser gefüllte Flasche oder FASZIO® Ring, 2,5 kg)
Wiederholungen: 4-mal pro Seite
Ausgangsposition: Ausfallschritt

1. Greife mit beiden Händen das Gewicht an einem Ende. Stelle einen Fuß vor und beuge dich bogenförmig zu diesem nach unten. Wippe durchlässig mit dem ganzen Körper und bewege das Gewicht dynamisch rauf und runter. Drehe dich dabei von einer Seite zur anderen um den vorderen Fuß herum. Wechsle die Seiten.

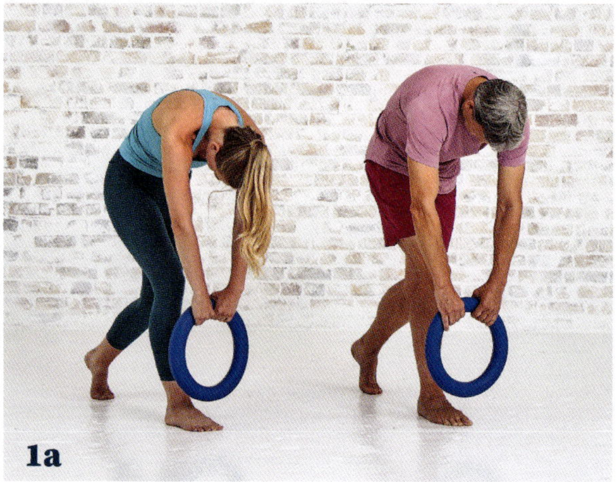

1a

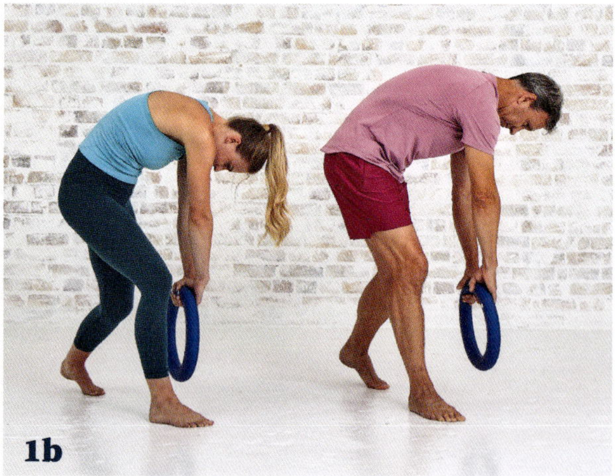

1b

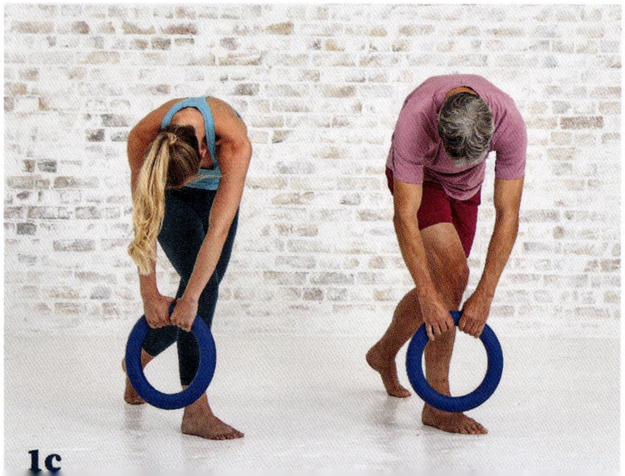

1c

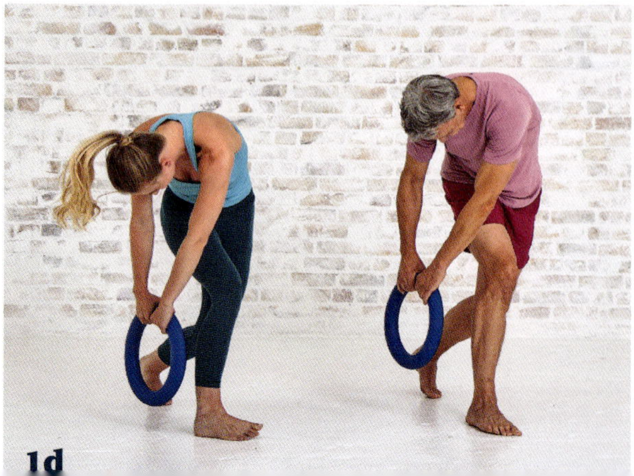

1d

Sanfter Einstieg
Ist das Bewegen eines Gewichts zu schwer, lasse es einfach weg. Auch mit dem Einsatz des eigenen Körpergewichts bewirkt diese Übung eine Verbesserung der Verschieblichkeit in der Rückleitbahn.

Benefit
Mit dem nach vorn gestellten Fuß und der vorgebeugten Haltung spannt sich die Rückleitbahn von Fuß bis Kopf auf. Die Wippbewegung bewirkt ein schnelles Gegeneinanderverschieben der Strukturen innerhalb der Faszie, wodurch Verklebungen gelöst werden. Das Zusatzgewicht hilft, die zugelastischen Anteile zu trainieren. Der lose Inhalt wirkt zusätzlich auf die tiefer liegenden myofaszialen Bereiche. Gleichzeitig erfolgt eine anregende Organmassage.

STÄRKEN	▪ Ausgiebige Dehnbarkeit im Gewebe ermöglicht Bewegungen in verschiedene Richtungen	▪ Mehrdirektionale Kraft im Rücken ermöglicht differenziertere Integration von elastischen und muskulären Anteilen
HERAUS-FORDERUNGEN	▪ Fragile rückwärtige Strukturen erschweren Kraftgenerierung	▪ Mangelnde Elastizität in Aufspannung und fehlende Kombination mit Beweglichkeit begrenzen Kraftgenerierung
NEXT LEVEL	▪ Nimm mehr Gewicht für die beschriebene Übung, sodass die Zugkraftanstrengung höher wird und die Leistungsfähigkeit für Schnellkraft steigt.	▪ Statt zu wippen, rolle das Gewicht am Boden im Halbkreis. Damit verlagert sich der Fokus auf die Vergrößerung des Bewegungsradius und der Mobilität.

ELASTISCHER PFLUG

Rückleitbahn

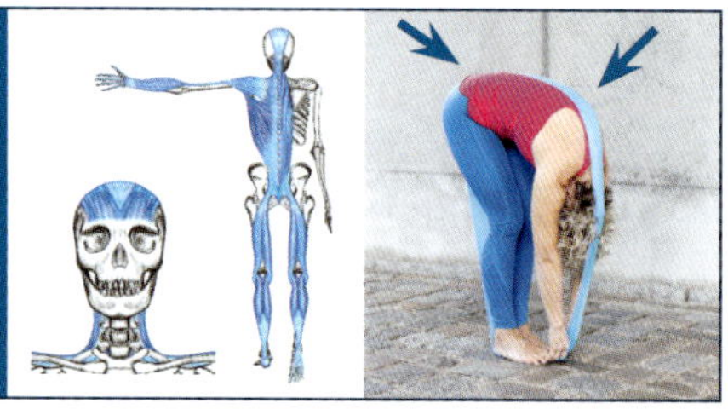

Equipment: Matte
Wiederholungen: 1-mal
Ausgangsposition: Rückenlage

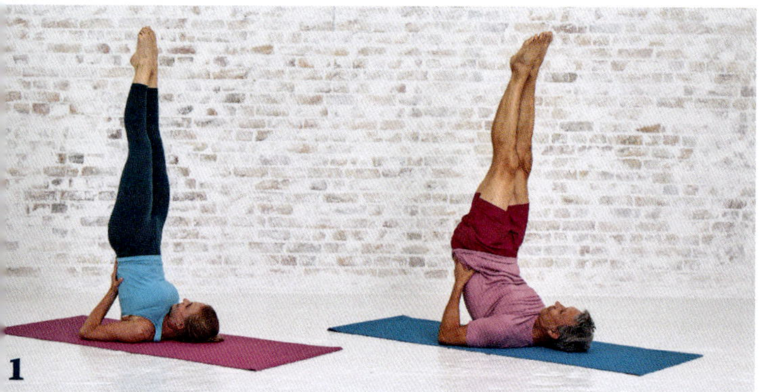

1

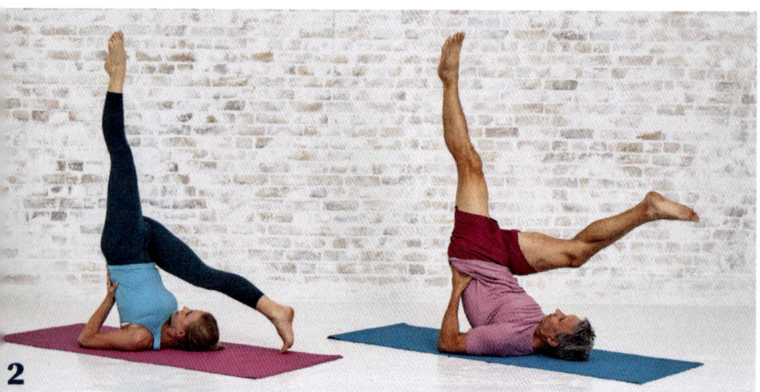

2

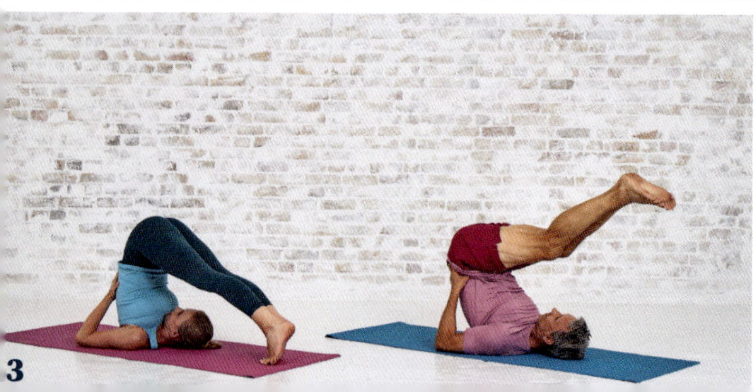

3

1. Komme aus der Rückenlage in eine Kerze und positioniere die Ellenbogen so, dass die Arme dich stabilisieren. Lege die Hände an den Rücken. Achte darauf, dass du das Körpergewicht auf Schultergürtel und Oberarmen lagerst. Der Nacken bleibt während der gesamten Übung unbelastet.
2. Ziehe die Zehenspitzen an, lasse eine Fußspitze Richtung Boden hinter den Kopf sinken und stelle die Zehen, wenn möglich, auf dem Boden ab. Ziehe mit der Ferse des nach oben ausgerichteten Beines Richtung Himmel. Atme 3-mal tief ein und aus. Bringe beide Beine wieder in eine Kerze. Wiederhole die Übung mit der anderen Seite.
3. Senke nun beide Füße Richtung Boden hinter den Kopf. Atme 3-mal tief in die Dehnung des unteren Rückens ein und aus und komme dann wieder in die Kerze. Ziehe die Knie zur Nase und rolle ganz langsam zurück in die Rückenlage. Bleibe in dieser Position noch 3 Atemzüge liegen, bevor du die Füße aufstellst und die Beine ausstreckst.

Sanfter Einstieg

Wenn es dir nicht möglich ist, in eine Kerze zu kommen, setze dich in den Langsitz, greife mit den Händen die Fußspitzen von oben oder nimm dir ein Band oder einen Schal, die du um die Fußballen legst. Senke den Scheitel Richtung Boden. Verbleibe in dieser Position und atme lang und tief.

Benefit

Durch das Gewicht der Beine entsteht eine starke Dehnung in der gesamten Rückleitbahn, aber primär im Lendenwirbelsäulenbereich, der vom Sitzen eher fest und unelastisch ist.

STÄRKEN	▪ Hohe Flexibilität der Rückleitbahn gibt Möglichkeit, in die volle Aufspannung zu kommen	▪ Ausreichend Kraft in Armen und Rumpf hilft, in die Kerze zu kommen und dort zu halten
HERAUS-FORDERUNGEN	▪ Mangelnde Arm- und Schulterstärke erschweren Haltekraft im Rumpf und Stabilität in der Kerze	▪ Typbedingte Steifigkeit sowie begrenzte Dehnfähigkeit der Beine erschweren volle Bewegungsausführung
NEXT LEVEL	▪ Spreize die Beine im Pflug weiter auseinander, ohne den Bodenkontakt zu verlieren.	▪ Variiere die Beinpositionen für eine größere Mobilität im unteren Rücken: Grätsche die Beine, lege die Füße in die »Froschposition«, werde kreativ und strecke die Beine in alle Richtungen.

FASZIALE RÜCKENPOWER

Rückleitbahn

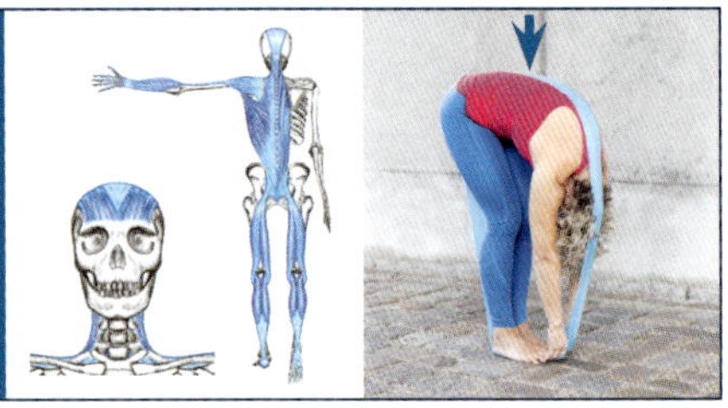

Equipment: flexibles Band
Wiederholungen: 2 Durchgänge à 8-mal
Ausgangsposition: enger Stand

1. Stelle beide Füße auf ein Ende des flexiblen Bands. Lasse die Knie locker und beuge dich bogenförmig nach vorn unten mit der Stirn Richtung Oberschenkel. Fasse das andere Bandende mit beiden Händen so kurz, dass es in dieser Haltung bereits leicht unter Spannung steht. Die Hände greifen das Band dabei von oben.
2. Ziehe mit der Kraft aus der Rückenfaszie das elastische Band langsam, so hoch du kannst, der Rücken bleibt rund. Halte dort kurz die hohe Spannung und komme ebenso langsam wieder zur Ausgangsposition zurück. Wiederhole den Ablauf mehrmals und drehe den Oberkörper dazu immer weiter nach links, zurück zur Mitte und dann immer weiter nach rechts.

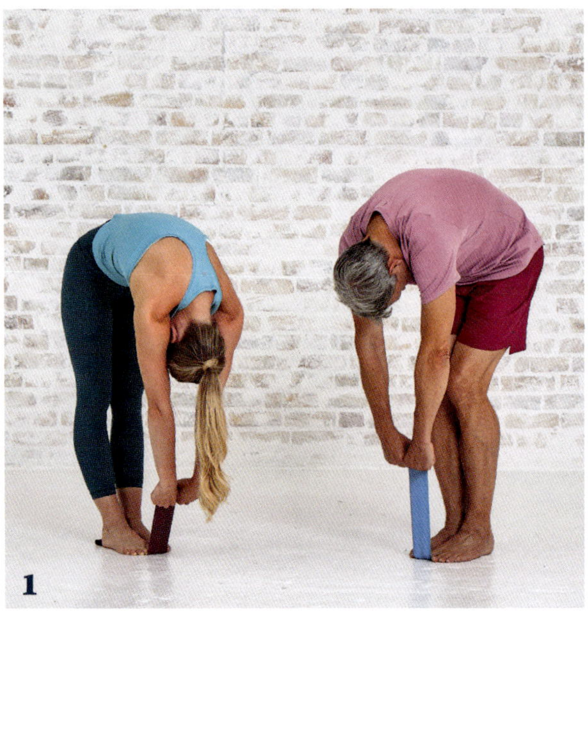
1

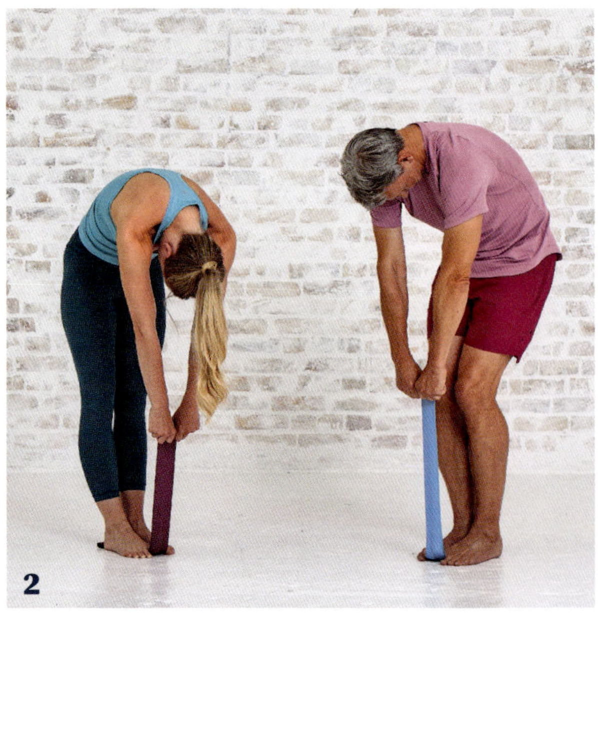
2

Sanfter Einstieg
Fällt dir das Vorbeugen schwer, starte mit einem längeren Band und verkürze es nach und nach.

Benefit
Durch die Vorbeuge und die Haltung der Hände spannt sich die Rückleitbahn insbesondere vom Po bis zu den Augenbrauen auf. Die lockeren Knie ermöglichen eine Übertragung in den unteren Teil der Rückleitbahn. Die Rückenfaszie entfaltet durch die dreidimensionale Aufspannung ihr Kraftpotenzial, welches durch das variierende Hochziehen des Bandes ausgeschöpft werden kann.

STÄRKEN	▪ Volle Aufdehnung der Ringspannung unterstützt Kraftkompensation im Übertragungsweg	▪ Mehrdirektionales Aufspannungspotenzial der Rückenfaszie stärkt Funktionalität sowie unterschiedliche Kraftübertragungswege
HERAUSFORDERUNGEN	▪ Kraftdefizit erschwert das Generieren von Stabilität ohne Kompensation durch Dehnfähigkeit	▪ Umsetzungsschwierigkeiten bei ungewohnten Bewegungszusammenhängen
NEXT LEVEL	▪ Nimm das Band doppelt beziehungsweise zwei Bänder, damit sich der Widerstand erhöht und mehr Kraft zum Auseinanderziehen benötigt wird.	▪ Nimm das Band extra kurz und konzentriere dich auf die Links-Rechts-Varianten, um die Rückenfaszie differenzierter zu beanspruchen.

AUFGESPANNTER SCHULTERGÜRTEL

Rückleitbahn

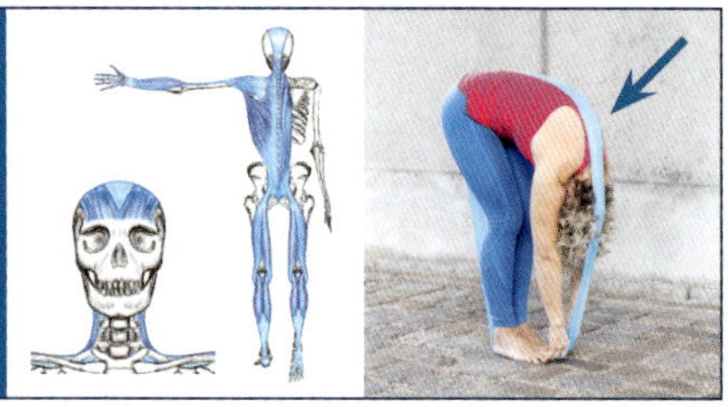

Equipment: Matte, flexibles Band
Wiederholungen: 8-mal
Ausgangsposition: Vierfüßlerstand

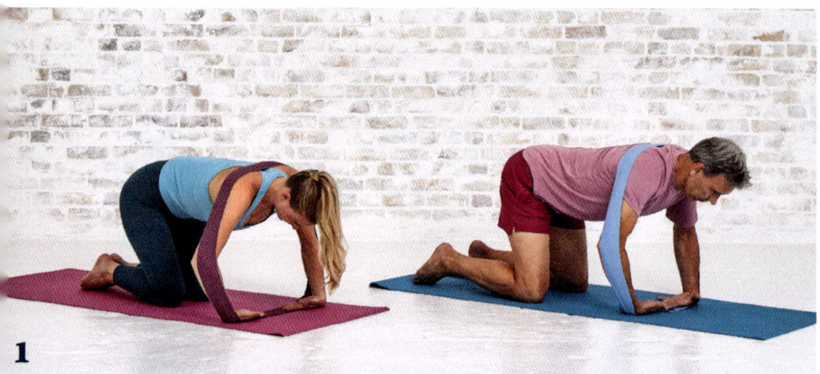

1

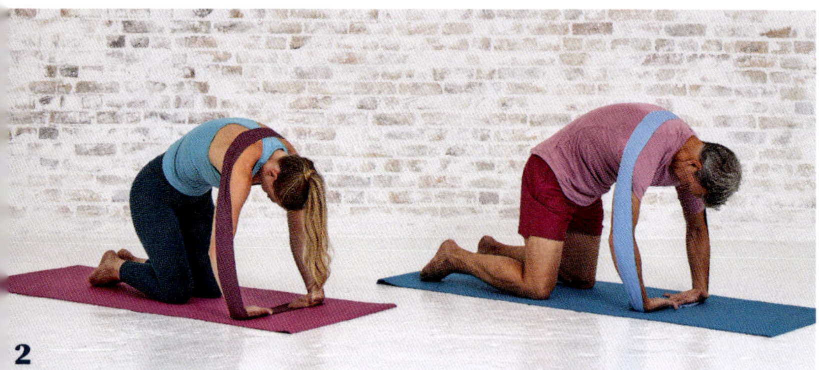

2

1. Lege dir ein flexibles Band um den Schultergürtel und halte die Enden in den Händen. Begib dich in einen Vierfüßlerstand, bei dem Knie und Handrücken nah beieinander am Boden aufgesetzt sind. Fixiere das Band mit den Handrücken so kurz, dass es unter Spannung steht. Die Ellenbogen sind gebeugt und die Finger zeigen zueinander.
2. Spanne die Rückleitbahn größtmöglich auf, indem du den Oberkörper bogenförmig anhebst und die Schulterblätter auseinanderziehst. Dabei drücke intensiv gegen das Band, halte dort für 5 Sekunden und löse langsam wieder.

Sanfter Einstieg

Ist das Halten des Bandes im Vierfüßlerstand zu kompliziert, führe die Übung stehend mit den Handrücken an einer Wand aus. Das vereinfacht die Ausgangsposition, sodass du dich auf die Schulterblatt-Arm-Bewegung konzentrieren kannst.

Benefit

Die Position der Arme und Hände spannt den Armverlauf der Rückleitbahn auf. Durch die Kraftanstrengung gegen den Widerstand liegt der Fokus auf den Armanteilen der Rückleitbahn sowie den Schulterblättern als Verbindung.

STÄRKEN	▪ Großzügige Dehnfähigkeit des Handgelenks ermöglicht Aufspannung der Strukturen in Armen und Schulterbereich	▪ Funktionale Integration des Schultergürtels entwickelt »Kraftquelle Rücken« und mehrdirektionale Leistungsstärke
HERAUS-FORDERUNGEN	▪ Fehlende Stabilität der Strukturen beschränkt kraftvolle Aufspannung	▪ Geringer Bewegungsspielraum um und unter den Schulterblättern bildet eine inaktive Gewebeplatte, die durch intensive Aktivität multifunktional gelöst werden muss
NEXT LEVEL	▪ Nimm das Band doppelt beziehungsweise zwei Bänder, damit sich der Widerstand erhöht und mehr Kraft beim Aufspannen benötigt wird.	▪ Mache dich kleiner, indem du aus der Päckchenhaltung startest. Das fordert die Verschieblichkeit in den tieferen Strukturen.

DEHNUNG IST KOPFSACHE

Rückleitbahn

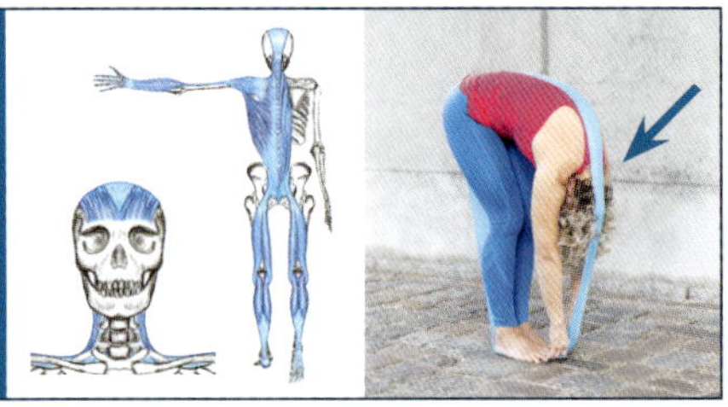

Equipment: Matte, rutschende Unterlage (z. B. Mikrofasertuch)
Wiederholungen: 8-mal
Ausgangsposition: Sitz

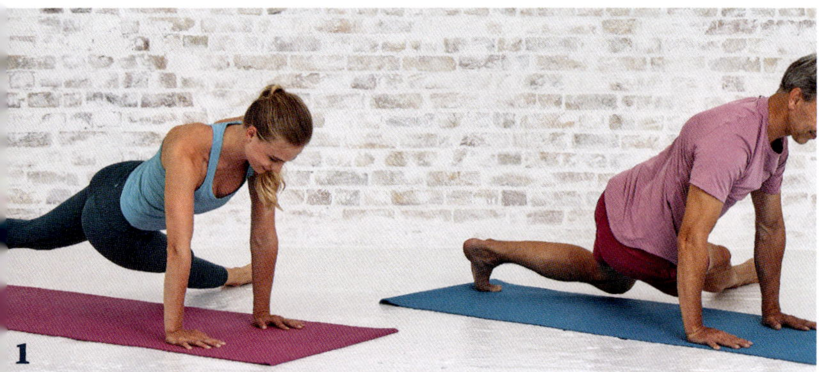

1

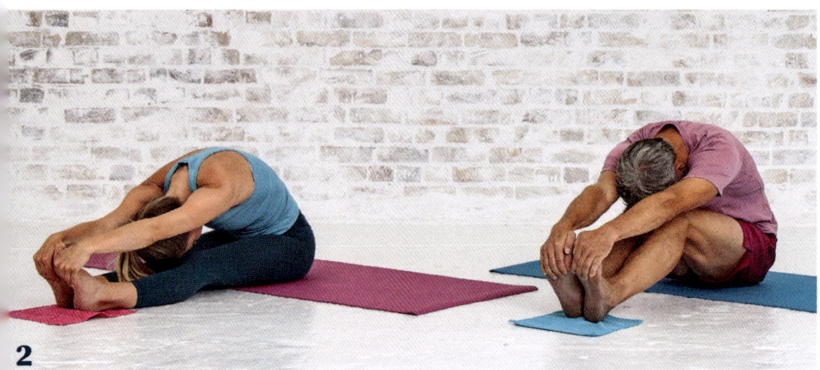

2

1. Setze dich mit dem Po auf die Matte und positioniere die Fersen nah am Körper auf einer rutschenden Unterlage. Beuge dich bogenförmig mit der Stirn in Richtung Knie, lege die Hände von oben hinter die Zehen und ziehe diese zu den Schienbeinen.
2. Gleite mit den Fersen langsam und gleichmäßig auf der rutschenden Unterlage möglichst weit vom Körper weg. Ziel ist eine größtmögliche ringförmige Aufdehnung der Rückleitbahn. Wiederhole die Bewegung mehrmals hintereinander.

Sanfter Einstieg
Ist der vorgebeugte Sitz zu mühevoll, stelle dich mit dem Po an eine Wand gelehnt hin. Lege etwas Rutschendes dazwischen und nutze ein Handtuch oder Ähnliches als Verbindung zwischen Händen und Füßen. Führe die Übung mit dieser geänderten Ausgangsstellung wie beschrieben aus, allerdings bewegt sich nun der Po rauf und runter.

Benefit
Die eingerollte Haltung des Körpers spannt die Rückleitbahn von den Zehen bis zu den Augenbrauen auf. Die Halterichtung der Arme und Hände integriert die Armanteile und schafft durch das Heranziehen der Zehen einen geschlossenen Übertragungsring. Die Körperhaltung ermöglicht es, einen Dehnreiz für die Rückleitbahn in voller Länge zu setzen. Die rutschende Unterlage bringt eine gleichmäßige Ruhe in die Bewegung, sodass die Strukturen loslassen können.

STÄRKEN	▪ Gute Dehnfähigkeit wird durch gleitende Bewegung in voller Aufspannung verbessert	▪ Kraft und Durchhaltevermögen kompensieren strukturelle Nachteile
HERAUS-FORDERUNGEN	▪ Schwacher myofaszialer Tonus vermindert Einnehmen einer aufgespannten Ausgangsposition	▪ Steifigkeit in einigen Bereichen muss kompensiert werden, was zu Überlastungen anderer Bereiche führt
NEXT LEVEL	▪ Führe die Bewegung umgekehrt aus, das heißt, dass du mit ausgestreckten Beinen startest und die Fersen nah zum Körper ziehst. Lege dabei die Stirn auf den Knien ab und halte den Kontakt während der Ausführung. Damit kehrt sich die Übung in einen Kraftakt um.	▪ Lege die Stirn auf den Knien ab und halte den Kontakt während der Übung. Das erfordert eine höhere Mobilität im Kopf-Nacken-Bereich. Der Streckungswinkel der Knie richtet sich danach, bis wohin der Stirn-Knie-Kontakt gehalten werden kann.

FUSSGELENKE DRUCKVOLL KREISEN

Seitenleitbahn

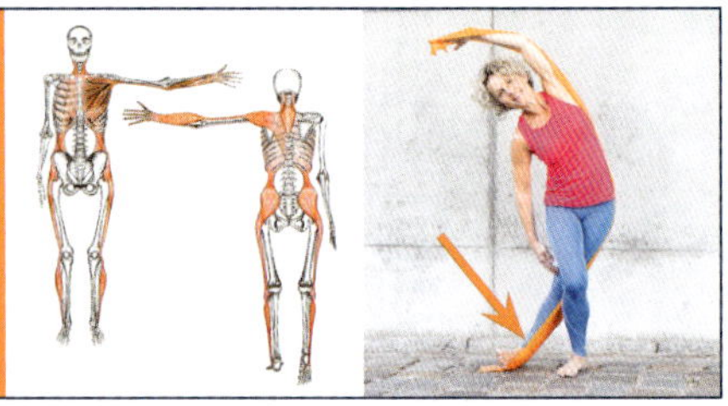

Equipment: nachgiebiger Ball (ca. 12 cm, z. B. FASZIO® Ball allround)
Wiederholungen: 8-mal pro Richtung und Seite
Ausgangsposition: Stand

1. Lege einen Ball vor dir auf den Boden und stelle dich barfuß mit einem Fuß mittig druckvoll darauf. Senke den Vorderfuß auf den Boden. Atme gleichmäßig weiter und lasse dich auf die entstehende Länge ein.
2. Wiederhole den Ablauf, aber senke nun nacheinander die Fußaußenkante, die Ferse und die Innenkante zum Boden. Verbinde die vier Positionen zu einem intensiven Kreisen, erst in die eine, dann in die andere Drehrichtung. Wechsle die Seite.

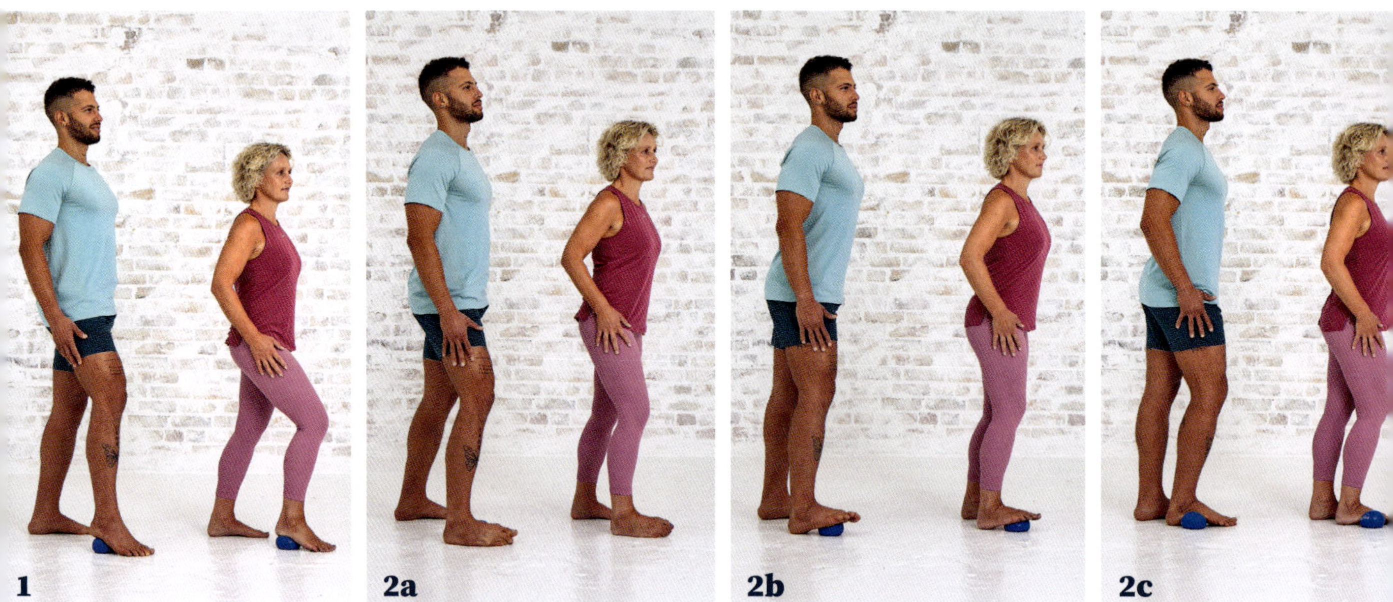

Sanfter Einstieg

Wenn das Halten des Gleichgewichts Probleme bereitet, setze dich für die Übung vorn auf die Sitzfläche eines Stuhls.

Benefit

Die intensive Rotation im Fußgelenk mit den jeweiligen Überstreckungen bereitet die Strukturen rund um das Fußgelenk auf das Stehen auf der Fußaußenkante vor. Das ist wichtig für die Aufspannung und Durchlässigkeit in der Seitenleitbahn und schützt vor Gelenkverletzungen. Gleichzeitig werden durch den anschmiegsamen Druck des Balls die Stoffwechselaktivität angeregt und Verklebungen gelöst.

STÄRKEN	▪ Hohe Gelenkflexibilität unterstützt Geschmeidigkeit und erhält Beweglichkeit in Strukturen rund um das Fußgelenk	▪ Haltende Festigkeit im Gewebe schützt Gelenkstrukturen während intensiver Gewebedehnung und schafft Basis für Konzentration auf die Ausführung
HERAUS-FORDERUNGEN	▪ Geringe Festigkeit mindert Stabilität in der Ausführung	▪ Geringe Längenveränderung im Gewebenetz erschwert es, die Füße in die jeweilige Dehnposition zu bringen
NEXT LEVEL	▪ Setze den Fuß mit dem Ball weit seitlich vom Standbein entfernt auf. Um dort die Übung wie beschrieben auszuführen, bedarf es eines höheren Krafteinsatzes zur Stabilisierung.	▪ Setze den Fuß mit dem Ball weit seitlich vom Standbein entfernt auf. Führe dort die Übung wie beschrieben aus, was deutlich mehr Dehnfähigkeit und Mobilität erfordert.

KNIE-PUSH

Seitenleitbahn

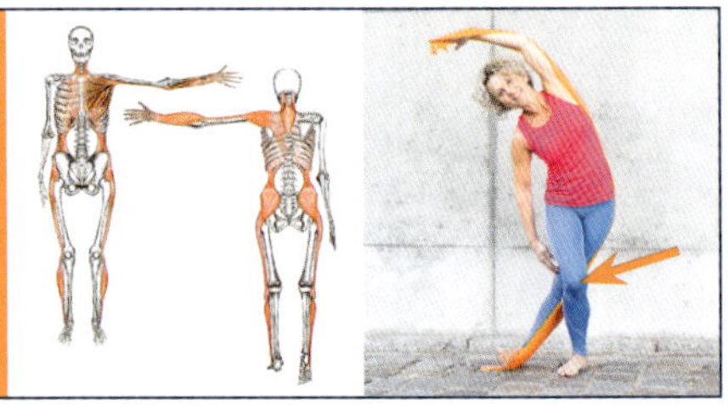

Equipment: flexibles Band
Wiederholungen: 4 Durchgänge à 8-mal pro Seite
Ausgangsposition: Stand

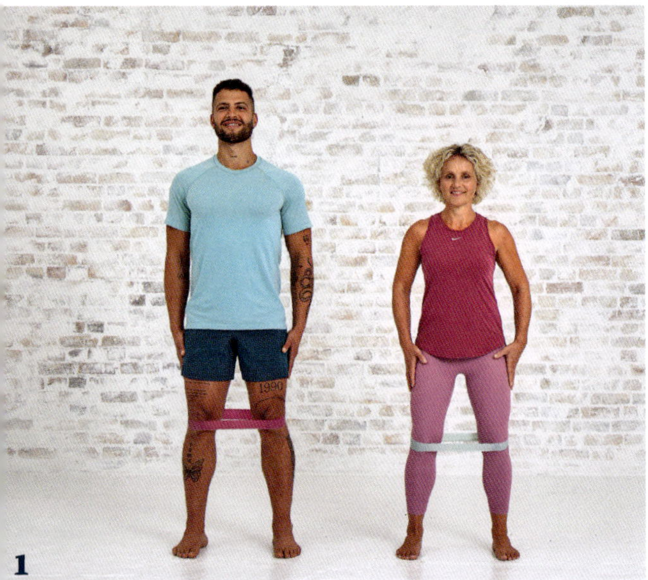

1

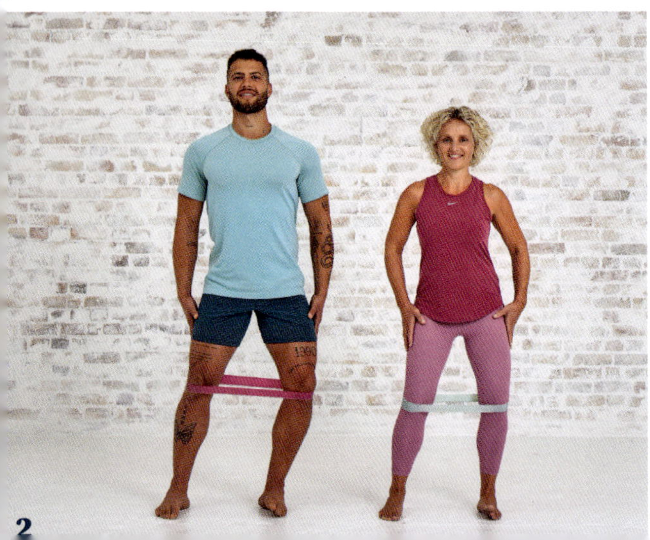

2

1. Stelle dich schulterbreit hin und binde dir ein elastisches Band um beide Knie, sodass es unter Spannung steht.
2. Drücke mit einem Knie das Band zur Seite. Der Fuß kippt dabei auf die Außenkante. Passe gegebenenfalls die Bandlänge an, damit das Knie gegen einen merkbaren Widerstand drückt, und wiederhole die Übung. Wechsle dann die Seite.

Sanfter Einstieg

Bei Knieproblemen führe den seitlichen Push zeitgleich auch mit der Hüfte aus.

Benefit

Durch das Auseinanderhalten des Bandes ist bereits der Kraftübertragungsweg der Seitenleitbahn aktiviert. Der Trainingsfokus liegt hier auf den elastischen Strukturen rund um die Knie, die gemeinsam mit den Fuß- und Hüftgelenken über die Seitenleitbahn für eine elastische Stabilisierung beim Laufen zuständig sind. Das unterstützt ein gleichmäßiges Gangbild und schützt vor Verletzungen besonders beim Umknicken.

STÄRKEN	▪ Hohes Dehnpotenzial fördert Stabilität sowie differenzierte Wahrnehmungs- und Kraftansteuerung der Beinaußenseite	▪ Elastische Zugstärke in seitlichen Beinstrukturen macht standfester, verbessert Lauftechnik und schützt vor Bänderrissen
HERAUS-FORDERUNGEN	▪ Mangelnde Stabilisierung aus Körpermitte in Verbindung mit Standbein ▪ Geringe Spannung des Beines wird häufig über Beweglichkeit kompensiert	▪ Steifiges Gangbild und geringer seitlicher Bewegungsraum für Schwung nach außen ▪ Mangelnde Längentoleranz des seitlichen Faserverlaufs innerhalb der Oberschenkelfaszie (*Fascia lata*) erschwert das Kippen des Fußes und Belastungsverteilung auf ganzes Bein
NEXT LEVEL	▪ Hebe aus dem hüftschmalen Stand das Bein auf der arbeitenden Seite an und drücke mit der Außenseite des Knies das Band mit rhythmischen Impulsen weiter nach außen. Der Fuß zieht währenddessen mit der Außenkante zum Boden.	▪ Stelle die Füße weiter auseinander, sodass mehr strukturelle Länge für das Zur-Seite-Pushen aufgewendet werden muss.

BECKENSCHWUNG

Seitenleitbahn

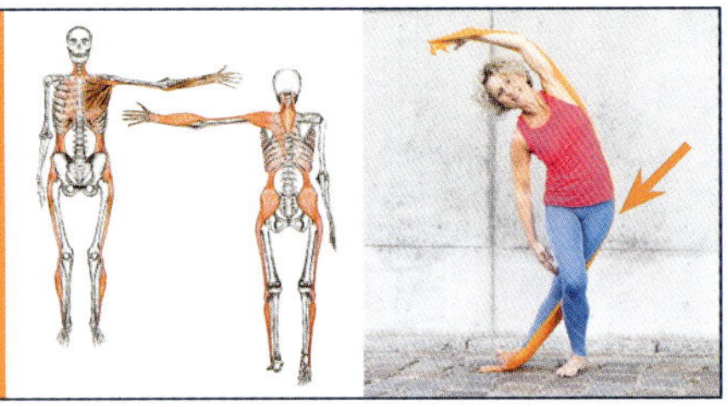

Equipment: nachgebender Gegenstand (z. B. ein Luftballon)
Wiederholungen: 4 Durchgänge à 8-mal pro Seite
Ausgangsposition: breiter Stand

1. Stelle dich breitbeinig hin und positioniere einen nachgebenden Gegenstand zwischen einer Handfläche und der gleichseitigen Hüfte. Hole Schwung, indem du das Becken erst zur freien Seite bewegst.
2. Drücke dann schwungvoll mehrfach mit dem Becken seitlich gegen den Gegenstand. Die haltende Hand bietet während der Ausführung einen stabilen Widerstand, damit die Kraftanstrengung intensiviert wird. Wechsle die Seite.

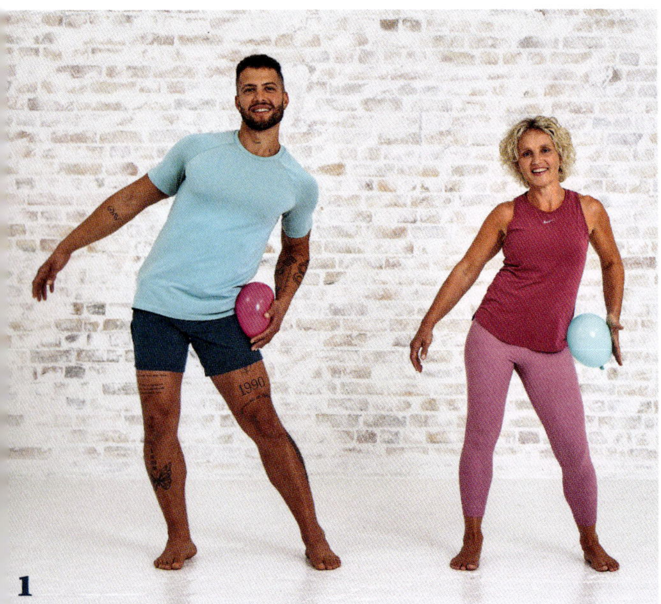

1

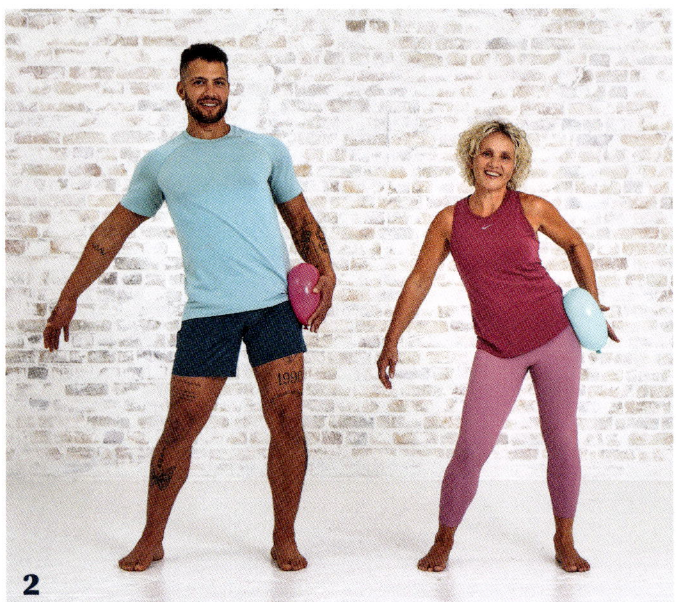

2

Sanfter Einstieg
Fordert der Gegenstand zu viel Koordination, lasse ihn weg und schwinge mit einem dynamischen Hüftkick von einer Seite zur anderen.

Benefit
Das Becken ist der Schlüsselbereich für die Durchlässigkeit zwischen dem oberen und unteren Anteil der Seitenleitbahn. Mangelnde Mobilität des Hüftgelenks ist ein häufiger Grund für Verschleißerscheinungen und Schmerzen in der Hüfte. Eine hohe Bewegungskompetenz für geschmeidige und elastische Aktivität hält nicht nur den Beckenbereich fit, sie unterstützt zudem das funktionale Zusammenspiel aller Gelenkbereiche im Verlauf der Seitenleitbahn und fördert die Gesundheit der Beckenorgane.

STÄRKEN	▪ Typbedingte Geschmeidigkeit in Beckenstrukturen unterstützt wohltuende Massage dort liegender Organe	▪ Erhöhte Elastizität in Bewegungsmustern führt zu mehr funktionaler Leistungsstärke, die über Seitenleitbahn hinausgeht
HERAUS-FORDERUNGEN	▪ Geringe Elastizität in Strukturen wird durch hohe Beweglichkeit zusätzlich erschwert	▪ Grobmotorische Ansteuerung und Hüftsteifigkeit vermindern Schwung nach außen
NEXT LEVEL	▪ Stelle die Füße direkt nebeneinander, sodass für die Bewegung die kleinteiligen und tieferliegenden myofaszialen Strukturen genutzt werden. Das stärkt die Kraftübertragung und schafft mehr Stabilität.	▪ Stelle die Füße direkt nebeneinander, sodass für die Bewegung die kleinteiligen und tieferliegenden Strukturen gegeneinander verschoben werden. Das löst Verklebungen und schafft mehr Bewegungskompetenz.

UHR

Seitenleitbahn

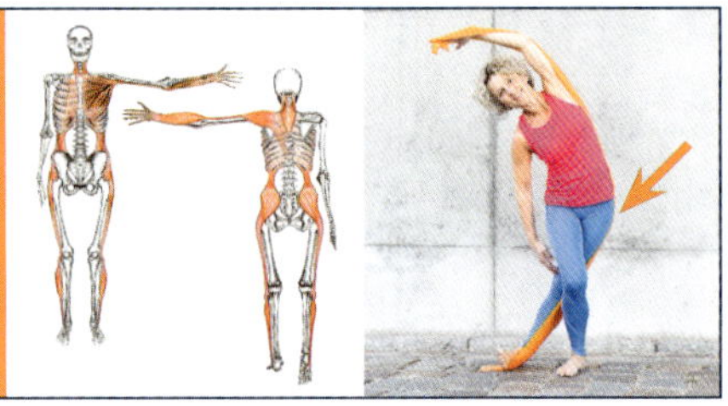

Equipment: Matte
Wiederholungen: 3-mal pro Seite
Ausgangsposition: Seitstütz

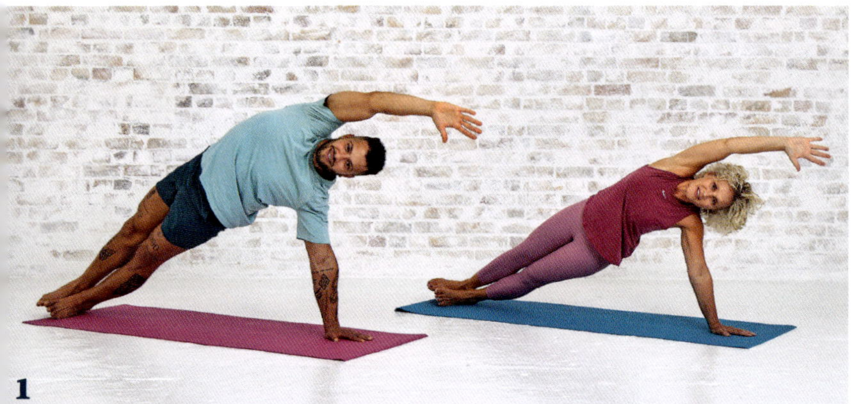

1

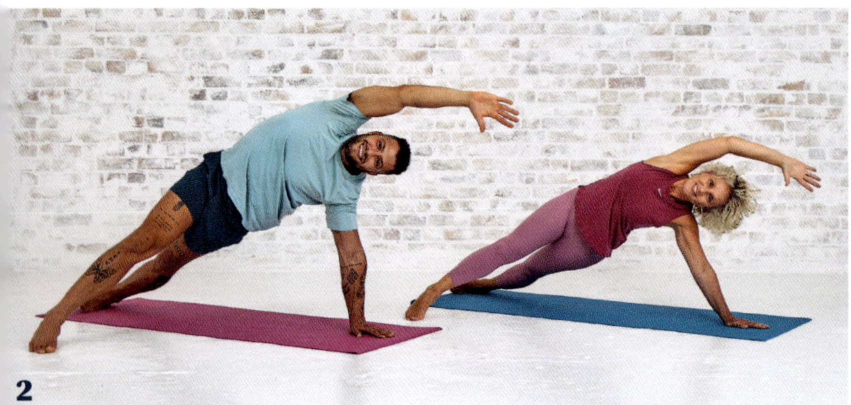

2

1. Komme in einen Seitstütz und setze die Hand unterhalb der Schulter auf, die Beine sind lang, sodass der Körper eine Gerade darstellt. Strecke den oberen Arm seitlich neben dem Kopf aus (»O-O-Regel«) und ziehe den Daumen Richtung Boden.
2. Stelle dir vor, du wärst in einer Uhr platziert und das obere Bein wäre ein Zeiger. Hebe nun das obere Bein und berühre möglichst mit der Fußaußenkante den Boden zu den Ziffern 5, 4 und 3 und dann 4, 5, 6. Danach auf 7, 8 und 9 Uhr auftippen und wieder auf 8, 7 und 6 Uhr. Setze das Gesäß ab und wechsle die Seite.

Sanfter Einstieg
Wenn der Seitstütz für das Handgelenk zu belastend ist oder es Schwierigkeiten mit der Stabilität in der Ausgangsposition gibt, stütze dich auf Unterarm und Unterschenkel.

Benefit
Mit der unterschiedlichen Positionierung des Fußes und der Integration des oberen Armes wird die Seitenleitbahn in verschiedenen Ausrichtungen aufgespannt und dabei die Wahrnehmung geschult, während parallel die Aufrechterhaltung der Stabilität gefordert wird.

	(Schmetterling)	(Wikingerhelm)
STÄRKEN	▪ Hohe Geschmeidigkeit begünstigt differenzierte Ansteuerung der Uhrzeitpunkte in kompletter Aufspannung ▪ Umfangreiche Dehnfähigkeit kann bis in Zwischenrippenräume übertragen werden	▪ Funktionale Kraft in Körpermitte und Schulterbereich in unterschiedlichen Positionen unterstützt Haltekraft
HERAUSFORDERUNGEN	▪ Eingeschränkte Kraft im Schulter- und Hüftgelenksbereich, besonders in Muskulatur der Taille, behindert Anheben und lautloses Versetzen des oberen Beines	▪ Mangelnde Koordination und Verschieblichkeit zwischen Schulter und Hüfte erschweren das Erreichen der Uhrzeiten
NEXT LEVEL	▪ Tippe an den Uhrzeitpunkten nur leicht mit der Kleinzehe auf oder lasse das Bein sogar schweben, indem du besonders den Beckenkamm seitlich zu den Rippen ziehst.	▪ Setze den Fuß jeweils auch auf den Minutenpunkten ab, um die Wahrnehmung und Koordination noch differenzierter anzusprechen.

RIPPENÖFFNER

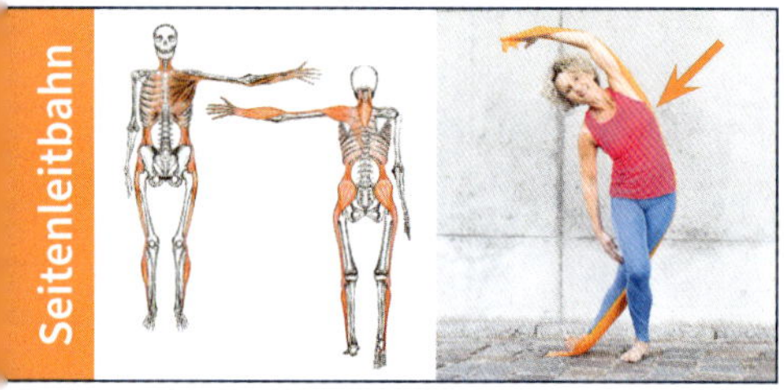

Equipment: flexibles Band
Wiederholungen: 8-mal runter und hoch pro Seite
Ausgangsposition: Stand

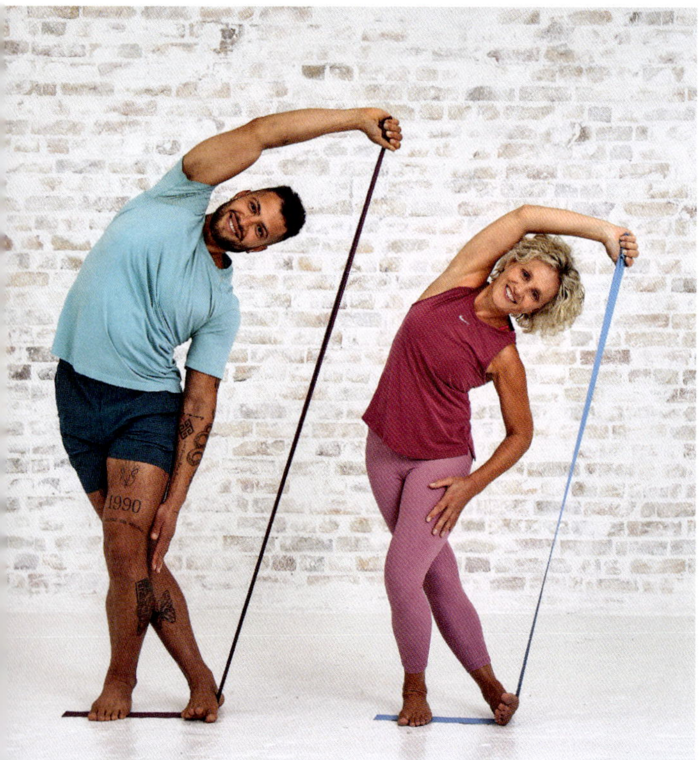
1

1. Lege ein Ende des flexiblen Bands zur Seite zeigend auf den Boden und stelle dich nah am Bandende drauf. Kreuze mit dem zum kurzen Ende stehenden Fuß rückwärtig das andere Bein und stelle diesen mit der Außenkante auf das Band. Greife mit der Hand, die sich auf der kurzen Bandseite befindet, das lange Ende des Bandes und führe den Arm möglichst gestreckt über den Kopf (»O-O-Regel«). Drehe die Hand mit dem kleinen Finger nach oben. Das Band ist dabei unter mäßiger Spannung. Drehe dich mit dem Brustbein führend erst langsam nach unten und dann nach oben. Dabei bleibt der Arm konstant neben dem Kopf (»O-O-Regel«), sodass die Aktivität aus dem Oberkörper kommt. Wechsle die Seite.

Sanfter Einstieg

Benötigst du mehr Stabilität, verzichte auf das Band und halte dich während der Übung mit der oberen Hand an etwas Festem wie einer Sprossenwand oder einer Klimmzugstange fest.

Benefit

Diese bogenförmige Aufspannung vom Fuß bis zur Hand entspricht dem kompletten Verlauf der Seitenleitbahn und nutzt so die ganze Bahn als Kraftübertragung. Durch den Zug über das Band werden die Rippenstrukturen auseinandergezogen. Die Streckung des Arms verhindert, dass die Armlinie abknickt und dieses Defizit durch die Arm- und Schultermuskulatur kompensiert werden muss. Das gespannte Band verbindet den Bogen zu einem »Kreis«, was gleichzeitig mehr Streckung und eine höhere Stabilität in der Leitbahn bewirkt. Durch die Rotationsbewegung kommt kraftvolle Mobilität in die Strukturen rund um den Brustkorb. Das schafft mehr Aktionsradius und funktionalen Raum für die Lungen- und Herztätigkeit.

STÄRKEN	▪ Hohe Beweglichkeit fördert umfangreiche Rotation der Leitbahnstrukturen	▪ Schneller Kraftaufbau in den genutzten Muskeln der Zwischenrippenbereiche unterstützt Lungen- und Herztätigkeit
HERAUSFORDERUNGEN	▪ Mangelnde Stabilität in bogenförmiger Haltung erschwert Ausführung	▪ Wenig ausgeprägte Mobilität im Brustkorb für seitliche Armhaltungen und Oberkörperrotation
NEXT LEVEL	▪ Nimm das Band kürzer oder doppelt, damit sich der Widerstand erhöht und mehr Anstrengung beim Aufspannen benötigt wird. Achte verstärkt darauf, dass der Arm sich in Streckung befindet. Führe den Ablauf wie beschrieben aus. Die kraftintensiven Rotationsbewegungen trainieren die Stabilität und Stärke in der Seitenleitbahn.	▪ Führe die Übung wie beschrieben aus, halte dabei aber das Band kürzer, sodass der Zug stärker wird. Achte verstärkt darauf, dass der Arm sich in Streckung befindet. Dadurch übernehmen die kleinteiligen Strukturen eine differenzierte Aufspannung und Mobilität.

FLÜGEL

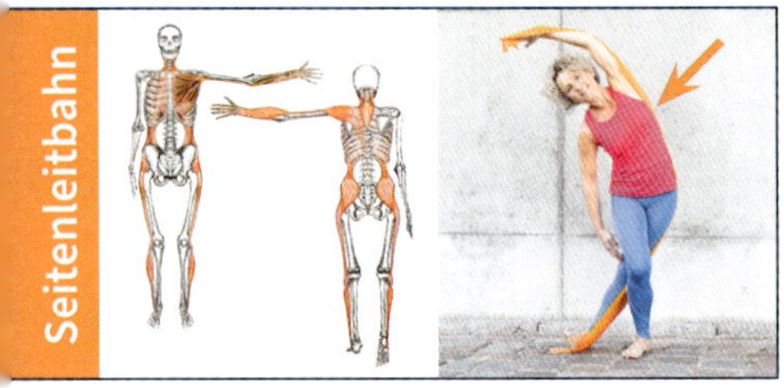

Equipment: Matte; für »Next Level« kleine Gewichte
Wiederholungen: 20–30-mal
Ausgangsposition: Sitz

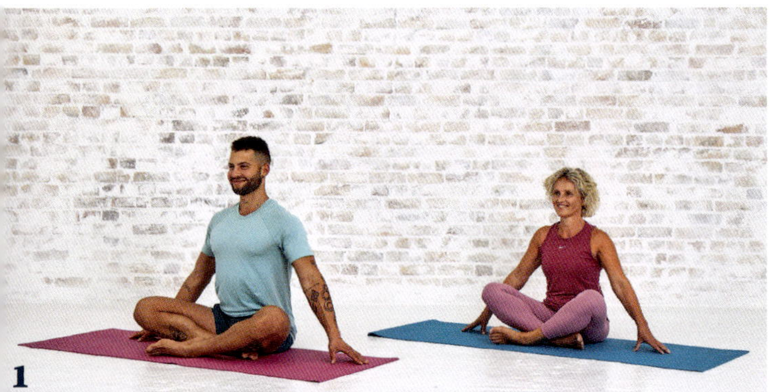
1

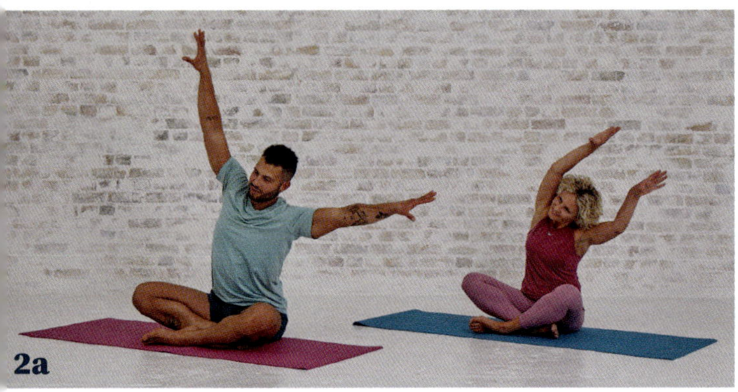
2a

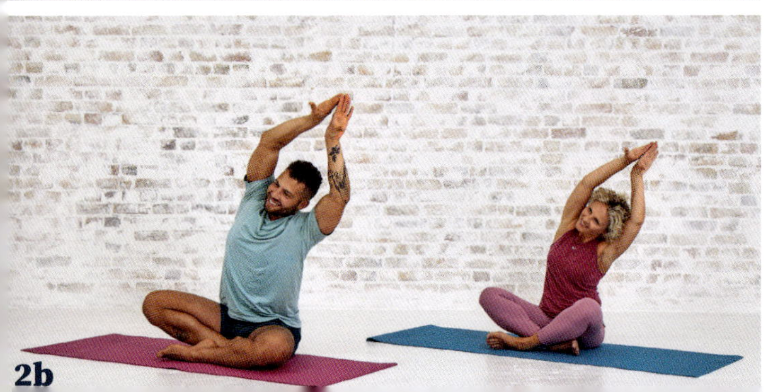
2b

1. Setze dich in die einfache Haltung, indem du einen Unterschenkel vor den anderen legst. Spreize die Arme ab und berühre mit den Fingerspitzen den Boden.
2. Hebe mit der Einatmung schwungvoll die Arme über den Kopf mit den Handrücken zueinander und neige dich dabei bogenförmig zu einer Seite, sodass sich die Rippenbögen öffnen. Komme beim Ausatmen mit dem Oberkörper wieder in die Aufrichtung und lasse die Arme zurück in die Ausgangsstellung sinken. Führe die Übung dann zur anderen Seite geneigt aus. Wiederhole zügig im Wechsel.

Sanfter Einstieg
Sollten die Arme zu schwer werden, neige dich erst nur zu einer Seite und nimm den oberen Arm in den Schwung mit. Stütze dich mit der anderen Hand am Boden ab. Reduziere bei Bedarf zusätzlich das Tempo. Wechsle die Seite.

Benefit
Die Bewegung der Arme seitlich neben dem Körper sowie die Seitneigung sorgen für eine kraftvolle Geschmeidigkeit im Bereich der Schultern und des Brustkorbes. Es werden die Strukturen zwischen Rumpf und Schulterblatt sowie im Übergang von den Rippen in die Arme und in den Hals angesprochen. Ein gesundes Schultergelenk benötigt ausgleichende Stabilität für eine reibungslose Bewegungskoordination und eine optimale Ausrichtung als Schutz vor Schulterbeschwerden.

STÄRKEN	▪ Weite seitliche Aufspannung in der Aufrichtung ermöglicht optimalen Bewegungsradius im Schultergelenk	▪ Kraft in Schultermuskeln schafft hohes Tempo und entlastet den Nacken
HERAUS-FORDERUNGEN	▪ Mangelnde Kraftausdauer der Schultermuskulatur erschwert Haltekraft in unteren Rippen sowie in Bauch- und Rückenmuskulatur	▪ Fehlende Flexibilität in Schultergelenken verleitet zum Ausweichen der Arme nach vorn
NEXT LEVEL	▪ Nutze kleine Gewichte während der Übung.	▪ Ziehe die Arme in unterschiedlichen Positionen nach oben und unten, variiere die Handausrichtung.

FEDERNDER SCHWUNG

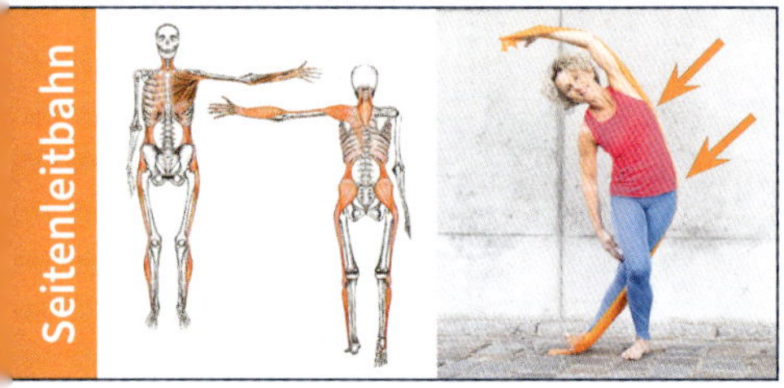

Equipment: Matte; für »Next Level« Hantel (1 kg) oder Wasserflasche (0,5 l), Sandsäcke (1 kg)
Wiederholungen: 20-mal pro Seite
Ausgangsposition: Seitstütz

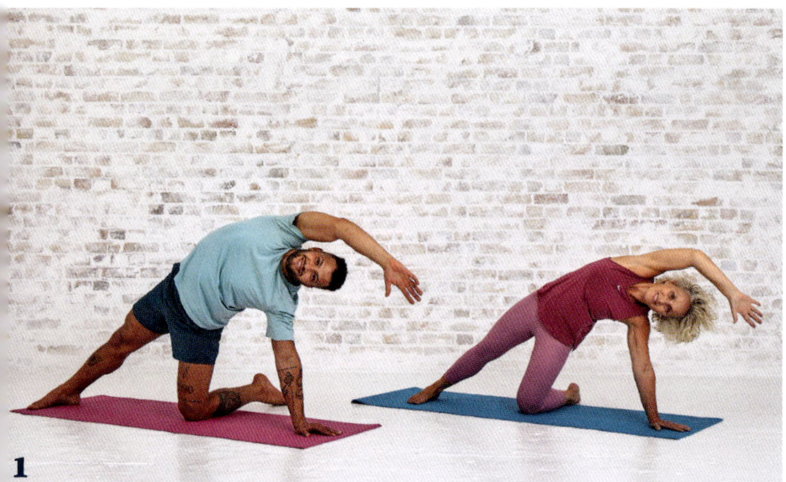
1

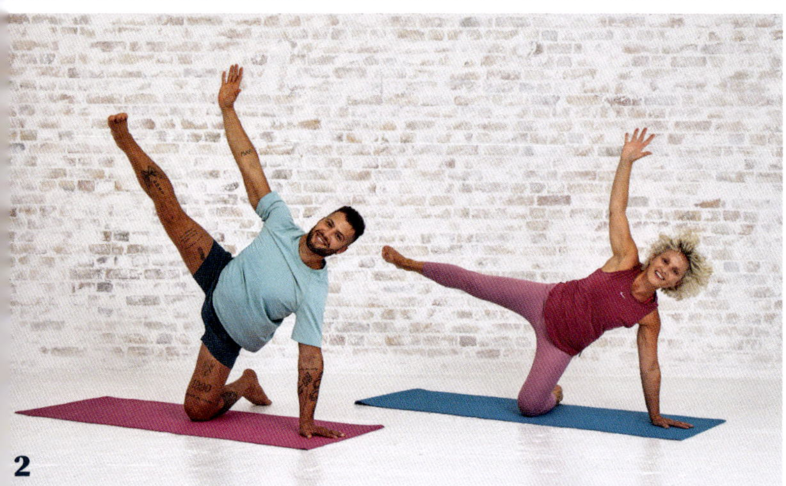
2

1. Begib dich in einen Seitstütz und positioniere die Schulter über dem Ellenbogen. Das untere Bein ist angewinkelt, das obere Bein in Verlängerung des Rumpfes ausgestreckt. Die Fußaußenkante zieht zum Boden und damit die Beinaußenseite in die Länge. Strecke den oberen Arm bogenförmig über den Kopf (»O-O-Regel«) mit dem Daumen Richtung Boden. Atme tief in die obere Flanke.
2. Beginne nun mit dem oberen Arm und Bein auf und ab zu wippen, sodass die oberen seitlichen Rumpfstrukturen zwischen Taille und Rippen elastisch agieren. Atme dabei entweder lang und tief weiter oder im Takt der Bewegung. Achte darauf, dass du während der Übung seitlich nach oben ausgerichtet bleibst und so bestmöglich in die seitlichen Rumpfstrukturen trainierst. Mache eine Pause und wiederhole die Übung auf der anderen Seite.

Sanfter Einstieg
Wenn die Übung zu herausfordernd ist, wippe zunächst nur mit dem Arm oder dem Bein.

Benefit
Durch die eingedrehte Fußaußenkante und den nach oben ausgerichteten kleinen Finger wird Kraft in den Strukturen der Taille und zwischen den Rippen aufgebaut und dabei die elastische Bewegung auf die volle Länge übertragen.

STÄRKEN	▪ Gute Dehnfähigkeit unterstützt großzügige Bewegung auch in festeren Anteilen ▪ Uneingeschränkte Aufspannung ermöglicht optimale Ausgangsstellung	▪ Gute Gewebespannung wird durch Dehnung verbessert und Recoil-Effekt im festen Gewebe ausgelöst
HERAUS-FORDERUNGEN	▪ Fehlende Kraft, Stabilität und Elastizität erschweren Ausführung ohne Kompensation anderer Bereiche	▪ Geringer Spielraum für Verschieblichkeit der seitlichen Rumpfstrukturen ▪ Fehlende Länge im Gewebenetz, um Spannkraft über gesamte Leitbahn zu verteilen
NEXT LEVEL	▪ Nimm ein Gewicht in die obere Hand und lege dir gegebenenfalls eine Tüte mit Sand auf das Sprunggelenk. Ziehe das Bein und den Arm bewusst seitlich mehr in die Höhe und die Taille und die Rippen zusammen, ohne deine Grundposition maßgeblich zu verändern. Dabei wird die Zentrierung der Seitenleitbahn im Rumpf noch stärker fokussiert.	▪ Nimm ein Gewicht in die obere Hand und lege dir gegebenenfalls eine Tüte mit Sand auf das Sprunggelenk, um die Dehnfähigkeit zu verstärken. Gib den Impuls deutlich nach unten.

SCHULTERÖFFNER

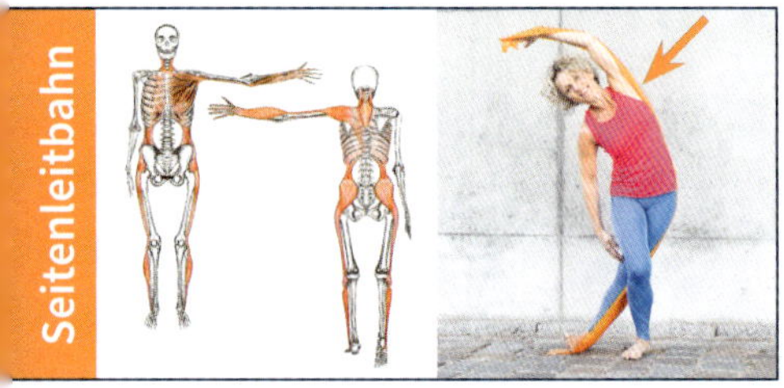

Equipment: ggf. ein Spiegel zur Selbstkontrolle
Wiederholungen: 4 Durchgänge à 8-mal
Ausgangsposition: breiter Stand

1. Stelle dich breitbeinig hin. Schiebe einen Arm hinter den Körper, sodass der Handrücken den unteren Rücken berührt. Hebe den anderen Arm angewinkelt über den Kopf mit dem kleinen Finger nach oben zeigend. Bleibe insgesamt gerade und nach vorn aufgerichtet.
2. Katapultiere den oberen Arm aus der Schulter über den Kopf zur anderen Seite, während der hintere Arm zur entgegengesetzten Seite zieht. Folge mit dem Schultergürtel schwungvoll der Bewegung, sodass sich die Rumpfseite bogenförmig aufspannt und das Brustbein nach vorn zeigt. Wiederhole die Übung etwa 20-mal pro Seite und kombiniere beide Seiten abschließend dynamisch miteinander.

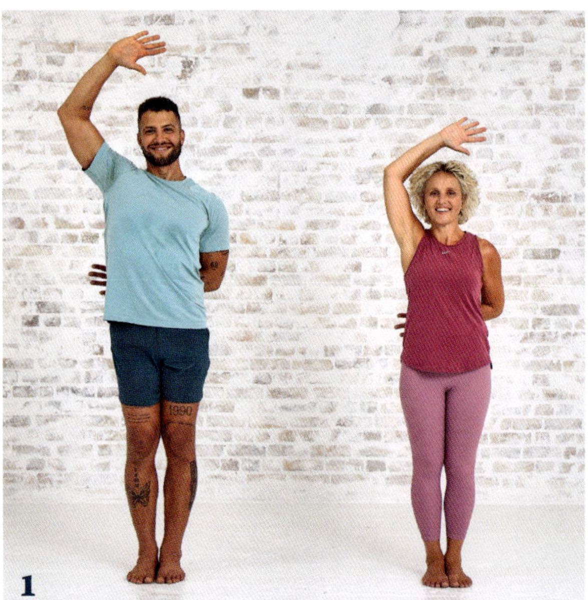

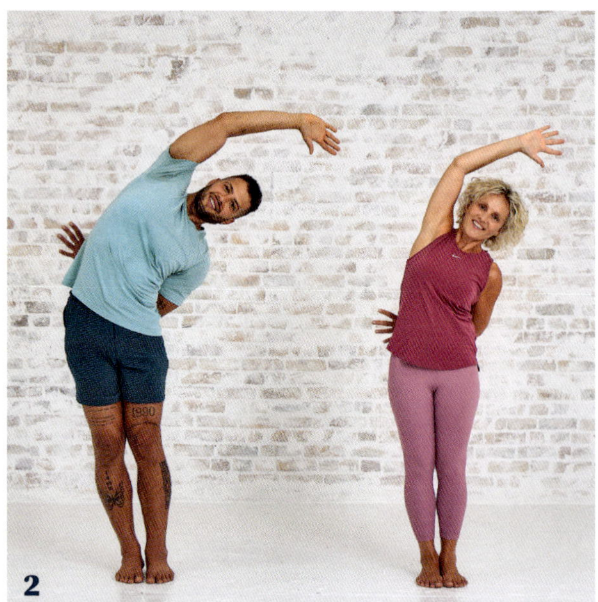

Sanfter Einstieg

Fällt dir die Koordination schwer, verzichte darauf, einen Arm hinter den Körper zu schieben, und lasse ihn einfach neben dem Körper hängen. Bleibe zudem jeweils auf einer Seite und steigere dort erst nach und nach das Tempo.

Benefit

Die Überkopfarmhaltung fordert bereits eine räumliche Aufspannung des Gewebes um die Achselhöhle herum. Die schwungvolle Seitneige schafft Elastizität im faszialen Netz der schulterumgebenden Strukturen. Der zum Rücken geführte Arm zieht die gleichseitige Schulter nach unten und hält den Schultergürtel aufgespannt.

		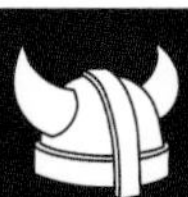
STÄRKEN	▪ Übermäßige Gelenkigkeit und Dehnfähigkeit ermöglichen weite Aufspannung	▪ Gute Stabilität in Längsachse unterstützt Aufspannung des Schulter-Arm-Gürtels, um Kraftübertragungswege dreidimensional zu erweitern und funktional zu trainieren
HERAUS-FORDERUNGEN	▪ Fehlende Festigkeit fordert das Gewebe besonders bei der Aufrichtung aus der zur Seite geneigten Position	▪ Feste Muskelbereiche schmälern Bewegungsradius im Schultergürtel für seitliche Armhaltung und Bewegung im Brustkorb
NEXT LEVEL	▪ Verändere für die Übung die Ausgangsstellung der Beine, indem du für die Seitneige nach rechts das linke Bein zur rechten Seite hinten kreuzt und dort den Fuß auf die Außenkante stellst. Das erfordert deutlich mehr Stabilität. Wiederhole hier mehrmals und wechsle dann die Seite.	▪ Verändere für die Übung die Ausgangsstellung der Beine, indem du für die Seitneige nach rechts das linke Bein zur rechten Seite hinten kreuzt und dort den Fuß auf die Außenkante stellst. Damit vergrößert sich der Bewegungsbogen. Wiederhole hier mehrmals und wechsle dann die Seite.

SCHULTERDREHER

Seitenleitbahn

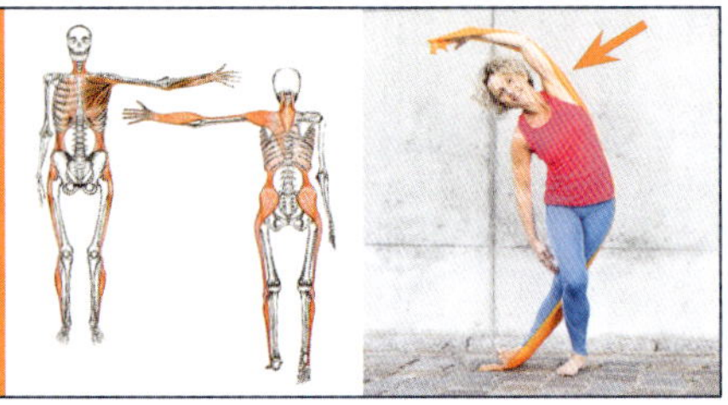

Equipment: kurze zugstarke Bänder (z. B. Weckgummis oder Luftballons)
Wiederholungen: 8-mal
Ausgangsposition: Stand

1. Strecke im Stand die Arme nach vorn aus. Halte mit den Handflächen nach unten die Enden eines kurzen zugstarken Bandes in den Fäusten.
2. Ziehe das Band 15 bis 20 cm auseinander, sodass es stark unter Spannung steht und die Hände einen schulterbreiten Abstand haben.
3. Halte den Abstand und drehe die Arme aus der Schulter heraus langsam nach außen, sodass die Handflächen zueinander zeigen. Bleibe so für 2 tiefe Atemzüge und drehe die Hände dann zurück.

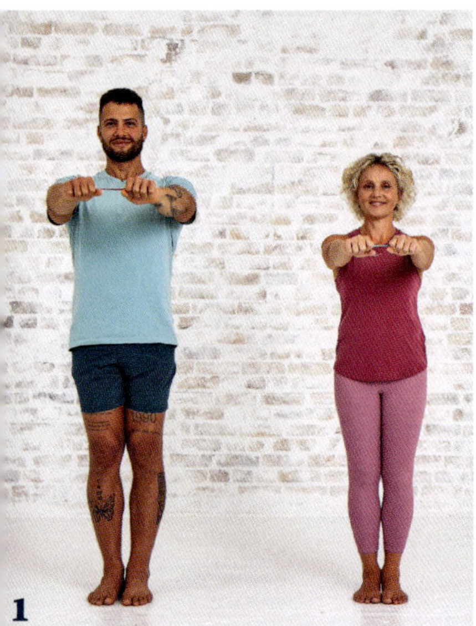

1

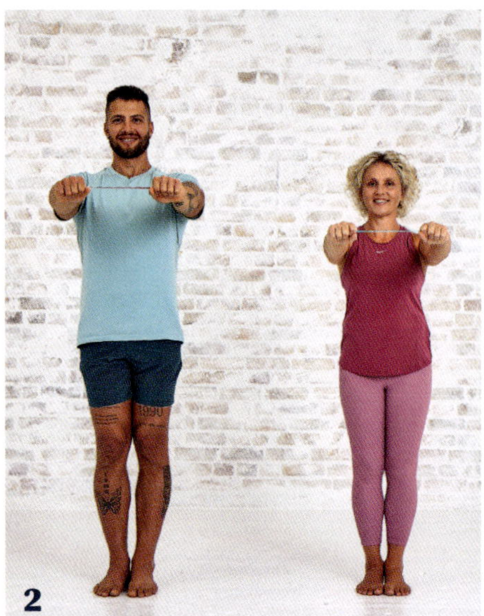

2

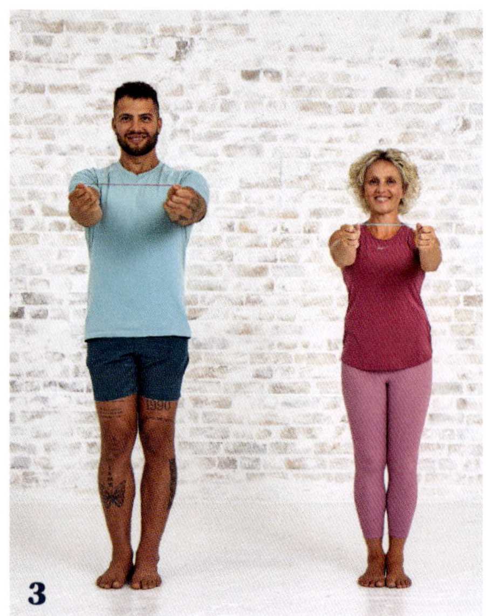

3

Sanfter Einstieg

Ist der Krafteinsatz zum Ziehen des Bands zu hoch, lasse es weg und stelle oder setze dich eine Armlänge entfernt vor eine Wand und lege eine Handfläche auf Schulterhöhe an die Wandfläche. Drehe nun mit leichtem Druck die Hand so weit nach außen und innen wie möglich. Erst die Hände im Wechsel, dann zeitgleich.

Benefit

Eine Schulterrotation unter Spannung verschiebt die kleinteiligen Strukturen im Arm und im Gewebe rund um das Schultergelenk gegeneinander und löst dort Verklebungen. Das vergrößert den Bewegungsradius und trainiert eine umfassende Armkraft.

STÄRKEN	▪ Ausgereifte Beweglichkeit ermöglicht großen Radius in Ausführung und unterstützt gezielt kleine Strukturen in ihrer Funktionalität	▪ Hohe Zugkraft ermöglicht Halten des Widerstands
HERAUS-FORDERUNGEN	▪ Defizitäre Kraft beschränkt geschmeidige Rotation in der Haltearbeit	▪ Grobmotorisches Agieren verklebt und bildet Blockaden in Kraftübertragung, wodurch Schultergelenke nicht differenziert beweglich sind
NEXT LEVEL	▪ Nimm zwei Bänder übereinander, damit sich der Widerstand erhöht und mehr Kraft zum Drehen benötigt wird.	▪ Verlängere das zugstarke Band, indem du zum Beispiel zwei miteinander verbindest. Das verringert den Kraftaufwand und erlaubt eine größere Rotation im Schultergelenk.

PENDELSTRETCH

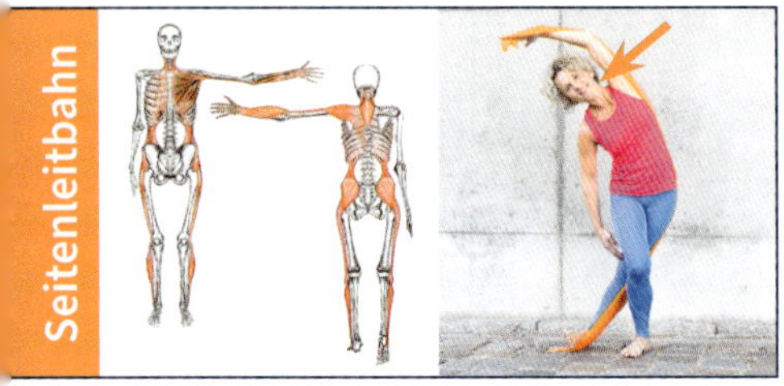

Equipment: flexibles Band, alternativ Wasserflasche
Wiederholungen: 8-mal pro Seite
Ausgangsposition: Stand

1. Stelle dich mittig auf ein flexibles Band, beuge die Knie und neige dich vor. Umfasse das Band links und rechts ungefähr auf Knöchelhöhe.
2. Richte dich auf und bringe dadurch Zug auf das Band, die Arme bleiben die ganze Übung über gestreckt. Das Band sollte jetzt stark gespannt sein.
3. Pendle mit Schultergürtel und Kopf langsam zu einer Seite, sodass auf dieser Seite die Spannung im Band entsprechend reduziert wird.
4. Bleibe auf der Seite und drehe langsam die Nase mehrfach nach unten und oben. Der Oberkörper dreht dabei entsprechend mit. Komme wieder in die Aufrichtung und wiederhole den Ablauf auf der anderen Seite.

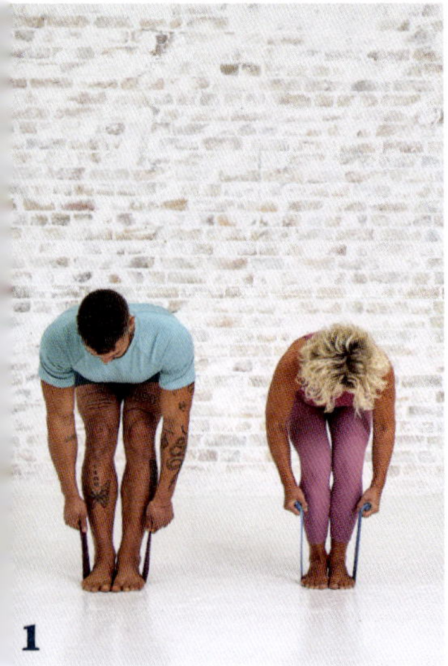
1

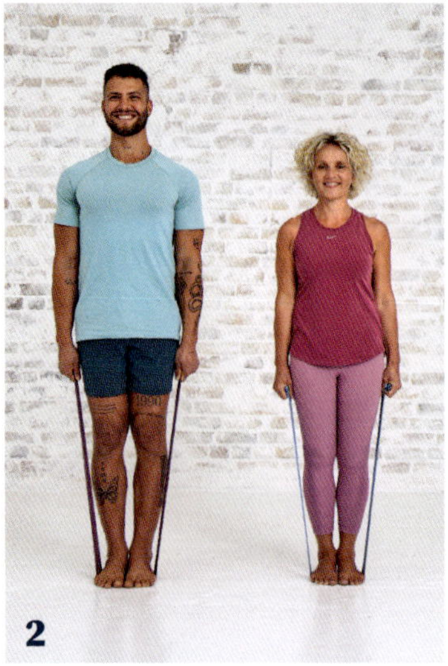
2

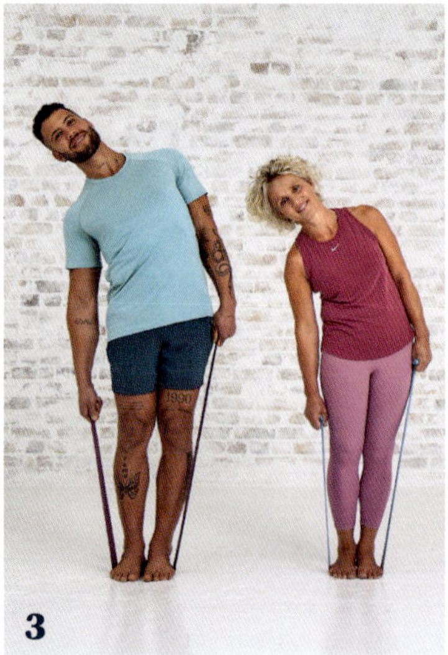
3

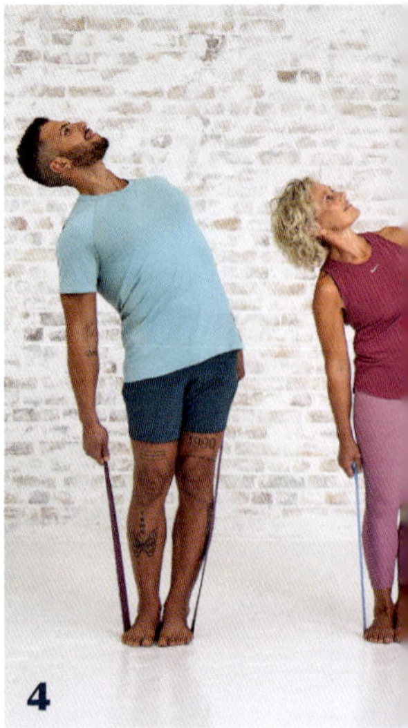
4

Sanfter Einstieg
Nimm statt des Bandes zwei wenig gefüllte Flaschen in die Hände. Greife sie am Verschluss, sodass sie links und rechts eine Verlängerung der Arme bilden. Fülle sie nach und nach mit mehr Flüssigkeit.

Benefit
Die Spannung des Bandes dehnt über die gestreckten Arme die Haltestrukturen des seitlichen Schulter-Hals-Kopf-Bereichs auf. Damit der Stretch auf der langen Seite ohne Schulteranspannung ausgeführt werden kann, wird die Aufmerksamkeit auf die sich neigende Seite gelenkt. Die Kopfdrehung in der aufgedehnten Haltung schafft mobile Länge in den Strukturen, die den Kopf rotieren (Kopfwendern), und Raum im seitlichen Schulter-Hals-Kopf-Bereich.

STÄRKEN	▪ Mobile Strukturen erweitern Raum und Funktionalität im Schultergürtel für eine effektive Nackenentlastung	▪ Genug Haltekraft, um intensive Spannung im Band zur effektiven Aufdehnung zu nutzen
HERAUS-FORDERUNGEN	▪ Geringe Stabilität spiegelt sich häufig in weniger aufrechter Haltung wider, wodurch Nachbarstrukturen belastet werden, statt im gewünschten Bereich Länge zu schaffen	▪ Fester Schulter-Nacken-Bereich gerät häufig in Schutzhaltung und behindert Schaffen von Länge und räumlicher Mobilisierung
NEXT LEVEL	▪ Nimm das Band kürzer oder doppelt, damit sich der Widerstand erhöht und mehr Länge in der Aufspannung entsteht. Achte verstärkt darauf, dass die Schultern sich in Streckung befinden. Führe den Ablauf wie beschrieben aus. Die intensiven Bewegungen kräftigen die Hals-Schulter-Strukturen in Extension.	▪ Halte das Band nur auf der langen Seite und vergrößere die Aufdehnung, indem du Neigung und Drehungen mit der freien Hand führst und intensivierst. Dabei dreht der ganze Oberkörper mit.

EINZELTWIST

Spiralleitbahn

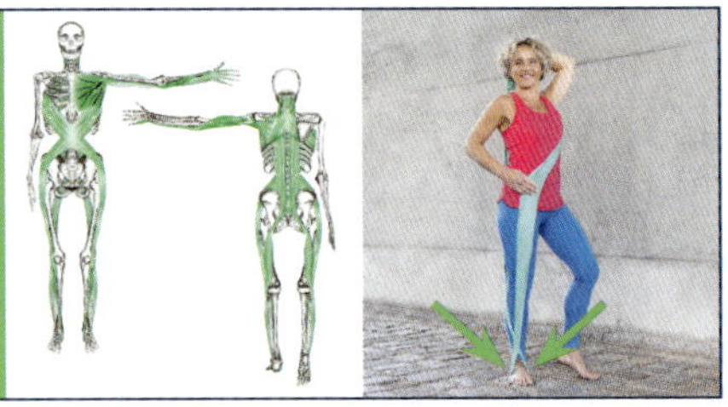

Equipment: rutschende Unterlage (z. B. Mikrofasertuch)
Wiederholungen: 8-mal langsam, 8-mal schnell
Ausgangsposition: Stand

1. Stelle dich mit einem Fuß auf eine rutschende Unterlage und kreuze diesen hinter dem Standbein. Der Fuß bleibt während der ganzen Übung in dieser Position und vollflächig auf der Unterlage.
2. Drehe den hinteren Fuß mithilfe der rutschenden Unterlage fließend rechts- und linksherum. Variiere im Tempo: zuerst langsam, dann schnell. Die Arme schwingen locker gegengleich mit.

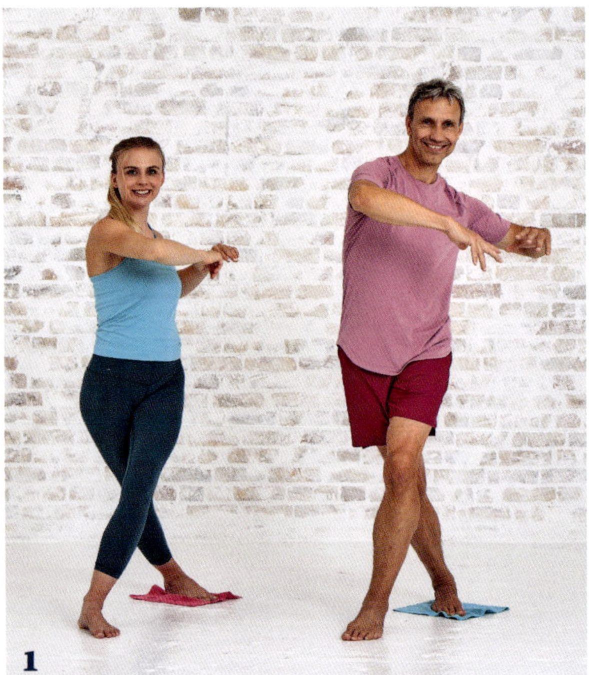

1

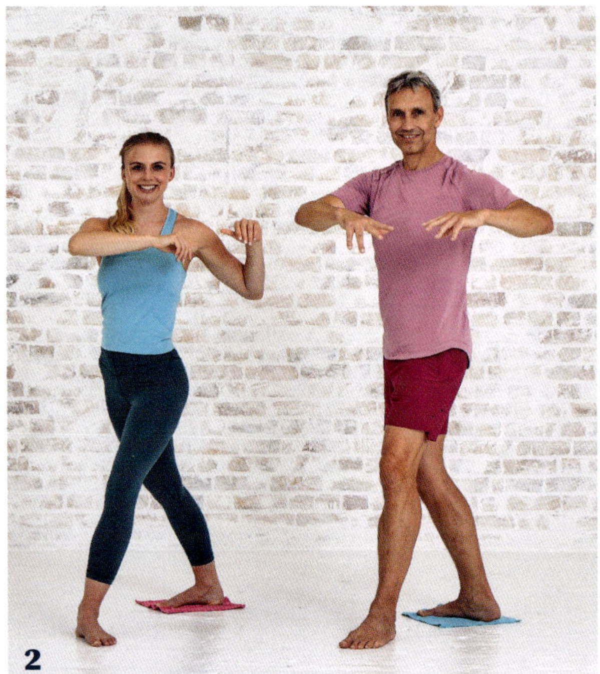

2

Sanfter Einstieg
Fällt es dir schwer, das Gleichgewicht beziehungsweise die Stabilität zu halten, stütze dich für die Fußdrehung mit den Händen an einer Wand ab.

Benefit
Das rückwärtige Kreuzen aktiviert den Beinanteil der Spiralleitbahn. Die Drehbewegung mit dem Fuß integriert explizit den diagonalen Querverlauf der Leitbahn unter dem Fuß (den sogenannten Steigbügel) und sorgt für mehr interstrukturelle Verschieblichkeit. Das lockert Verklebungen und schafft Durchlässigkeit für Elastizität in der gekreuzten Leitbahnschlaufe zwischen Becken und Kreuzbein.

STÄRKEN	▪ Dehnbare Bänder unterstützen weite Rotation der spiraligen Strukturen	▪ Funktionale Elastizität für zügige Rotation unter Druck
HERAUS-FORDERUNGEN	▪ Mangelnde Kraft beschränkt druckvolle Ausführung	▪ Steifigkeit in Hüftstrukturen erschwert rückwärtige Rotationsaktivität
NEXT LEVEL	▪ Kreuze weiträumiger mit dem hinteren Fuß. Stütze dich mit den Händen an einer Wand ab. Wende nun für die Übung viel Kraft auf, indem du den Fuß für die Drehbewegung stark in den Boden drückst.	▪ Stütze dich für die Übung locker mit den Händen an einer Wand ab. Dies stabilisiert die Haltung und ermöglicht es, weiträumiger zu kreuzen. Drehe zusätzlich den Oberkörper sanft in die jeweilig entgegengesetzte Richtung. Das erweitert den Aktionsradius und die Bewegungskompetenz.

KNIEKICK

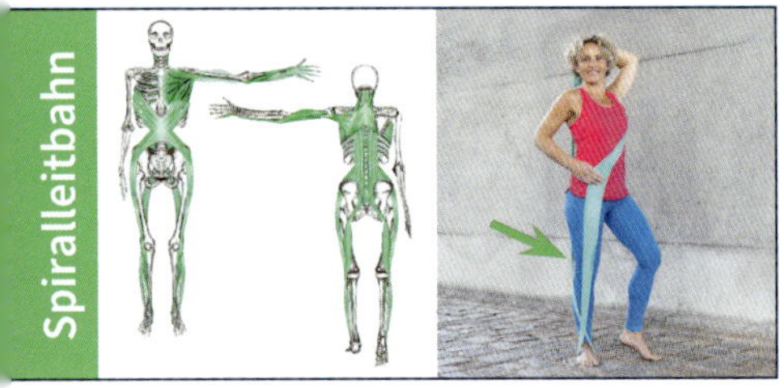

Equipment: eingerollte Matte oder Ähnliches
Wiederholungen: 8-mal pro Seite
Ausgangsposition: Ausfallschritt

1. Stelle dich in den Ausfallschritt und positioniere eine gerollte Matte außen neben dem vorn stehenden Bein. Drehe Oberkörper und Arme zum Schwungholen zur entgegengesetzten Seite.
2. Stoße dann schnell und kraftvoll die Matte mit der Außenseite des Knies um. Der restliche Körper folgt der Kniebewegung. Stelle die Matte wieder auf und wiederhole die Übung mehrmals. Wechsle dann zur anderen Seite.

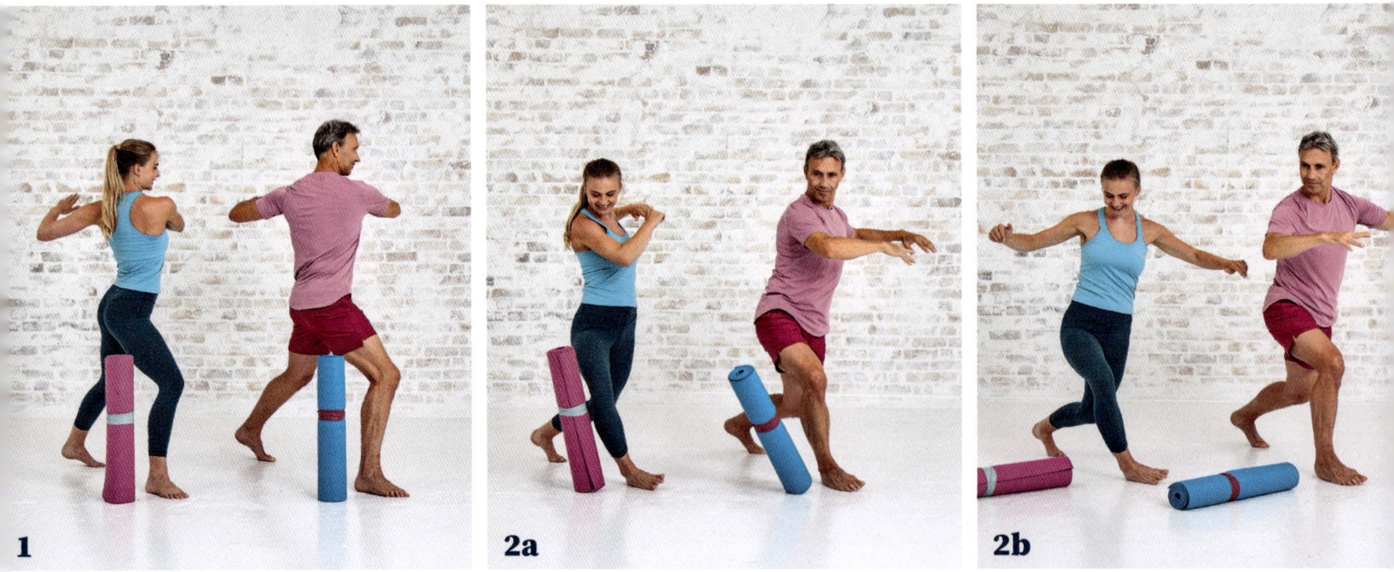

Sanfter Einstieg

Fehlt ein geeigneter Gegenstand, stelle dir ein imaginäres Hindernis vor, das du umstößt.

Benefit

Bei dieser Übung wird die Rotationsbewegung durch einen Krafteinsatz im Spiralverlauf des Knies geleitet. Das trainiert die Elastizität und bewirkt eine Verletzungsprophylaxe beim Umknicken im Sprunggelenk und Verdrehung im Knie.

STÄRKEN	▪ Hohe Beweglichkeit erleichtert volle Aufspannung der Spiralleitbahn	▪ Grobmotorische Reaktionsfähigkeit profitiert von Schnellkraftübungen; je umfangreicher das Repertoire, desto leistungsstärker
HERAUSFORDERUNGEN	▪ Geringe Gleichgewichtskompetenz während eines Kraftaufbaus bei schwungvollen Bewegungen erschwert Ausführung	▪ Geringe strukturelle Verschieblichkeit und Dehnfähigkeit beschränkt knieführende Hüftrotation
NEXT LEVEL	▪ Positioniere die Matte weiter vom Knie weg. Die explosive Kraftanstrengung erfolgt dadurch mehr in der Aufspannung. Das erfordert zusätzliche Kraftanstrengung im Übertragungsweg und eine höhere Stabilität im Rückenabschnitt der Spiralleitbahn.	▪ Drehe dich für die Ausgangsstellung mit dem ganzen Körper weiter von der Matte weg. Damit wird der Rotationsweg länger und der spiralige Bewegungsradius größer.

GESCHMEIDIGE ACHT

Spiralleitbahn

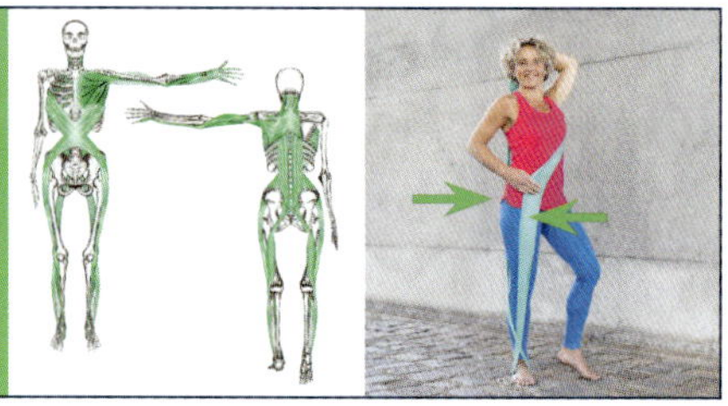

Equipment: Tuch (z. B. Mikrofasertuch), Markierungen am Boden (z. B. Luftballons); für »Next Level« Gewicht zum Anheben mit Fuß (z. B. FASZIO®-Ring, 2,5 kg), Hindernisse zum Drüberschwingen (z. B. eingerollte, stehende Matte)
Wiederholungen: 8-mal pro Richtung/Seite
Ausgangsposition: Stand

1. Lege dir zwei Markierungen seitlich neben das ausführende Bein mit etwa 30 cm Abstand zueinander auf den Boden. Stelle dich barfuß hin, hebe das Bein und greife mit den Zehen das Tuch.
2. Führe nun mit dem Fuß das Tuch um die Markierungen herum. Zeichne dabei geschmeidig fließend eine liegende Acht nach. Erst in die eine Richtung, dann in die andere. Lege die Markierungen auf die andere Seite und greife mit den Zehen des anderen Fußes das Tuch. Schreibe auch hier eine liegende Acht.

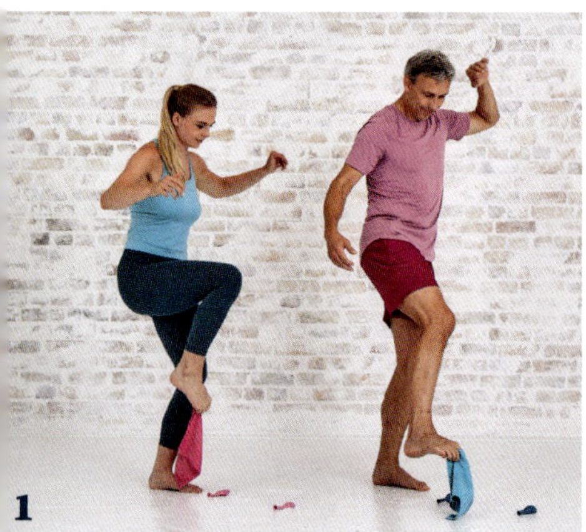
1

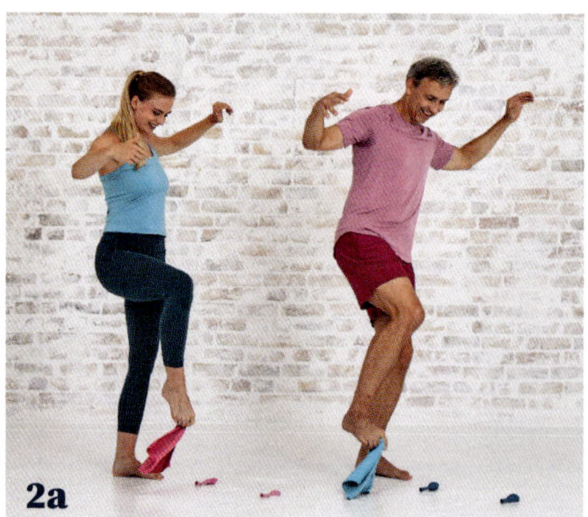
2a

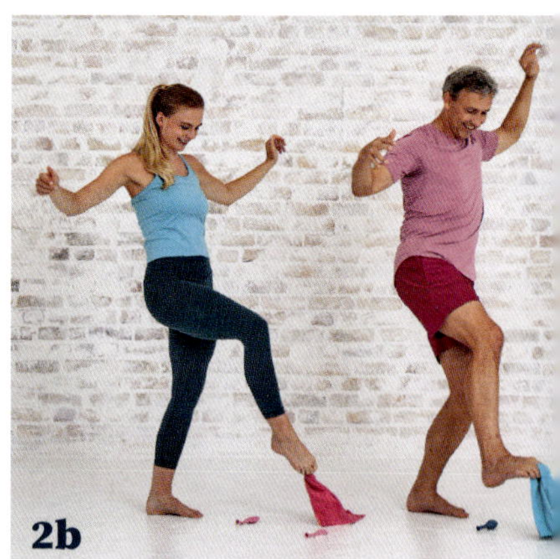
2b

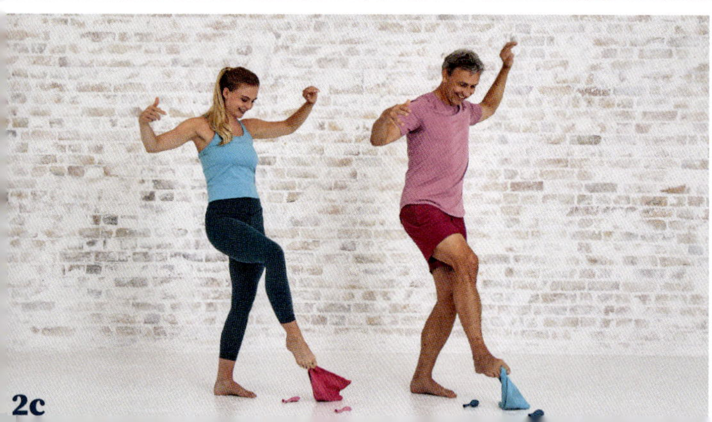
2c

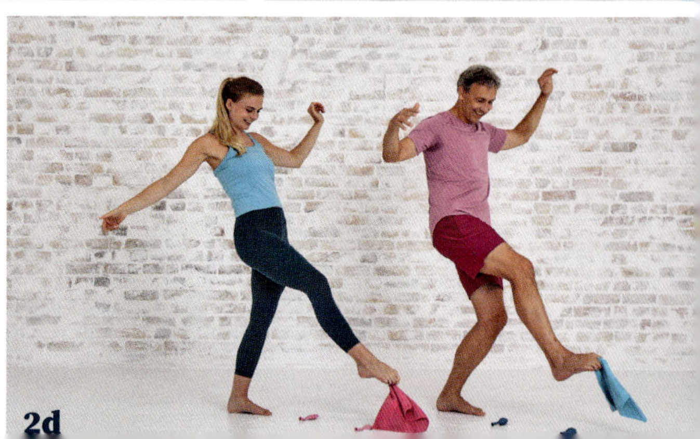
2d

Sanfter Einstieg

Wenn das Hochhalten des Beins zu anstrengend ist, können die Zehen auch auf dem Boden entlangstreifen. Zur weiteren Erleichterung kann auf das Tuch verzichtet werden.

Benefit

Mit dieser Übung werden die Hüftstrukturen mobilisiert und der Rotationsablauf harmonisiert. Durch das Greifen des Tuchs und das Herumführen um Markierungen werden viele unterschiedliche Kraftübertragungswege genutzt. Damit gewinnt die Bewegung an Intensität und wirkt sich die Leitbahn entlang nach oben aus.

STÄRKEN	▪ Hohe Geschmeidigkeit in den Strukturen ermöglicht reibungslose Ausführung und löst Kleinstblockaden im Hüftbereich	▪ Gute Tiefenstabilität im Einbeinstand als Basis für Bewegungsausführung
HERAUS-FORDERUNGEN	▪ Fehlende Stabilisierung im Einbeinstand fordert Gleichgewichtsfähigkeit	▪ Eingeschränkte Koordinationsfähigkeit für geschmeidige Bewegung im verklebten Hüftgelenk
NEXT LEVEL	▪ Nimm statt eines Tuchs ein Gewicht um den Fuß und führe die Übung wie beschrieben aus. Das erfordert viel Krafteinsatz und stärkt die Leistungsfähigkeit in der Spiralleitbahn.	▪ Führe die Übung zur Vergrößerung des Bewegungsspielraums mit einem weiträumigen Radius aus. Nutze dafür zwei hohe Hindernisse, um die du das Tuch herumschwingst.

SKORPION

Spiralleitbahn

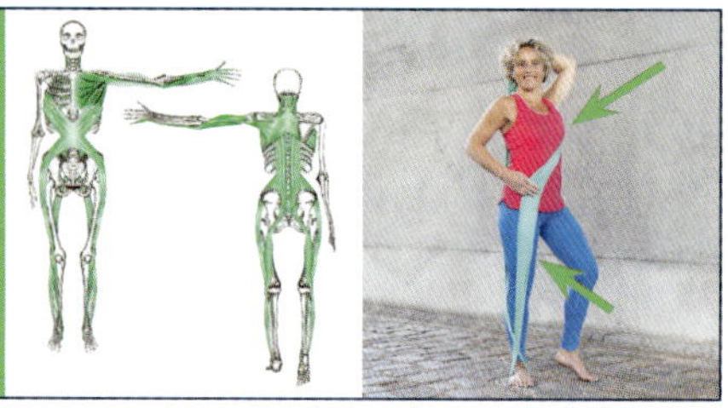

Equipment: Matte
Wiederholungen: 1-mal pro Seite und Armpositionen
Ausgangsposition: Bauchlage

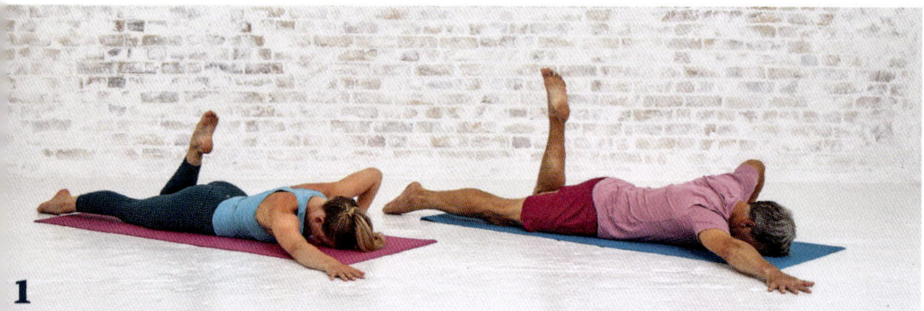

1

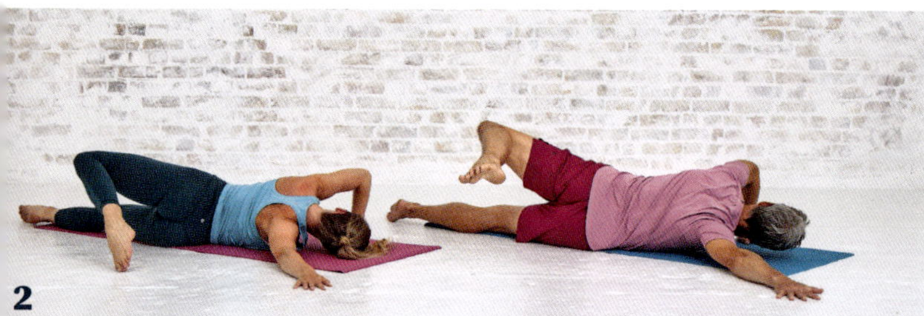

2

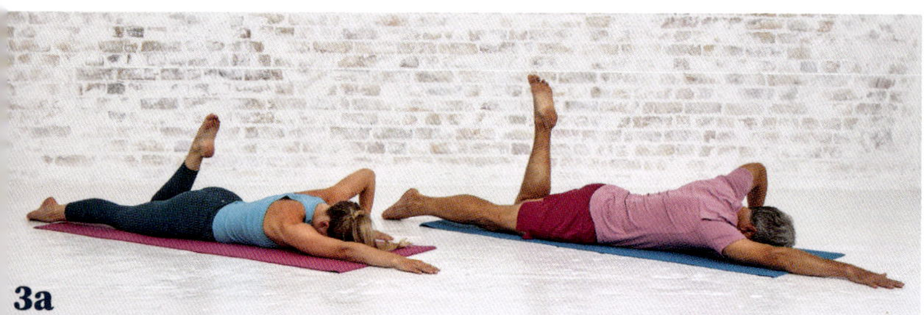

3a

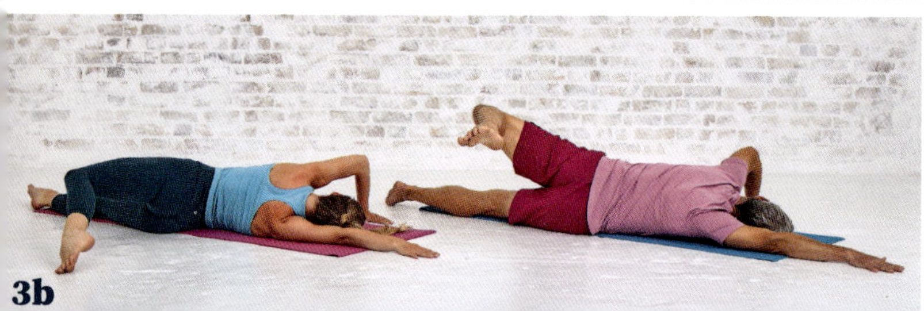

3b

1. Lege dich auf den Bauch. Positioniere einen Arm diagonal nach oben gestreckt und stütze den anderen auf Brusthöhe am Boden auf, richte den Ellenbogen nach oben aus. Lege den Kopf mit dem Gesicht zum Stützarm. Beuge auf der Stützseite das Knie, sodass der Fuß zur Decke zeigt.
2. Drücke dich mit der Stützhand gegen den Boden, sodass sich die gleichseitige Körperhälfte vom Boden abhebt. Ziehe den angehobenen Fuß nun so weit zur gegenüberliegenden Seite, dass eine diagonale Aufspannung von dem am Boden liegenden Arm über den Rumpf zum angehobenen Bein entsteht. Stelle, wenn möglich, den oberen Fuß auf dem Boden ab. Atme in dieser Position tief ein und aus.
3. Komme dann in die Bauchlage zurück und versetze den am Boden liegenden Arm, um ihn in einer anderen Diagonalen zu positionieren. Wiederhole die Übung in verschiedenen Varianten. Wechsle im Anschluss die Seite.

Sanfter Einstieg

Wenn die Bauchlage unangenehm oder der Zug im Schulter- und Leistenbereich zu stark ist, führe die Übung an einer Wand stehend aus.

Benefit

Durch den Druck des aufgestellten Arms kann eine Dehnung im vorderen Bereich der abgelegten Schulter dosiert ausgeübt werden. Der Zug, den der Fuß des gehobenen Beines auf die Leiste ausübt, ermöglicht mehr Raum für Gefäße und Nerven im Hüftbereich für eine bessere Ver- und Entsorgung der Extremitäten in rotierenden Bewegungen.

STÄRKEN	▪ Hohes Aufspannungspotenzial in alle Richtungen wird in jedem Streckenabschnitt bestmöglich genutzt	▪ Typbedingte Kraft im Arm und Rumpfbereich ist hilfreich, um in Position zu schieben und in Aufspannung zu verbleiben, wodurch Dehnreiz optimal genutzt wird
HERAUS-FORDERUNGEN	▪ Fehlende Kraft im Arm-Brust-Bereich erschwert es, den Körper in die nötige Position zu drücken	▪ Beschränkter Raum im Gewebe geht an Grenze der Komfortzone
NEXT LEVEL	▪ In der Endposition angekommen, unterstütze das obere Knie mit dem unteren Fuß, indem du das untere Bein anwinkelst. Mache nun mit dem stützenden Arm kleine Liegestütze.	▪ Verweile in der Endposition und bewege den Körper dort für etwa 30 Sekunden geschmeidig schlängelnd um die eigene Achse, damit die Spiralleitbahn tiefenstrukturell multidirektionaler angesprochen wird.

UM DIE EIGENE ACHSE

Spiralleitbahn

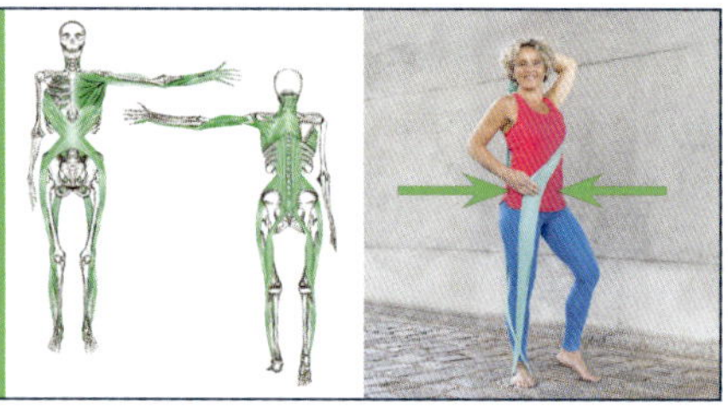

Equipment: kein Zusatzmaterial
Wiederholungen: 8-mal pro Seite
Ausgangsposition: Stand, mit dem Rücken zu einer Wand

1. Stelle dich mit etwa 40 cm Abstand mit dem Rücken zu einer Wand. Kreuze mit einem Fuß hinten. Drehe beide Fußspitzen auswärts. Lasse die Knie locker und hebe die Hände auf Schulterhöhe.
2. Drehe dich nun schwungvoll zu der Seite, auf der der Fuß vorn steht, und klatsche energievoll mit beiden Händen gegen die Wand, bevor du wieder nach vorn zurückfederst. Zugunsten eines energievollen Schwungs können die Füße der Drehung folgen. Wiederhole die Drehsequenz ein paar Mal ohne Unterbrechung. Wechsle dann die Seite.

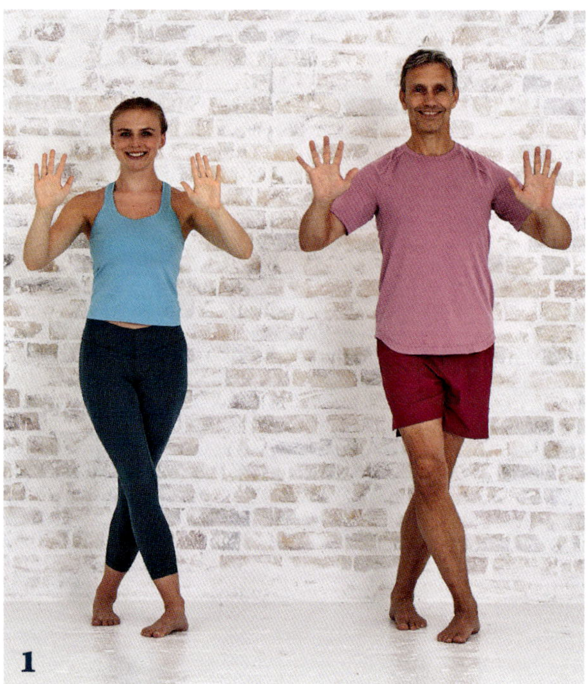

1

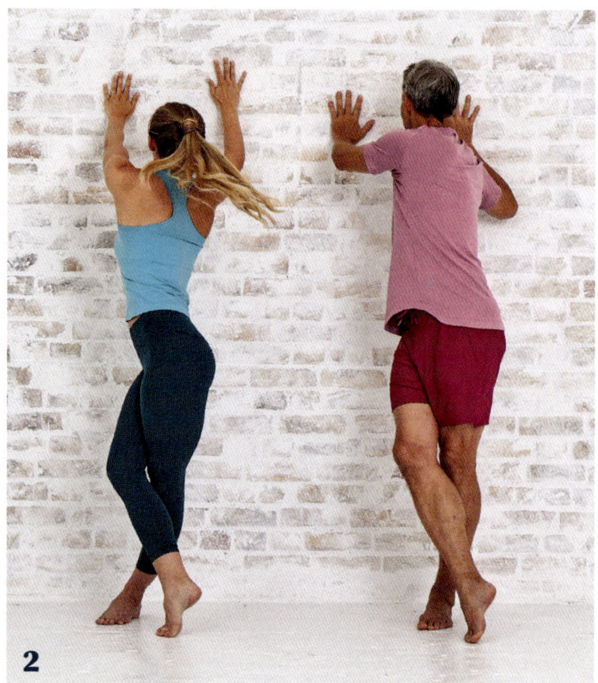

2

Sanfter Einstieg

Beginne die Übung seitlich zur Wand. Das Bein auf der Wandseite steht vorn, sodass nur eine Vierteldrehung nötig ist, um die Wand zu erreichen.

Benefit

Die ausgedrehte Kreuzhaltung der Füße aktiviert die Spiralleitbahn im Beinabschnitt, da sie zwischen Beckenkamm und Kreuzbein quer unter dem Fuß entlangläuft. Der hintere Teil der Spiralleitbahn wird durch die Fußposition beim schwungvollen Drehen stabilisiert, sodass der vordere Teil gesichert in eine großräumige Rotation gehen kann. Dabei erreicht der Drehwinkel einen Endpunkt, von dem aus der Körper rückgefedert wird (Recoil-Effekt). Besteht in der Spiralleitbahn eine hohe Elastizitätskompetenz, ist das eine effektive Verletzungsprophylaxe und die Organgesundheit wird unterstützt.

STÄRKEN	▪ Agile Strukturen werden für vollständige spiralige Drehung genutzt	▪ Rotationsstabilität unterstützt Elastizität in der Spiralleitbahn
HERAUS-FORDERUNGEN	▪ Begrenzte Festigkeit fordert guten Gleichgewichtssinn ▪ Hohe Dehnfähigkeit beschränkt erforderliche Elastizität für Ausführung	▪ Zu geringe Verschieblichkeit besonders im Rücken für maximale Rotation
NEXT LEVEL	▪ Vergrößere den Abstand deiner Füße zueinander. Diese Ausgangsposition erfordert einen höheren Krafteinsatz zur Stabilisierung der schwungvollen Drehung.	▪ Führe die Übung seitlich zur Wand aus. Das Bein auf der Wandseite steht hinten, sodass eine Dreivierteldrehung nötig ist, um die Wand zu erreichen. Das erfordert mehr Bewegungsspielraum und Rotationsvermögen in der Wirbelsäule.

FLIEGENDER SCHMETTERLING

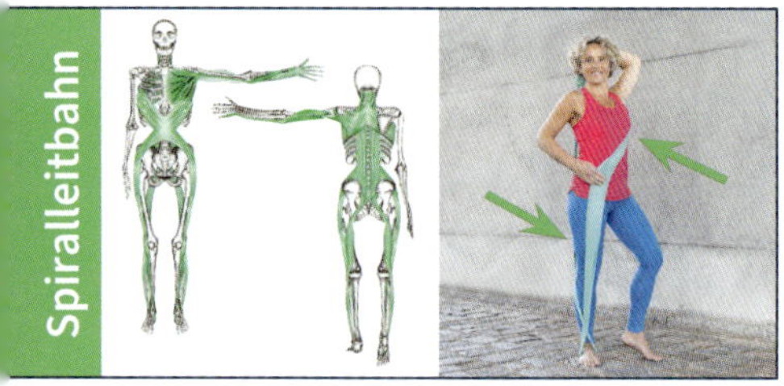

Equipment: Matte
Wiederholungen: 5–10-mal pro Seite
Ausgangsposition: Sitz

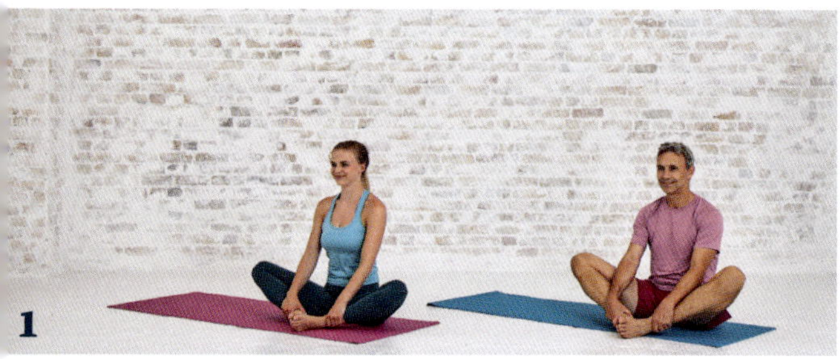
1

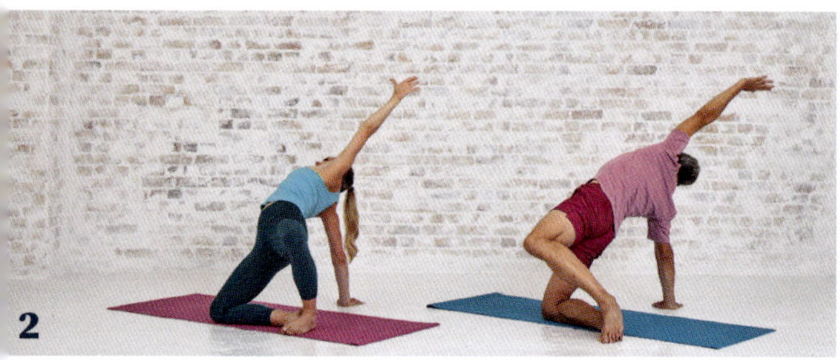
2

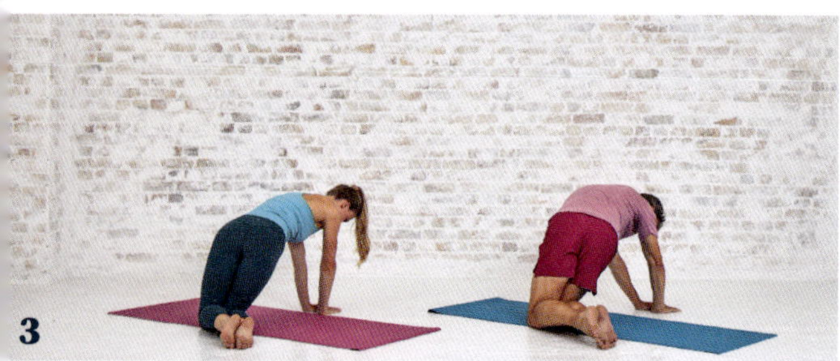
3

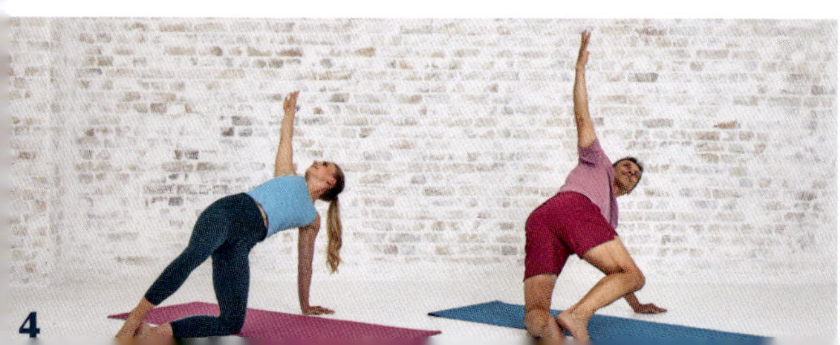
4

1. Setze dich hin, beuge die Knie und lege die Fußsohlen aneinander, sodass die Knie jeweils nach außen zeigen. Umfasse die Fußgelenke und ziehe die Fersen nahe an den Körper heran.
2. Kippe seitlich auf ein Bein, lasse die Fußsohlen aneinander und stütze dich mit der gleichseitigen Hand hinter dem Gesäß auf. Verlagere das Gewicht auf den Unterschenkel und hebe das Becken an. Der »freie« Arm beschreibt dabei einen möglichst großen Kreis über dem Körper. Setze dich wieder hin und führe die Übung zur anderen Seite aus. Wiederhole mehrmals zu beiden Seiten in geschmeidiger Bewegungsabfolge.
3. Bei der nächsten Runde setzt du in der gehobenen Position beide Knie und Hände nebeneinander auf, sodass du in eine Art verdrehten Vierfüßlerstand kommst.
4. Öffne dich nun zu einer Seite, indem du das Bein seitlich anhebst, wobei die Fußsohlen wieder aneinandergelegt werden. Führe dabei den gleichseitigen Arm im Halbkreis nach oben. Komme zurück in den gedrehten Vierfüßlerstand und über die Seite zurück in den Sitz. Führe die Übung zur anderen Seite aus. Wiederhole mehrmals.

Sanfter Einstieg

Die verschiedenen Schritte der Abfolge können zunächst verwirrend sein. Übe anfangs nur den ersten Teil, erweitere dann mit dem zweiten Teil, bevor du mit dem dritten Teil weitermachst.

Benefit

Der durch den oberen Arm aufgebaute Zug über die Rumpfdiagonale führt zu einer optimalen Bewegungsübertragung vom Oberschenkel über die Leiste zur gegenüberliegenden Schulter. Die geschmeidige Bewegung in Rotation fördert eine Entlastung des Rückens. Die Bandscheiben und die durch sitzende Tätigkeiten versteiften wirbelsäulennahen Strukturen bekommen Druck und Zug für eine optimale Ent- und Versorgung.

STÄRKEN	▪ Weiträumige Öffnung der Hüft- und Schultergelenke ermöglicht geschmeidigen Flow	▪ Kraftvolle Ausführung ermöglicht Stützen von einer in die nächste Position
HERAUS-FORDERUNGEN	▪ Fehlende Stützkraft in einzelnen Positionen für myofasziale Strukturen fordert den Stabilitätsaufbau im Brust- und Schulterbereich	▪ Verkürzte querverlaufende Strukturen behindern es, sich nach außen aufzuspannen bei gleichzeitiger Öffnung im Brustbereich ▪ Verklebungen erschweren geschmeidiges Gleiten von einer Haltung zur nächsten für einen eleganten Flow
NEXT LEVEL	▪ Komme in die aufgespannte Stützhaltung und atme hier bewusst in die Aufspannung zwischen Leiste und Schulter. Mit der Ausatmung zentriere dich, indem du die Muskeln in die Körpermitte ziehst.	▪ Verweile in der aufgespannten Stützhaltung und atme dort einige Male lang und tief. Durch das fokussierte Atmen verschieben sich die tiefliegenden Faszienschichten gegenüber der weiter außen liegenden für mehr Bewegungsradius im Rumpf.

SPIRALKRAFT

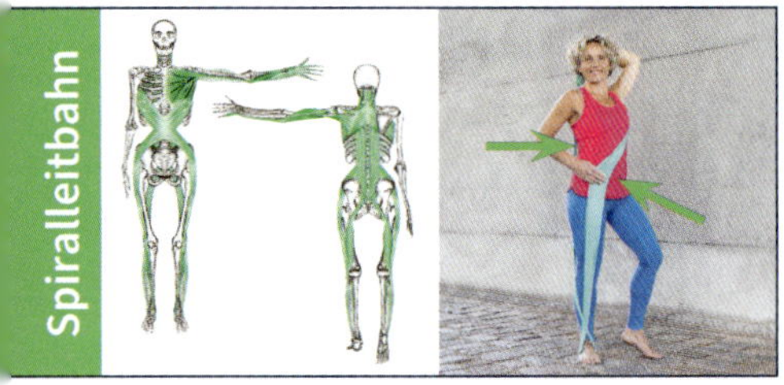

Equipment: Gewicht (ca. 2,5–3 kg, z. B. FASZIO® Ring, 2,5 kg)
Wiederholungen: 8-mal pro Seite
Ausgangsposition: Stand, Schrittstellung

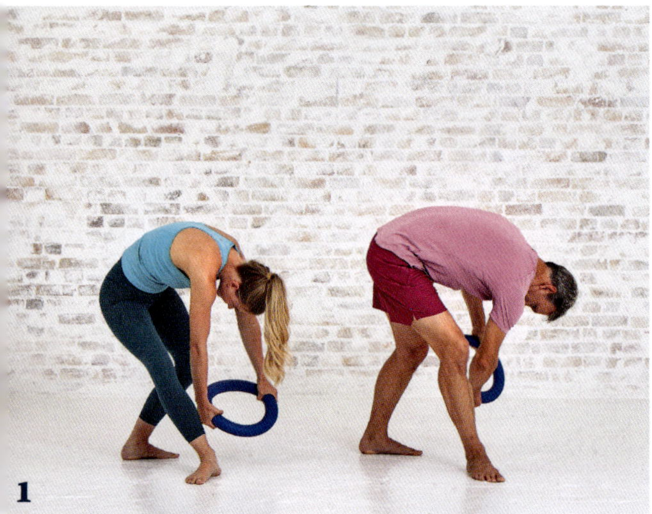
1

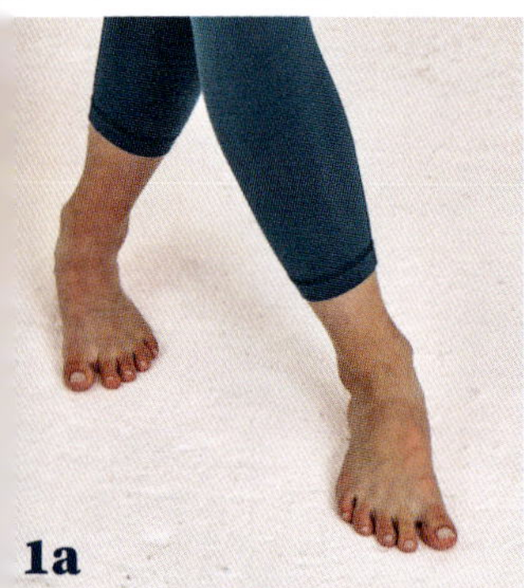
1a

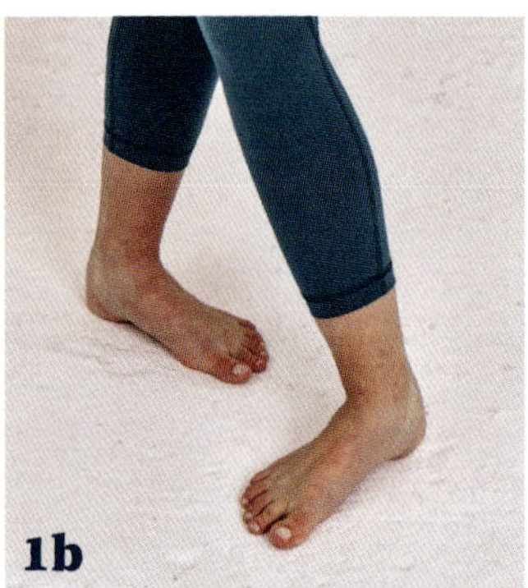
1b

1. Starte in einer gekreuzten Schrittstellung mit gebeugten Beinen (siehe Abbildung 1a). Drehe beide Fußspitzen auswärts (siehe Abbildung 1b) und lasse die Knie locker. Halte mit beiden Händen ein Gewicht in Brusthöhe möglichst weit vor dem Körper. Neige dich mit dem Gewicht und dem Oberkörper im Bogen zur Innenseite des vorderen Beins herunter. Spanne die Rückenstrukturen aus der Diagonalen heraus auf.
2. Hebe das Gewicht mit Abstand zum Körper diagonal nach oben. Drehe dich dabei dynamisch so weit wie möglich mit dem Körper mit. Die Füße bleiben an ihrer Position. Wechsle die Seite.

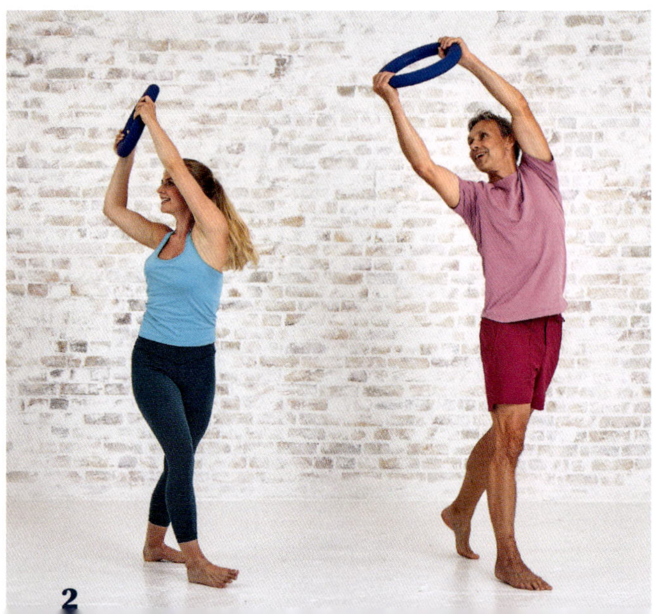
2

Sanfter Einstieg
Starte ohne Hinzunahme eines Gewichts. Presse stattdessen deine Handflächen gegeneinander, sodass zunächst hauptsächlich der Ablauf trainiert wird.

Benefit
Die ausgedrehte Kreuzhaltung der Füße, der Abstand der Füße zueinander, der gedreht gebeugte Oberkörper und die nur wenig angewinkelten Arme bilden eine Aufspannung der Spiralleitbahn. Das Gewicht verlängert den Hebel. Die Rotation wird durch eine Kraftanstrengung in der Körpermitte geführt, die das eingesetzte Gewicht in der Hebelverlängerung intensiviert. Das erfordert zugleich höheren Kraftaufwand und vermehrten Einsatz von kleinteiligeren Strukturen für einen leistungsstarken Rumpf. Zusätzlich werden durch die Drehbewegung die Organe massiert, was die Organfunktionen stärkt.

STÄRKEN	▪ Hohe Mobilität stärkt Fasernetz im großen Umfang und kompensiert so geringe Stabilität in kleinen Strukturen	▪ Ausgebautes Übertragungswegenetz für kraftintensive Bewegungskompetenz in der rotierenden Hebearbeit
HERAUSFORDERUNGEN	▪ Fehlende Elastizität aufgrund weicher Strukturen erschwert funktionale Kraftumwandlung	▪ Mühevolle Kraftgenerierung in der Muskelextension
NEXT LEVEL	▪ Führe die Bewegung mit einem Arm aus. So wird noch mehr Kraft aus der Spiralleitbahn gebraucht und der Trainingseffekt verstärkt.	▪ Führe die Bewegung mit dem Arm aus, der sich auf der Seite des vorderen Beines befindet. Lasse den anderen Arm der Bewegung locker folgen.

STERNENGUCKER

Spiralleitbahn

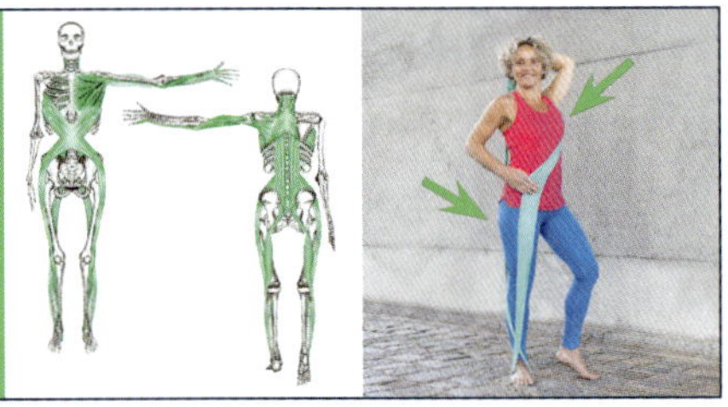

Equipment: Matte
Wiederholungen: 3-mal pro Seite
Ausgangsposition: Vierfüßlerstand

1. Komme in den Vierfüßlerstand. Hebe das Gesäß nach oben und schiebe das Brustbein Richtung Knie (herabschauender Hund). Die Knie dürfen leicht gebeugt bleiben.
2. Strecke nun ein Bein so weit wie möglich nach oben aus, öffne die Hüfte und lasse die Fußspitze dabei nach außen sinken. Beuge das Knie mit dem Fuß Richtung Gesäß.
3. Lasse den Fuß langsam weiter bis zum Boden sinken, der Körper folgt der Drehung und die gleichseitige Hand löst sich möglichst spät vom Boden. Atme in dieser Position 3-mal tief ein und aus.
4. Ziehe dich jetzt mit Kraft aus dem Rumpf zurück in den herabschauenden Hund und lasse das obere Bein gestreckt.
5. Schiebe nun dieses Bein unter dem Körper zwischen dem Stützarm und dem Fuß auf dem Boden hindurch. Atme in der Aufspannung 3-mal tief ein und aus. Komme zurück in den Vierfüßlerstand. Wiederhole die Übung auf der anderen Seite.

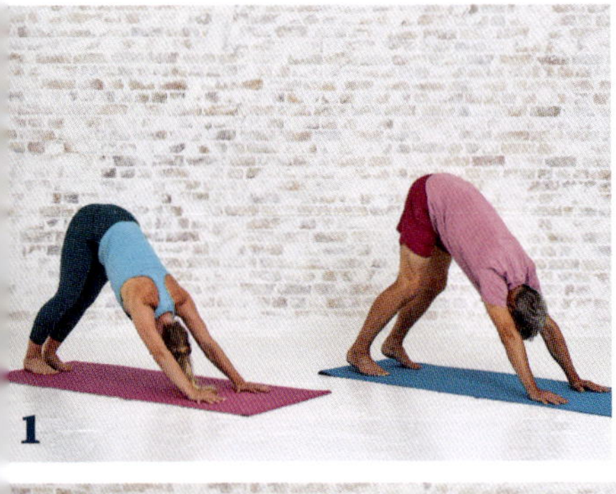
1

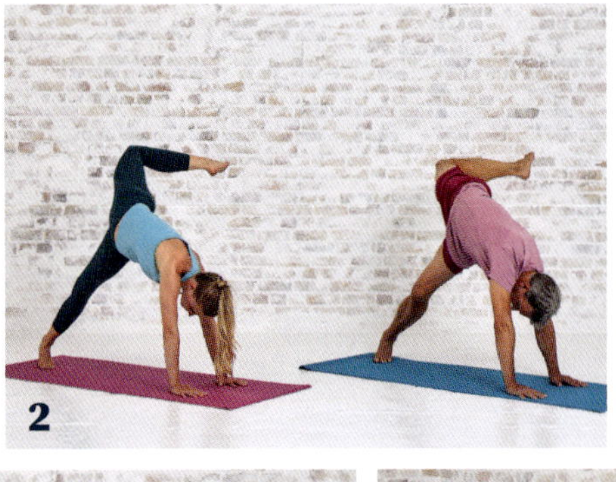
2

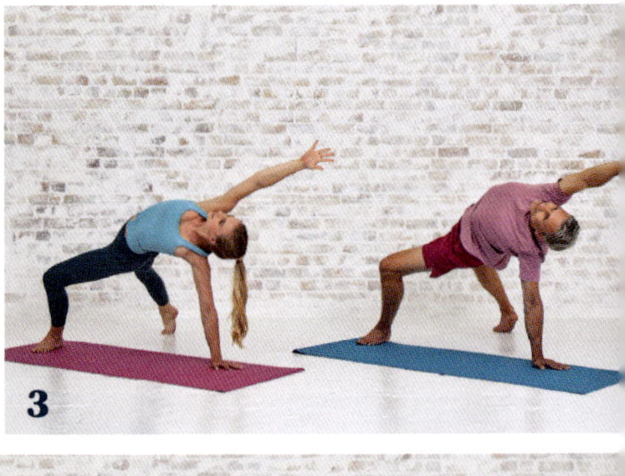
3

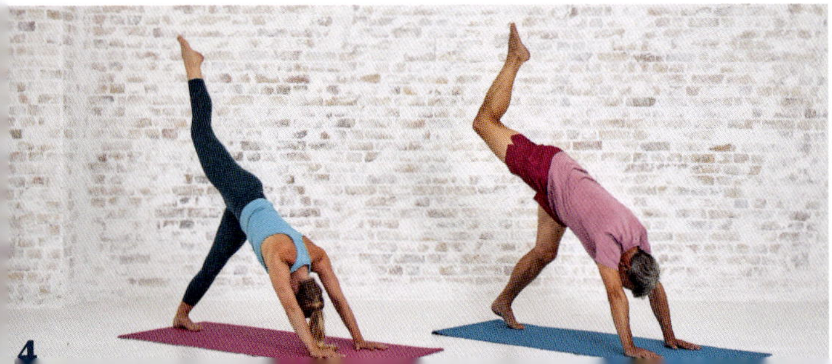
4

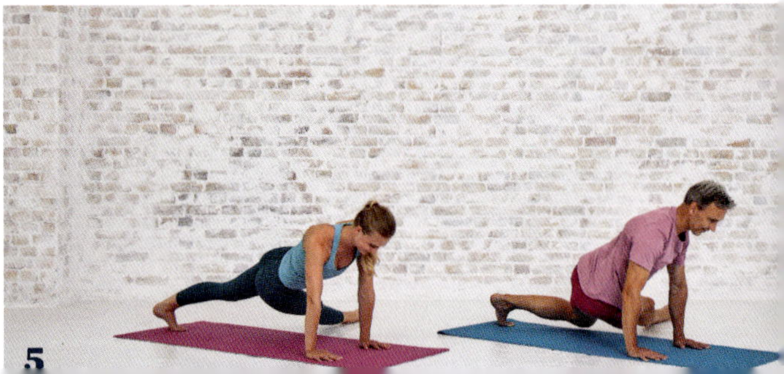
5

Sanfter Einstieg

Sollte die Kraft in den Armen fehlen, setze den Fuß nicht ganz ab.

Benefit

Das Öffnen der Hüftstrukturen und des gegenüberliegenden Schulterbereichs in Bewegung verhilft dazu, rotierende Alltagsbewegungen gleichzeitig stabil, geschmeidig und dehnfähig ausführen zu können. Dies wird zum Beispiel bei Schwungbewegungen gebraucht und ist eine gute Prophylaxe gegen Abnutzungen von Gelenken.

STÄRKEN	▪ Gute Aufspannungsfähigkeit und ausgewogene Längenverteilung können für elegante Rotationsbewegungen genutzt werden	▪ Genügend Kraft, um sich von einer zur nächsten Position zu begeben
HERAUS-FORDERUNGEN	▪ Geringe Kraftausdauer und Stabilität sowohl im Schulterbereich als auch Rumpf begrenzen Übungsradius und Wiederholungszahl	▪ Mangelnde Dehnbarkeit des Gewebes in vorderer Hüfte und gegenüberliegender Schulter erschwert geschmeidige Ausführung der Übung
NEXT LEVEL	▪ Halte die einzelnen Positionen für ein paar Atemzüge, bevor du mit der Übungsabfolge fortfährst.	▪ Bewege die freien Extremitäten jeweils in den möglichen Positionen kreisend und erweitere sowohl die Rotationsfähigkeit der Hüfte als auch die Bewegungsübertragung in die gegenüberliegende Schulter.

EXPLOSIVER DREH

Spiralleitbahn

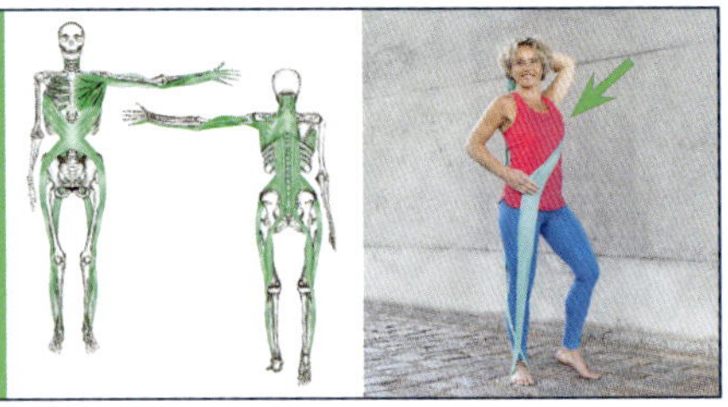

Equipment: Schwimmnudel (gekürzt, ca. 45–50 cm), alternativ Handtuch
Wiederholungen: 8-mal pro Seite
Ausgangsposition: Stand mit dem Rücken zu einer Wand

1. Stelle dich mit etwa 40 cm Abstand mit dem Rücken zu einer Wand. Kreuze mit einem Fuß weiträumig vor dem Körper, drehe beide Fußspitzen auswärts und lasse die Knie locker. Greife das Ende einer gekürzten Schwimmnudel auf der Seite des vorderen Beins. Neige dich mit dem Oberkörper im Bogen zur Innenseite des vorderen Beins herunter. Spanne die Rückenstrukturen aus der Diagonalen heraus auf.
2. Schlage die Schwimmnudel über die Drehung des Oberkörpers schwungvoll nach hinten gegen die Wand (Katapulteffekt). Wiederhole die Bewegung mehrmals mit viel Energie und wechsle dann die Seite.

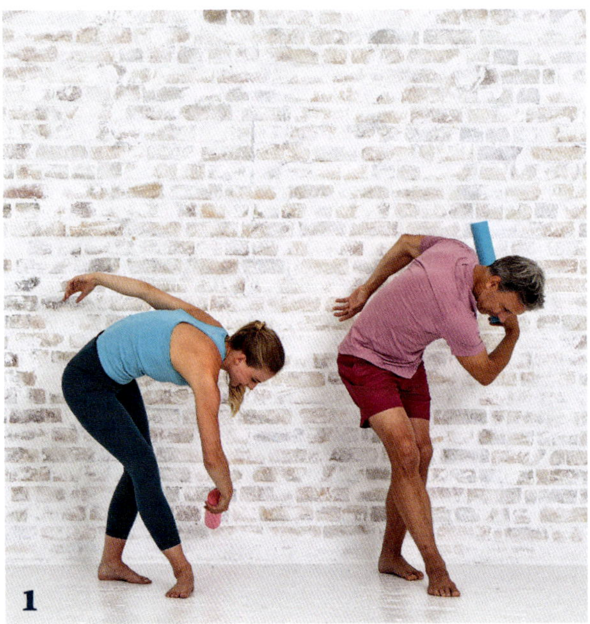

1

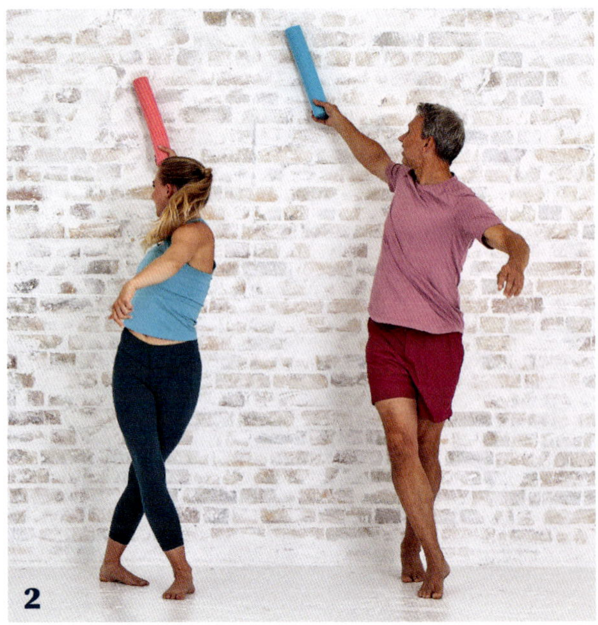

2

Sanfter Einstieg

Ist die Drehung zu schnell und zu weit rotiert, stelle dich mit der schlagenden Seite zur Wand und führe die Bewegung langsamer aus. Steigere das Tempo und vergrößere den Standwinkel.

Benefit

Die ausgedrehte Kreuzhaltung der Füße aktiviert die Spiralleitbahn im Beinabschnitt, da sie zwischen Beckenkamm und Kreuzbein quer unter dem Fuß entlangläuft. Oberkörper und Arm erhalten durch die bogenförmige Haltung eine vorbereitende Gegenbewegung, als würde man eine Bogensehne spannen. Der explosive Schwung wird durch die vorbereitende Gegenbewegung von Oberkörper und Arm generiert und durch die Fußposition über den rückwärtigen Rückenteil der Spiralleitbahn stabilisiert. Diese Elastizitätskompetenz sorgt für funktionale Leistungsstärke, auch im viszeralen Faszienbereich, und ist zugleich eine effektive Sturzprophylaxe.

STÄRKEN	▪ Weiträumige Aufspannung ermöglicht Nutzen der gesamten Leitbahn für die Übung	▪ Stabile Schnellkraftbewegungen lassen ganze Kraftenergie im Schwung nutzen
HERAUS-FORDERUNGEN	▪ Geringer Grad an Elastizität fordert mobile Strukturen stark und bedeutet ein intensives Training	▪ Eingeschränkte Mobilität in den Strukturen rund um die Wirbelsäule beschränkt Rotation
NEXT LEVEL	▪ Entferne die Füße in der Ausgangsstellung weiter voneinander, sodass die Komponente Gleichgewicht hinzukommt und zusätzlich fordert.	▪ Verändere die Ausgangsstellung, indem du dich weiter von der Endposition wegdrehst und mehr Radius in die Bewegung bringst.

SCHULTERDRUCK

Spiralleitbahn

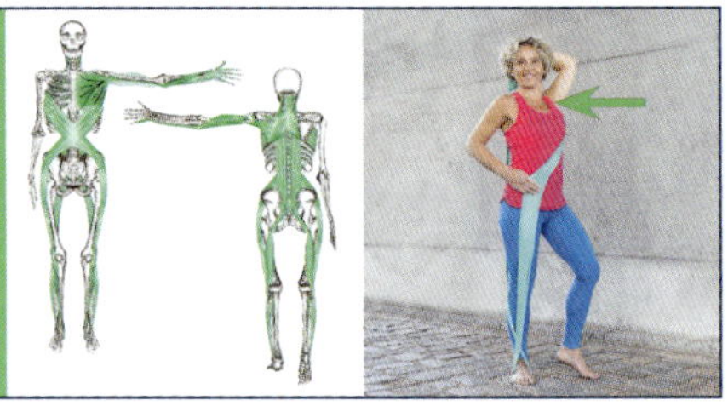

Equipment: Luftballon (ca. zu drei Vierteln aufgeblasen)
Wiederholungen: 8-mal pro Seite
Ausgangsposition: Stand mit dem Rücken zu einer Wand

1. Puste einen Luftballon ungefähr zu drei Vierteln auf. Stelle dich mit etwa 20 cm Abstand mit dem Rücken zu einer Wand. Kreuze mit einem Fuß weiträumig vor dem anderen, drehe beide Fußspitzen auswärts und lasse die Knie locker. Nun fixiere auf der Seite des vorderen Beins mit dem Handrücken des gestreckten Arms den Luftballon locker an der Wand.
2. Drücke nun mit dem Handrücken ganz fest in den Ballon hinein. Rotiere zusätzlich zur Verstärkung der Krafteinwirkung mit Oberkörper und Kopf in Richtung Ballon.

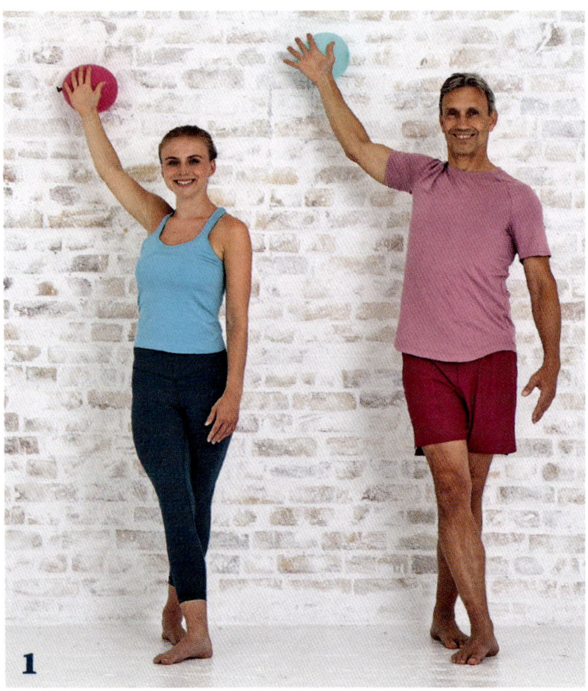
1

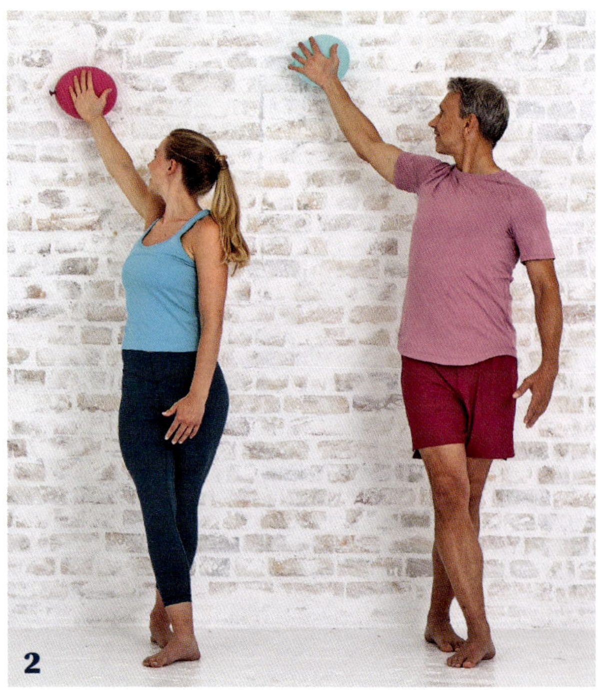
2

Sanfter Einstieg
Sind Radius und Kraftanstrengung im Brust-Arm-Bereich zu fordernd, drehe dich mit der drückenden Körperseite zur Wand und nimm einen nur halb gefüllten Ballon. Vergrößere erst nach und nach den Standwinkel.

Benefit
Der nach hinten oben gestreckte Arm aktiviert gemeinsam mit der Position der Füße die Spiralleitbahn im ganzen Körper, was durch den leichten Druck gegen den Luftballon noch intensiviert wird. Aus dieser Position heraus wird in Rotation die Kraftübertragung der ganzen Spiralleitbahn eingesetzt, um größtmöglichen Druck auf den Ballon auszuüben. Dabei wird besonders der Übergang zwischen Oberkörper und Arm beansprucht.

STÄRKEN	▪ Flexible Strukturen begünstigen durch Rotationsbewegung interstrukturelle Verschieblichkeit	▪ Gute Schulter-Arm-Kraft gleicht geringeren Drehradius aus
HERAUS-FORDERUNGEN	▪ Ungenügende Kraftgenerierung sowie geringe Kontinuität des straffen Gewebes erschweren Ausüben von Druck auf Ballon	▪ Beschränkte Extensionsmöglichkeit mindert blockadefreie Bewegungsabläufe
NEXT LEVEL	▪ Erweitere den Abstand der Füße und halte die Balance, während die gleiche Kraft auf den Ballon ausgeübt werden soll.	▪ Nutze einen größeren Radius, um eine zusätzliche Beweglichkeitsherausforderung zu schaffen, die mehr Verschieblichkeit im Gewebe erfordert und so Stabilität durch Mobilität ersetzt.

DOPPELTWIST

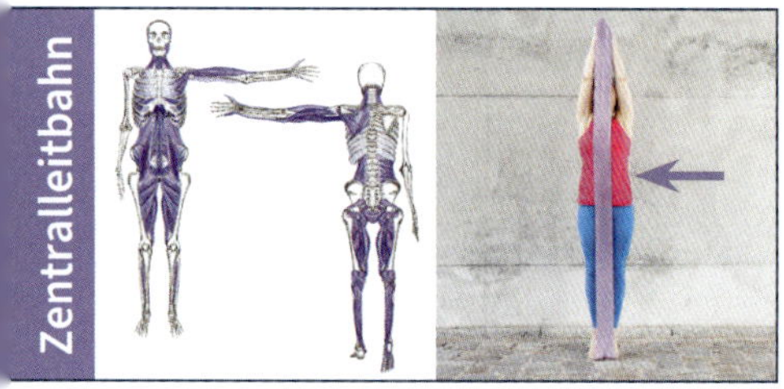

Equipment: rutschende Unterlage (z. B. Mikrofasertuch)
Wiederholungen: 3 Durchgänge à 30 Sekunden
Ausgangsposition: Stand

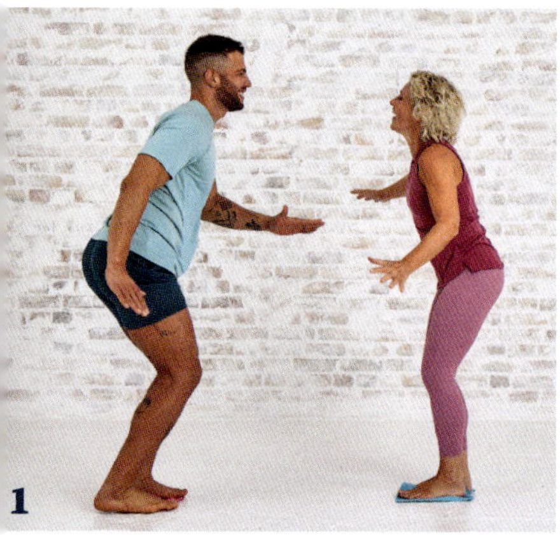
1

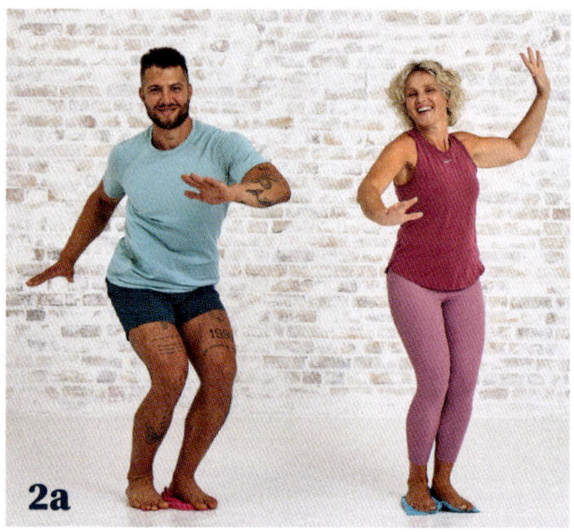
2a

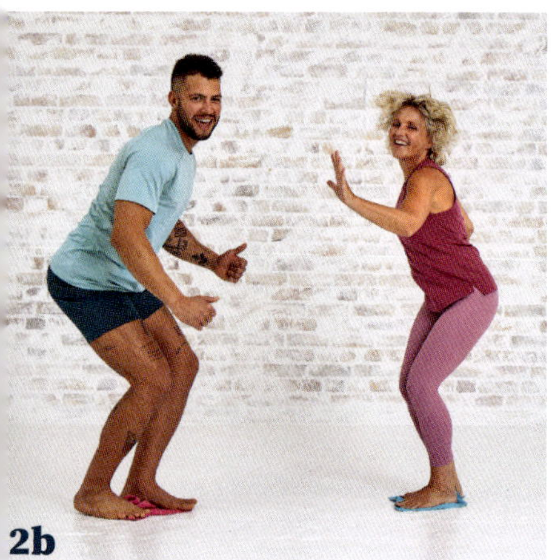
2b

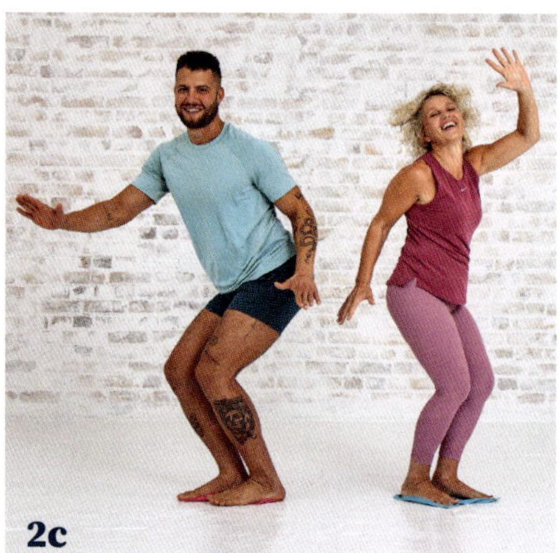
2c

1. Stelle dich mit beiden Füßen barfuß eng aneinander auf eine rutschende Unterlage. Die Fußsohlen bleiben während der ganzen Übung vollflächig auf der Unterlage.
2. Drehe die Füße mithilfe der rutschenden Unterlage zügig nach rechts und links. Erweitere den energievollen Schwung durch die Gegendrehung mit Oberkörper und Armen.

Sanfter Einstieg

Um die Bewegung leichtgängiger zu machen, höre bei der Übung Twistmusik. Das bringt Spaß, motiviert zur schnellen Links-Rechts-Rotation und unterstützt mithilfe des Rhythmus die fließende Ausführung.

Benefit

Der enge bodenhaftende Stand aktiviert die Zentralleitbahn zum einen über das Ansprechen der tiefliegenden Strukturen mittels Innenschenkeldruck und zum anderen durch das Minimieren der Kraftübertragung über die peripheren Leitbahnen. Das Verzichten auf Schuhe und Socken lässt differenzierte und dreidimensionale Mobilität im Fuß zu. Dadurch können die zur Zentralleitbahn gehörenden inneren Anteile bestmöglich integriert werden. Die Twistbewegung verwringt das Gewebe und den viszeralen Raum wie ein nasses Tuch, aus dem man das Wasser herausdrückt. Mit diesem Prinzip wird auch die Grundsubstanz durch den Links-Rechts-Dreh-Druck in wechselnden Bereichen des Körpers inklusive der Organe entweder rausgepresst oder reingesogen. Das bringt den ganzen Organismus in Fluss, erleichtert die Arbeit von diversen Zellen (unter anderem des Immunsystems) und verbessert den Transport und Austausch von Nähr- und Abfallstoffen.

STÄRKEN	▪ Hohe Feinmotorikkompetenz ermöglicht geschmeidige Bewegungsausführung und bringt Verschieblichkeit in Strukturen	▪ Stabilitätskompetenz durch Zugriff auf tiefliegende Kraftübertragungswege ▪ Hohe Schwungkraft schafft nötige Mobilität in Schnellbewegungen
HERAUS-FORDERUNGEN	▪ Geringe Elastizität fordert die eher auf dehnfähige Bewegung ausgelegten Fasern	▪ Geringe Durchlässigkeit quer durch den Körper erschwert großräumige Rotationsbewegungen
NEXT LEVEL	▪ Hebe für die Übung ein Bein an und bewege es schwungvoll mit. Das reduziert die Stabilität und fordert intensiv die Haltekraft des Gewebenetzes. Für den weichen Gewebetyp ist dies ein effektives Gleichgewichtstraining.	▪ Führe die Übung im Einbeinstand aus und bewege das andere Bein in der Luft schwungvoll mit. Das fordert zusätzliche Mobilität im unteren Rücken und den Hüftgelenken.

BEWEGTER HANDSTAND

Zentralleitbahn

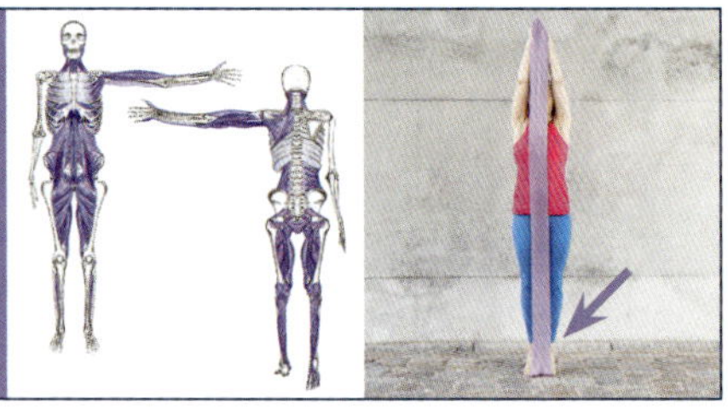

Equipment: ggf. Matte
Wiederholungen: 10–20-mal
Ausgangsposition: Vierfüßlerstand

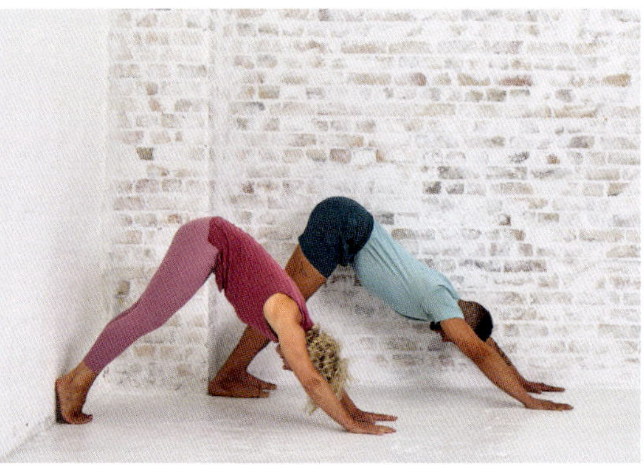

1

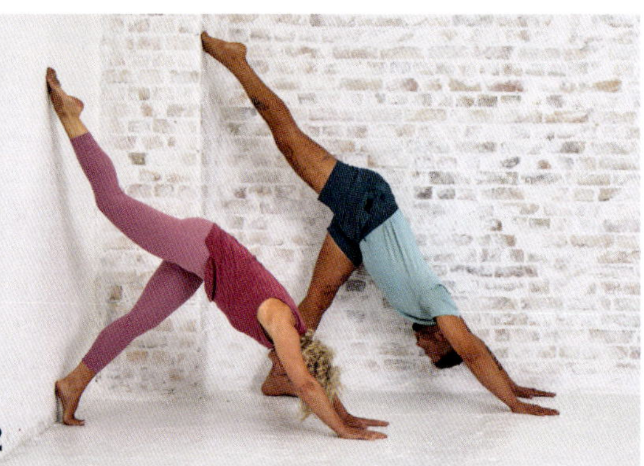

2

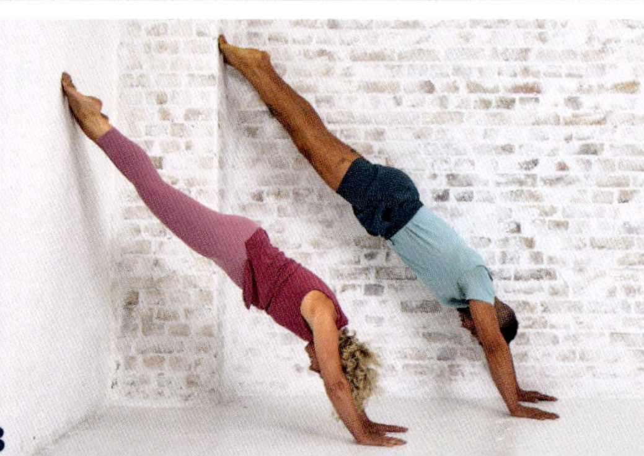

3

1. Stelle dich rückseitig an eine Wand und gehe in einen Vierfüßlerstand, bei dem die Fußsohlen an der Wand liegen. Stabilisiere den Schultergürtel, indem du die Hände aufgefächert in den Boden schiebst. Nun schiebe das Gesäß nach oben und das Brustbein Richtung Knie, sodass sich die Achseln öffnen (herabschauender Hund).
2. Strecke ein Bein nach oben aus und lehne den Fußrücken gegen die Wand.
3. Drücke den Großzehenrücken gegen die Wand und hebe das andere Bein ebenfalls hoch, sodass beide Füße direkt nebeneinanderliegen und du dich in einem schrägen Handstand befindest. Drücke nun mit beiden Fußrücken für 10 bis 20 Sekunden gegen die Wand. Wiederhole beginnend mit dem anderen Bein.

Sanfter Einstieg

Wenn dir die Haltekraft über den Fußrücken fehlt, setze das erste Bein mit dem Fußballen an die Wand und nur das zweite mit dem Fußrücken.

Benefit

Durch den Druck der Fuß- und Beininnenseiten gegeneinander und den Druck der Fußrücken gegen die Wand werden tiefliegende Strukturen angesprochen und dadurch der Körper in eine stabile Diagonale gebracht. Um den Körper in der Länge gegen die Schwerkraft zu stabilisieren, wird über die Sprunggelenke die Kraft in die komplette Zentralleitbahn gelenkt. Diese Tiefenstabilität wird für jegliche Bewegung benötigt, besonders aber für das Tragen schwerer Dinge.

STÄRKEN	▪ Mobile Leisten und Achseln ermöglichen es, tiefliegende Strukturen des Fußes für guten Stabilitätsaufbau zu nutzen	▪ Hohe Stützkraft aus Schultern und energischer Druck über Fußrücken ermöglichen Kraftübertragung im Beckenboden und Stabilität im Rumpf
HERAUS-FORDERUNGEN	▪ Fehlender Krafteinsatz aus der Zentralleitbahn für Stützen aus Schultern und Halten der Diagonalen gegen Schwerkraft	▪ Defizitäre Flexibilität und Dehnfähigkeit in Fußrücken, Sprunggelenken sowie Leisten und Achseln begrenzen Kraftverteilung innerhalb der Zentralleitbahn
NEXT LEVEL	▪ Lehne dich mit den Füßen an etwas Instabilem wie den Händen eines Partners an. Durch das flexible Gegenüber wird die Tiefenstabilisation noch mehr gefordert.	▪ Im Handstand angekommen, hebe ein Bein an. Versuche, es weit von der Wand wegzubewegen, um den Zug auf die Leisten zu erhöhen. Gleichzeitig schiebe mit dem Brustbein weiter zur Wand, sodass sich auch die Achseln weiter öffnen können.

BEWEGTER INNENZUG

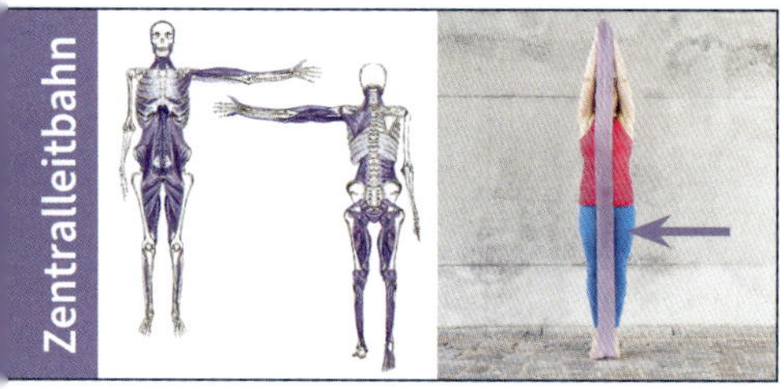

Equipment: rutschende Unterlage (z. B. Mikrofasertuch); für »Next Level« 2 rutschende Unterlagen
Wiederholungen: 3 Durchgänge à 8-mal
Ausgangsposition: Stand

1. Stelle dich breitbeinig mit einem Fuß (barfuß) auf eine rutschende Unterlage. Die Fußsohle bleibt während der ganzen Übung vollflächig auf der Unterlage stehen. Starte mit etwa 40 cm Abstand zwischen den Füßen und lasse deren Innenseiten parallel zueinander ausgerichtet.
2. Nun ziehst du den Fuß gleitend mithilfe der rutschenden Unterlagen zum Standbein heran. Nutze dazu in der Ausgangsstellung eine zentrierte Rumpfspannung, indem du die Fußsohle vollflächig in die Unterlage drückst, die Knie beugst, den Oberkörper vorlehnst und die Arme anwinkelst. Mit dem Ranziehen des Beines richtet sich der Oberkörper auf, sodass die Übung im aufrechten Stand endet. Führe die Bewegung mehrfach aus und erweitere nach und nach den Abstand. Wiederhole den Ablauf mit der anderen Seite.

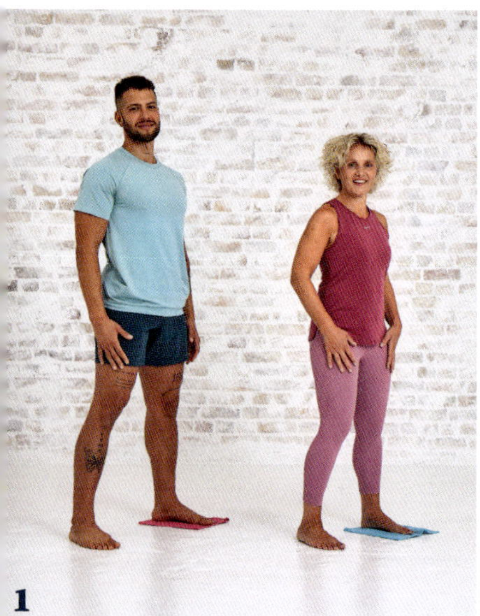
1

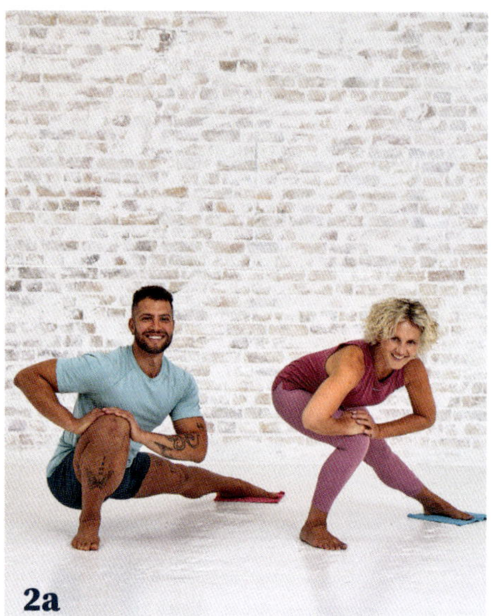
2a

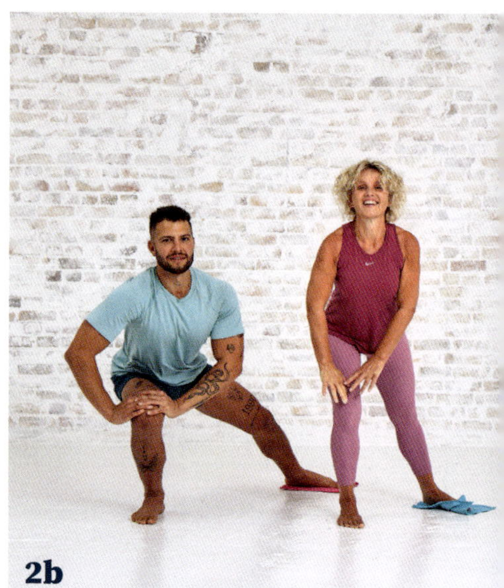
2b

Sanfter Einstieg

Beginne mit 10 cm Abstand und bleibe dabei, bis du darin sicher bist. Erweitere in der Folge in 10-cm-Schritten mit genügend Übungszeit pro Abstand.

Benefit

Die parallele Ausrichtung der Füße, der vollflächige Druck in den Untergrund und das kontinuierliche Gleiten beansprucht gezielt die Beininnenseite und Beckenbodenbereiche. Um den geforderten Krafteinsatz der Innenschenkel effektiv zu unterstützen, integriert die zentrierte Körperhaltung weite Abschnitte der Zentralleitbahn: die tiefliegenden Strukturen in Fuß, Unterschenkel, Knie, Becken, Po, Armen und Händen sowie die Ringspannung im Rumpf.

STÄRKEN	▪ Weites Spreizen der Beine ermöglicht Integration vieler Fasern	▪ Effektive Kraftübertragung über Innenschenkel begünstigt den Trainingseffekt durch vergrößerten Abstand der Füße in der Ausgangsposition
HERAUSFORDERUNGEN	▪ Kraftmangel in den Innenschenkeln reduziert Druckaufbau für das Zusammenführen der Füße	▪ Harmoniemangel in Bewegungsabläufen führt zu ruckartiger und unpräziser Ausführung
NEXT LEVEL	▪ Führe die Übung nun mit beiden Beinen gleichzeitig aus. Nimm dazu zwei rutschende Unterlagen. Die Kraftanstrengung erhöht sich, da die Stabilisierungshilfe durch das Standbein wegfällt.	▪ Nimm zwei rutschende Unterlagen und führe die Übung mit beiden Beinen gleichzeitig aus. Dadurch fungiert kein Standbein als Stabilisator und die Kraft kommt gezielt aus der Übertragung in der Zentralleitbahn.

STABILER TISCH

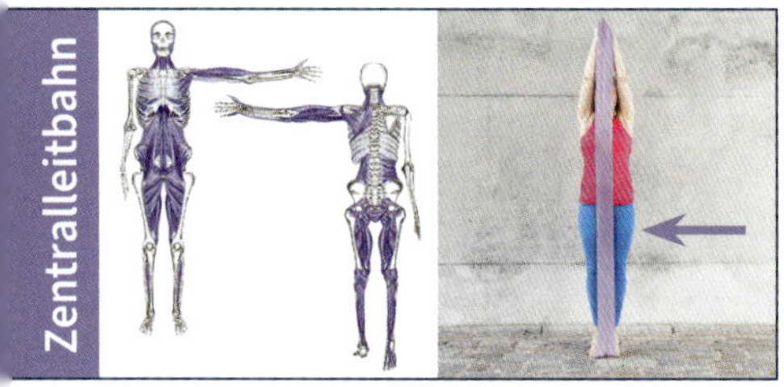

Equipment: Matte
Wiederholungen: 2 Durchgänge à 5-mal
Ausgangsposition: Vierfüßlerstand

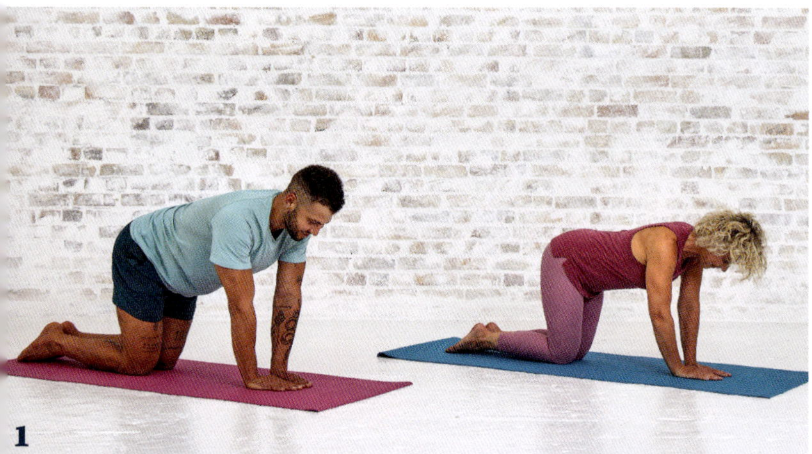
1

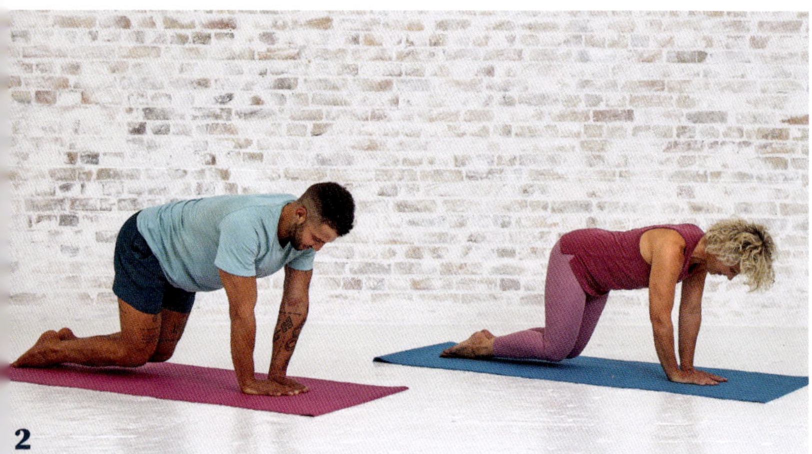
2

1. Komme in einen Vierfüßlerstand und setze Hände und Beine jeweils eng aneinander, die Mittelfinger zeigen nach vorn, die Füße liegen auf den Fußrücken. Richte den Kopf so aus, dass er eine Verlängerung der Wirbelsäule darstellt und der Blick zum Boden gerichtet ist.
2. Hebe nun die Knie etwa 2 cm vom Boden ab und atme ein. Presse mit der Ausatmung die Oberschenkel- und Fußinnenseiten aneinander. Wiederhole dies 5-mal, setze die Knie wieder ab und verlängere im nächsten Durchgang die Ausatmungsphase.

Sanfter Einstieg

Ist die Haltearbeit in den Armen zu anstrengend, verkürze die Übungszeit oder stütze dich auf den Unterarmen auf. Platziere diese dafür eng aneinander.

Benefit

Durch den Druck der Fußrücken auf den Boden und die Kraft der gegeneinandergepressten Beininnenseiten sowie der haltenden Oberarminnenseiten wird automatisch Stärke durch Beckenboden, Unterbauch und die tiefen Rumpfstabilisatoren generiert. Diese zentrale Weiterleitung bildet Anker und Kraftsäule für stabile und gleichzeitig funktionale Bewegungen.

STÄRKEN	▪ Ausgereifte Dehnfähigkeit der Fußrücken bis in den Rumpf vereinfacht Halten der Ausgangsposition	▪ Kompetenz der Kraftbündelung in der Längsachse fördert Stabilitätsgenerierung
HERAUS-FORDERUNGEN	▪ Stabilitätsdefizit in Kraftübertragungswegen, um Ausrichtung und Dauer der Übung zu halten	▪ Mangelnde Tiefenverschieblichkeit erschwert es, in vorhandener Stabilität Beweglichkeit zu integrieren
NEXT LEVEL	▪ Erweitere die Übung, indem du zusätzlich eine Hand ein paar Sekunden minimal vom Boden abhebst. So wird die Kraftanforderung erhöht und die Tiefenstabilität gefördert. Wiederhole mit der anderen Hand.	▪ Strecke ergänzend ein Bein nach hinten aus und bewege dich in dieser Position in alle dir möglichen Richtungen, zum Beispiel aus dem Becken, dem Sprunggelenk, den Rippen nach oben, links, rechts, diagonal … Die Kombination aus Kraft und Geschmeidigkeit fördert die Verschieblichkeit innerhalb der Rumpfstrukturen.

STABILES VERWRINGEN

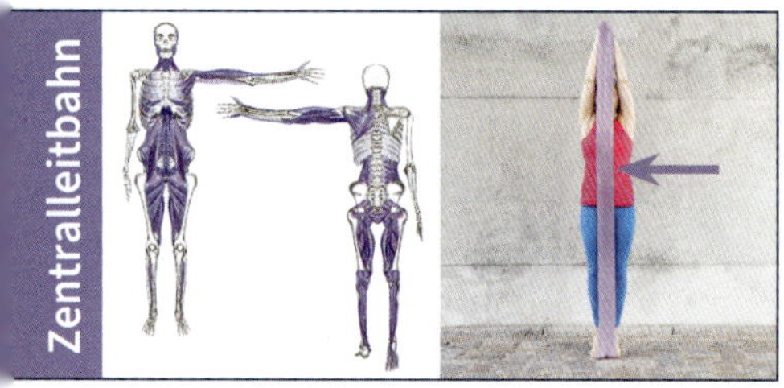

Equipment: 2 Luftballons; für »Next Level« instabiler Untergrund (z. B. gerollte Matte)
Wiederholungen: 8-mal pro Seite
Ausgangsposition: Stand

1. Fülle zwei Luftballons zu etwa drei Vierteln mit Luft. Positioniere einen zwischen den Oberschenkeln und halte den anderen zwischen den Handflächen. Stelle die Füße eng aneinander, hebe die Fersen und strecke die Arme nach oben. Übe mit Beinen und Händen kontinuierlichen Druck auf die Ballons aus.
2. Halte Strecklänge und Druckspannung und drehe dich langsam im Wechsel nach rechts und links, wobei die Füße einen Fixpunkt bilden und in ihrer Ausgangsposition bleiben.

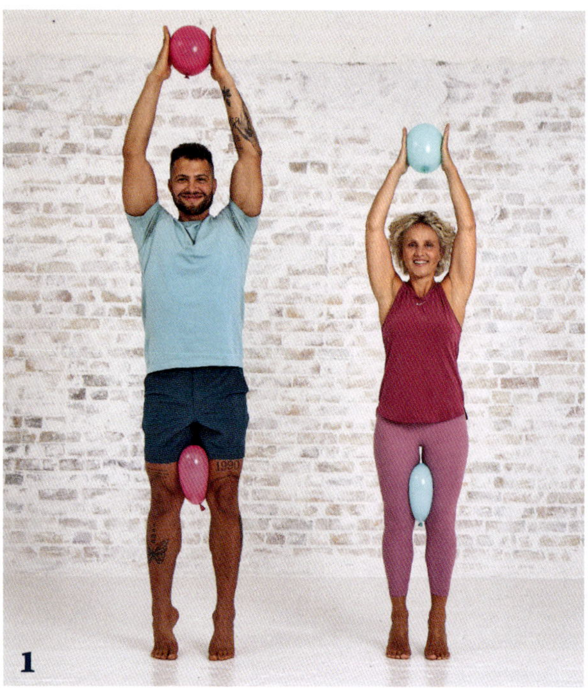
1

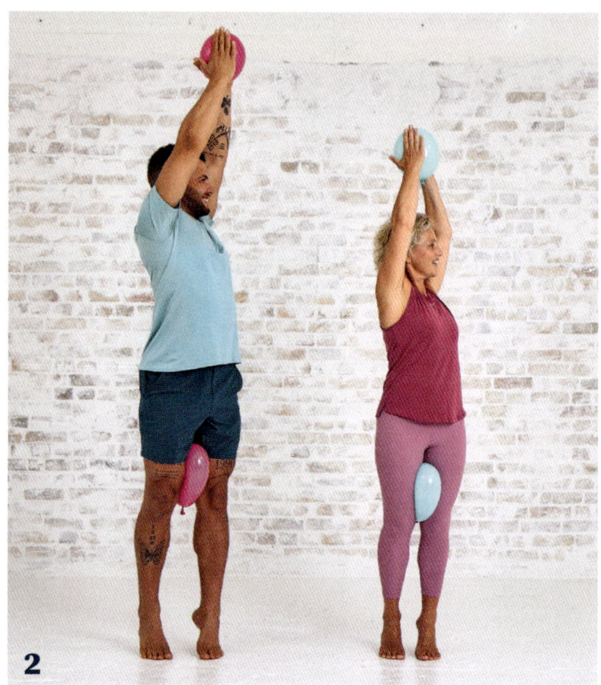
2

Sanfter Einstieg

Wenn dir das Halten des Gleichgewichts Schwierigkeiten bereitet, verzichte auf das Anheben der Fersen.

Benefit

Über den Vorfußstand, die Kraftanstrengung in den Innenschenkeln, die gerade Aufrichtung, die in die Verlängerung des Körpers gestreckten Arme und den Druck über die Hände entsteht Aufspannung in der Zentralleitbahn. Streckung und Druck erzeugen eine leitbahnweite Spannungsintensität. Durch die Drehung werden kleinteilige Strukturen in der Körpertiefe genutzt und deren Verschieblichkeit gegeneinander gefordert. Das löst Verklebungen und trainiert tiefliegende Kraftübertragungswege und deren funktionale Mobilität. Zudem massiert die intensive Rotation die Organe, presst Gewebewasser in umliegende Regionen und regt so den Stoffwechsel an.

STÄRKEN	▪ Umfangreiche Aufspannung ermöglicht uneingeschränkte Öffnung und Rotationsbewegungen	▪ Gute innere Stabilität hilft beim Balancehalten
HERAUS-FORDERUNGEN	▪ Fehlende Kraftzentrierungsfähigkeit fordert Stabilität in den feinen Strukturen	▪ Steifigkeit in tiefen Strukturen erschwert differenzierte interstrukturelle Verschiebung in der Drehanforderung
NEXT LEVEL	▪ Stelle dich auf einen instabilen Untergrund und führe die Übung wie beschrieben aus. Die zusätzlich benötigte Stabilisierung kräftigt die myofasziale Übertragung in der Tiefe.	▪ Nutze einen instabilen Untergrund und führe die Übung wie beschrieben aus. Das erfordert weitere interstrukturelle Mobilität, die über Ausgleichsbeweglichkeit gegenstabilisiert werden muss.

SCHLÄNGELN

Zentralleitbahn

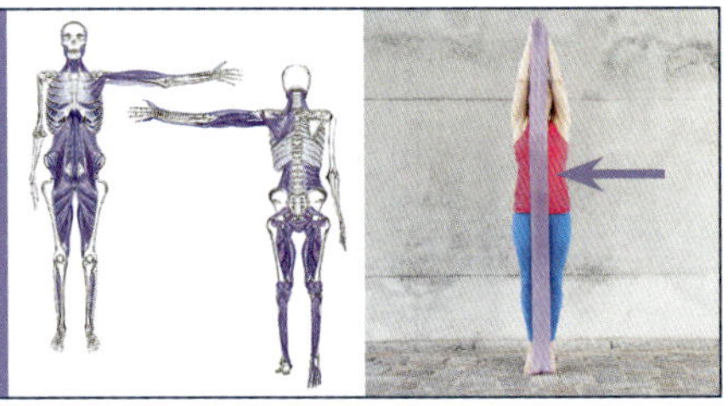

Equipment: Matte, eigenes Körpergewicht
Wiederholungen: 4 Durchgänge à 15 Sekunden
Ausgangsposition: Langstütz

1. Begib dich in einen Langstütz. Der Körper ist gestreckt und wird über die Füße und die Arme unterhalb des Schultergürtels gehalten. Die Handflächen und Zehen sind jeweils direkt nebeneinander am Boden aufgesetzt.
2. Schlängle dich nun mit dem ganzen Körper mehrdirektional und genüsslich um deine eigene Achse. Setze bei den nächsten Durchgängen die Hände immer ein Stück weiter vor.

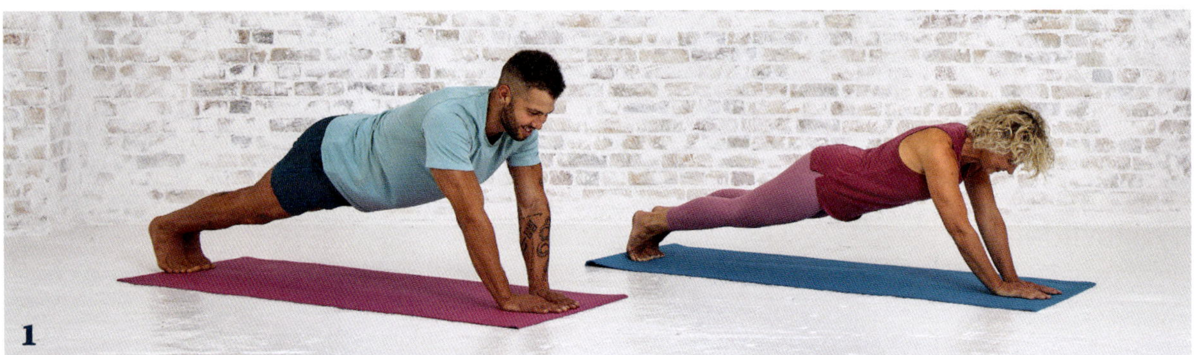

1

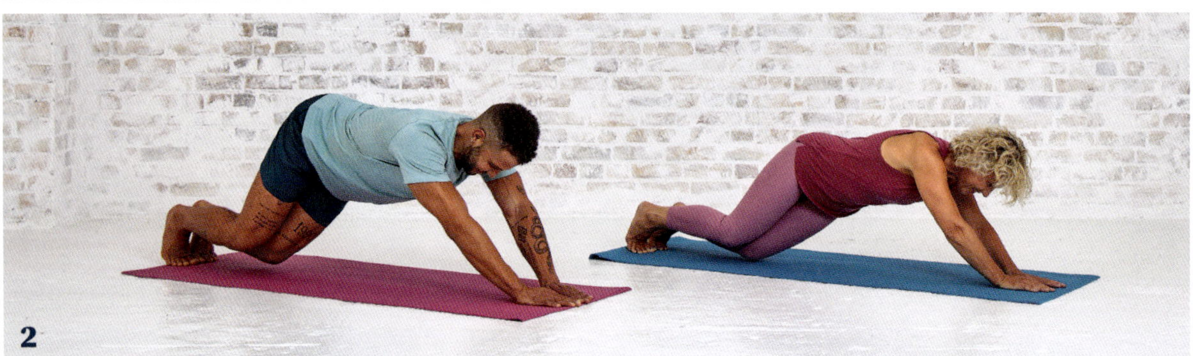

2

Sanfter Einstieg

Ist die Kraftanforderung für die Haltung des Langstütz zu hoch, führe die Übung im Vierfüßlerstand aus. Dabei befinden sich die Arme unterhalb des Schultergürtels und die Knie unterhalb des Beckens. Hebe während der schlängelnden Bewegung auch die Knie an.

Benefit

Durch die eng aneinandergesetzten Hände und Füße konzentriert sich der Krafteinsatz auf die Zentralleitbahn. Je größer der Abstand zwischen Händen und Füßen ist, desto höher der Kraftaufwand im tiefliegenden Stabilisierungssystem. Über die geschmeidige Bewegung werden zwei konträre Eigenschaften funktional miteinander verbunden: Stabilität und Mobilität.

STÄRKEN	▪ Hohe Gelenkmobilität schafft vielseitige und umfangreiche Übungsgestaltung	▪ Stabilitätskompetenz ermöglicht Funktionalitätsgewinn durch schlängelnde Bewegungen
HERAUS-FORDERUNGEN	▪ Geringe Stabilität erfordert hohes Maß an Konzentration und Gleichgewichtstraining	▪ Interstrukturelle Verklebungen erschweren geschmeidige Bewegungen
NEXT LEVEL	▪ Erhöhe die Instabilität, indem du die Füße und Hände gekreuzt aufstellst. Führe die Übung wie beschrieben aus und kreuze nach der Hälfte der Durchgänge die Hände und Füße andersherum.	▪ Verkleinere die Auflageflächen, indem du die Füße und Hände hintereinander aufstellst. Führe die Übung wie beschrieben aus und wechsle nach der Hälfte der Durchgänge die Positionen der Hände und Füße.

ELEFANTEN LAUFEN

Zentralleitbahn

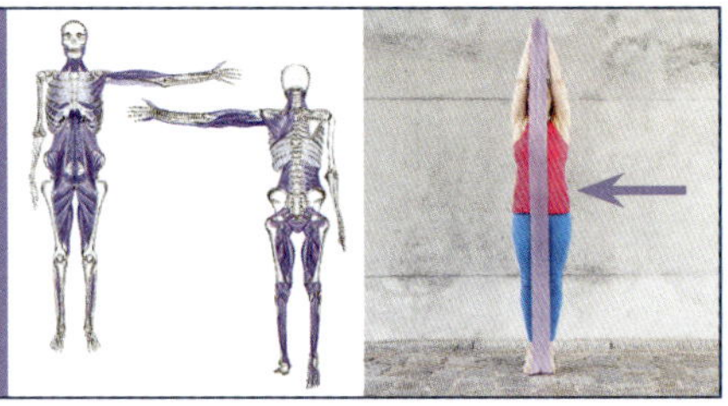

Equipment: Matte
Wiederholungen: 1–2 Minuten
Ausgangsposition: Stand

1. Komme in den engen Stand, beuge dich nach vorn und greife die Sprunggelenke. Lasse Oberkörper und Kopf hängen.
2. Beginne nun, 1 bis 2 Minuten durch den Raum zu laufen. Halte die Sprunggelenke weiter fest und setze die Füße im Kreuzschritt voreinander.

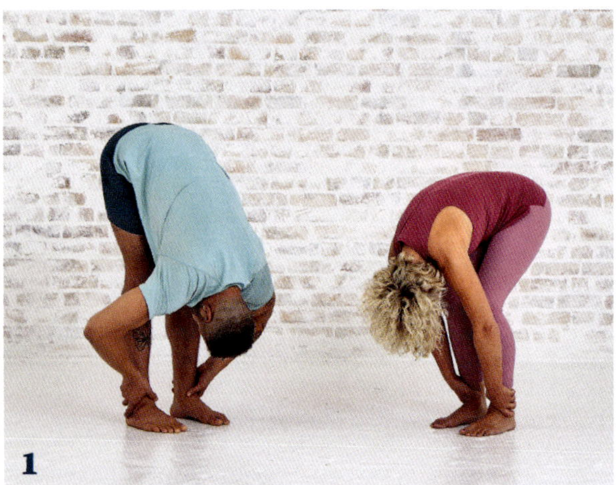

1

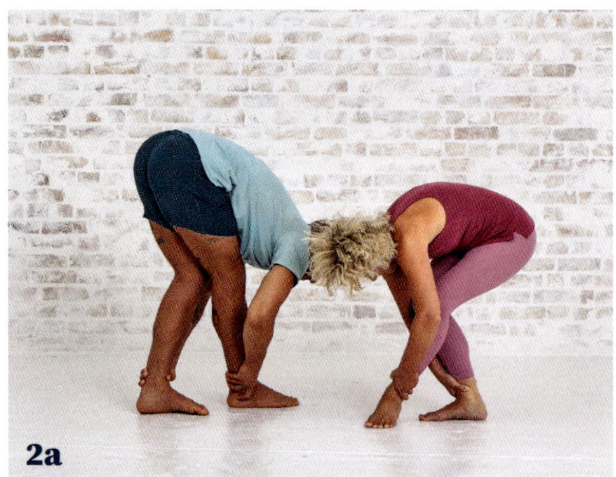

2a

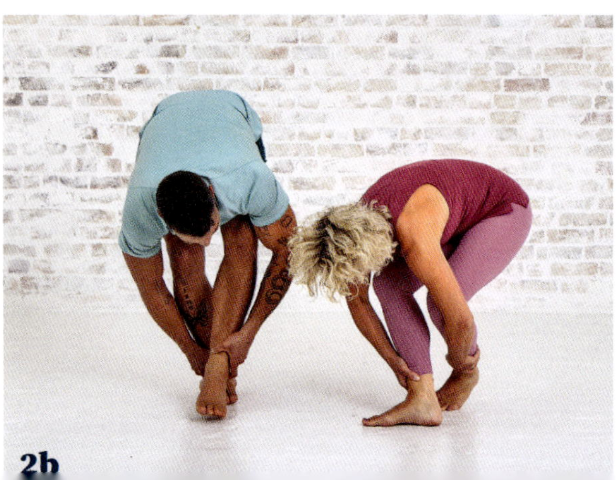

2b

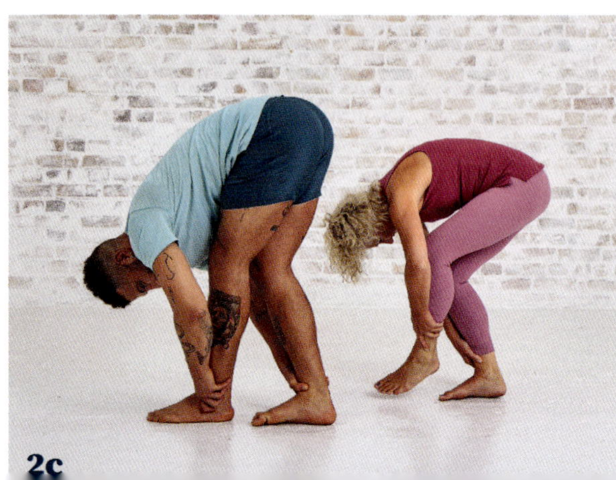

2c

Sanfter Einstieg
Solltest du die Sprunggelenke nicht fassen können, greife zunächst die Knie. Kommst du sehr schnell an die Ausdauergrenze, laufe erst einmal 30 bis 60 Sekunden und steigere den Zeitumfang der Übung langsam.

Benefit
Durch die Verbindung von Händen und Füßen (Ringspannung) sowie den Einsatz der Innenschenkel im Kreuzgang erfolgt eine ungewohnte und kontinuierliche Ansprache der tiefen Strukturen im Rumpf, besonders im Bauch- und Beckenbereich.

STÄRKEN	▪ Mobile Anpassungsfähigkeit ermöglicht großräumige Vorbeuge	▪ Typbedingte Kraftausdauer in tiefen Strukturen des Rumpfes wird für stabile Aufspannung der Strukturen genutzt
HERAUSFORDERUNGEN	▪ Fehlende Stärke der Körpermitte, um Füße anheben zu können	▪ Eingeschränkte Flexibilität äußerer Leitbahnen erschwert das Erreichen der Fußgelenke und die Generierung der Verschieblichkeit im Gang
NEXT LEVEL	▪ Hebe die Füße und Knie höher, um die Tiefenmuskulatur noch stärker anzusprechen.	▪ Überkreuze weiträumiger. Das fordert die Mobilität in den Beinen, im Gesäß und im Rücken.

POLEDANCE UM DIE WIRBELSÄULE

Zentralleitbahn

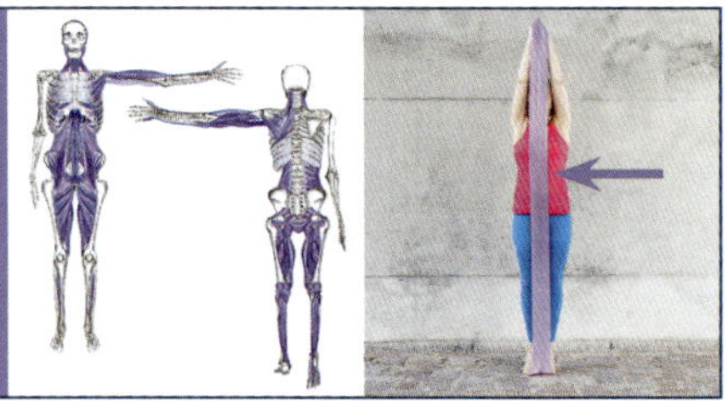

Equipment: Gewicht (ca. 2,5–3 kg, z. B. FASZIO® Ring, 2,5 kg); für »Next Level« Luftballon
Wiederholungen: 8-mal pro Richtung und Tempo
Ausgangsposition: Stand

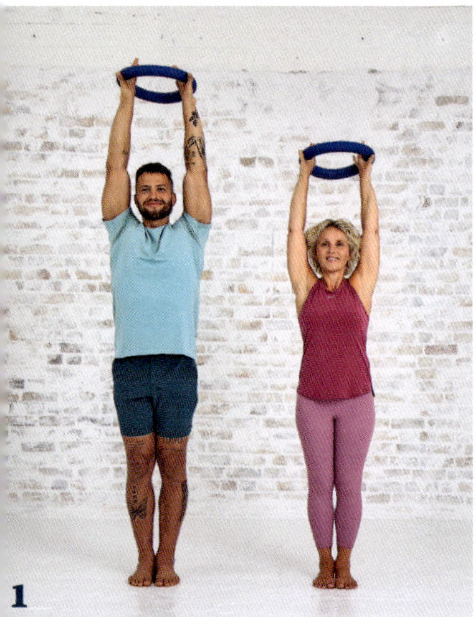

1

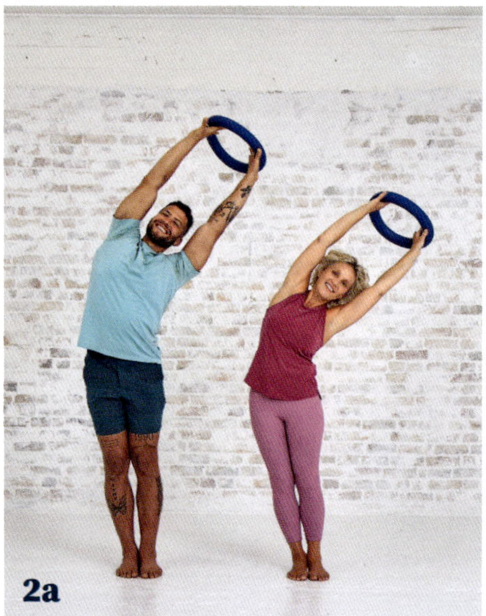

2a

1. Stelle dich barfuß so hin, dass die Innenkanten der Füße sich berühren. Nimm das Gewicht zwischen die Hände und strecke die Arme neben die Ohren hoch (»O-O-Regel«). Nutzt du einen Ring, greife diesen von innen.
2. Kreise erst zügig um die Längsachse herum. Halte dabei die Streckung von den Füßen zu den Händen. Erst ein paar Mal in die eine Richtung, danach in die andere. Wiederhole die Übung dann in langsamerem Tempo.

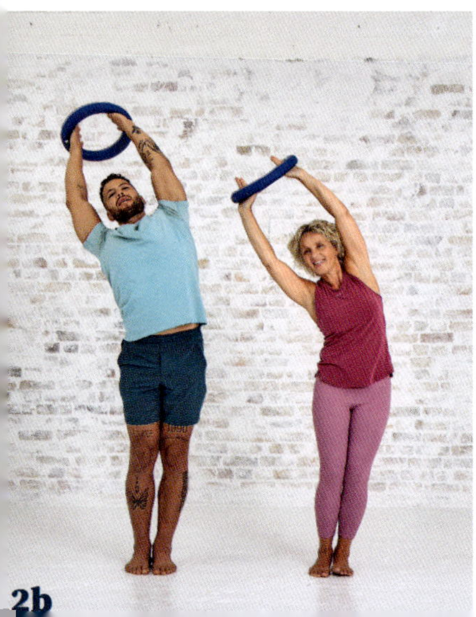

2b

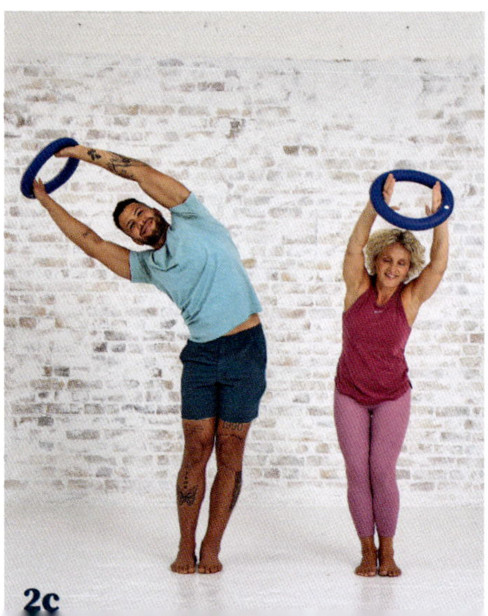

2c

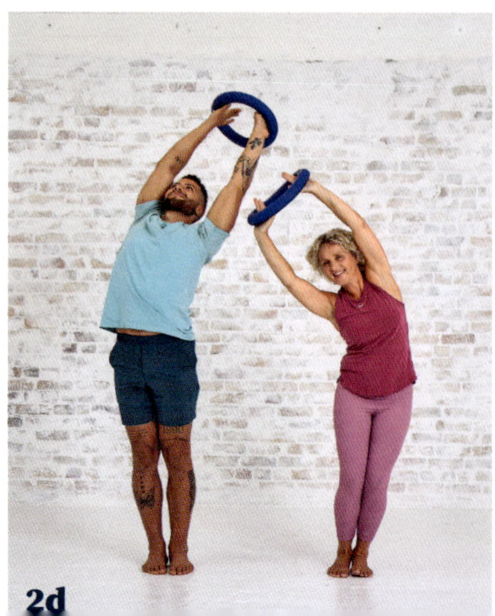

2d

Sanfter Einstieg
Ist die Bewegung mit dem Gewicht zu intensiv, lege stattdessen die Handflächen aneinander und presse sie während des Kreisens zusammen.

Benefit
Durch die eng aneinandergesetzten Füße, die Haltung der Arme und die (nach außen) drückenden Hände konzentriert sich der Krafteinsatz auf die Strukturen der Zentralleitbahn. Über den Einsatz des Gewichts wird mehr Kraft benötigt und über die Positionierung über dem Kopf wird der Hebel verlängert. Beides erhöht die Anforderung für die Kraftübertragungswege und die Mobilität der tiefen Strukturen.

STÄRKEN	▪ Hohe Schulterbeweglichkeit ermöglicht Kompensation der Kraftbelastung	▪ Feste tiefe Kraftübertragungswege bilden Basis für kreisende Bewegungen mit Gewicht in Hebelverlängerung
HERAUS-FORDERUNGEN	▪ Schwachstelle Stabilität durch übermäßigen Mobilitätsradius gefordert	▪ Geringe Verschieblichkeit in tiefen Gewebearealen begrenzt Mobilitätspotenzial
NEXT LEVEL	▪ Drehe das Gewicht so, dass es die Hände überragt. Damit wird die Hebelwirkung verstärkt und mehr Krafteinsatz benötigt. Führe die Übung wie beschrieben aus.	▪ Nimm statt eines Gewichts einen Luftballon. Drücke diesen zusammen und verschiebe beim Kreisen die Hände etwas hoch und runter, sodass der Ballon seine instabile Eigenschaft auf den Körper überträgt und besonders die interstrukturelle Gleitfähigkeit verbessert.

PROPELLER

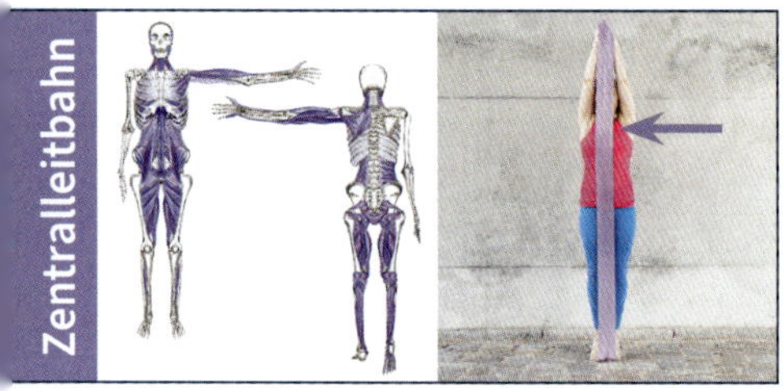

Equipment: Stab (ca. 1 m, z. B. Gymnastikstab oder Besenstiel)
Wiederholungen: 3-mal 10 Sekunden pro Handposition und ggf. Beinseite (»Next Level«)
Ausgangsposition: Stand

1. Stelle dich barfuß hin, die Innenkanten der Füße berühren einander. Umgreife den Stab mittig fest mit den Händen von beiden Seiten, wobei die Hände direkt hintereinander platziert sind. Strecke die Arme neben den Ohren hoch (»O-O-Regel«).
2. Drehe nun den Stab schnell von einer Seite zur anderen jeweils bis zum Endpunkt (das heißt, soweit es dir möglich ist). Die Hände umschließen währenddessen den Stab vollständig und mit festem Druck, sodass sich die Armachsen dabei ineinander verwringen. Ändere dann die Griffposition der Hände, indem nun die hintere Hand zur vorderen wird.

Sanfter Einstieg

Besteht Unsicherheit bezüglich der Geschwindigkeit, mit der die Drehung ausgeführt wird, starte langsam, sodass sich der Körper an die rotierende Bewegung im Rumpf gewöhnen kann. Werde erst dann nach und nach schneller, wenn du dich gut damit fühlst.

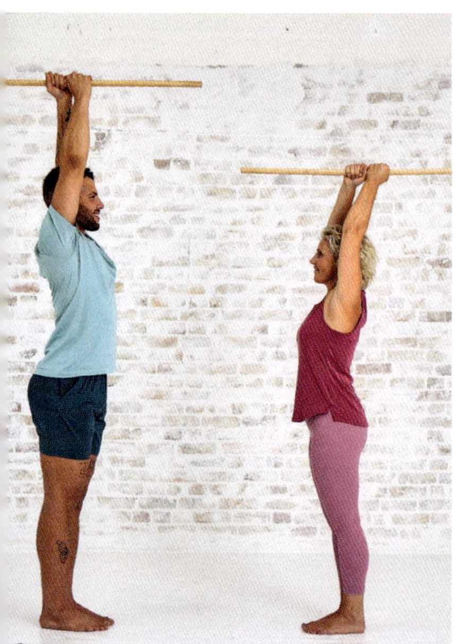
1

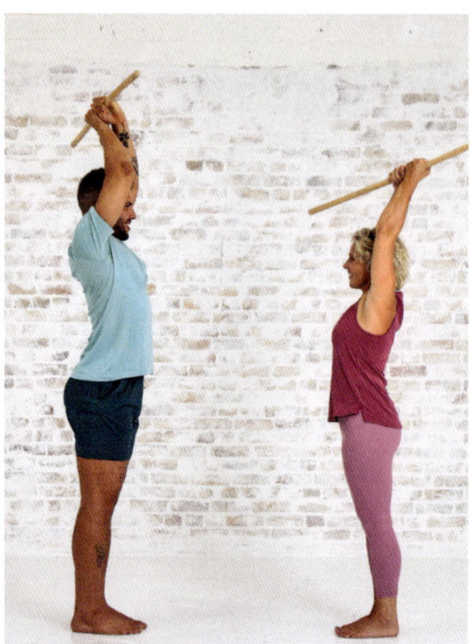
2a

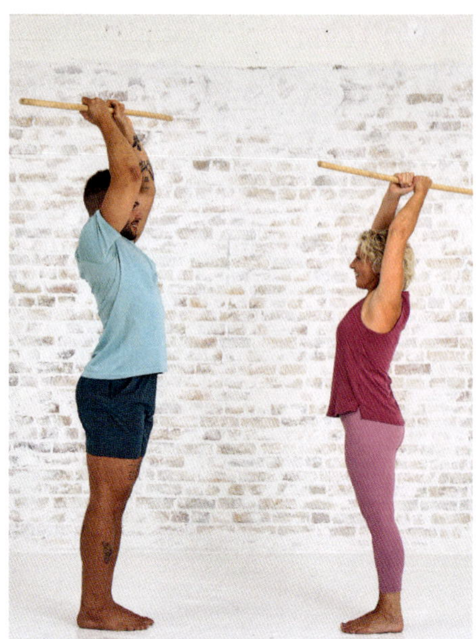
2b

Benefit

Der schmale gestreckte Stand aktiviert die Zentralleitbahn über die Aufrichtung und den Innenschenkeldruck. Über den Griff der Hände von außen wird ein innerer Übertragungsring gebildet, in dem sich die zur Leitbahn gehörenden tiefliegenden Armstrukturen sowie die Innenbereiche der Oberarme befinden. Die schnelle Rotation wirkt sich besonders auf die Mobilität des Schultergürtels, der Brustwirbelsäule und deren umliegende Strukturen und Organe aus. Dabei werden in den entsprechenden Gelenken sowie im Gleitbereich zwischen Brustkorb und Schultergürtel kleine Verklebungen gelöst und sowohl Elastizität als auch Geschmeidigkeit gefördert.

STÄRKEN	▪ Vielseitige Beweglichkeit im Schultergürtel ermöglicht es, mit Stabgewicht gezielt Elastizität in Strukturen zu optimieren	▪ Hohe Festigkeit wird durch sichere Standposition (auch auf einem Bein) und Kraft für schnellen Schwung inklusive Recoil-Effekt genutzt
HERAUS-FORDERUNGEN	▪ Fehlende innere Stabilität durch kleine Standfläche in Kombination mit Schwung des Gewichtes erschwert Schnellkraftaufbau in der Drehung des Stabs	▪ Geringe Beweglichkeit nah an Längsachse behindert geschmeidigen Bewegungsfluss und reibungsloses Hin- und Herdrehen
NEXT LEVEL	▪ Führe die Übung in der Standwaage aus, indem du die Ausgangsposition änderst. Hebe ein Bein nach hinten an und lehne gleichzeitig den Oberkörper vor, bis beide sich auf einer Höhe befinden. Das benötigt viel Stabilität und Haltekraft. Wechsle dann auf das andere Bein und die Griffposition der Hände.	▪ Gehe in die Standwaage und führe die Übung in der Waagerechten aus. Das erhöht durch den Einbeinstand und die Körperlage die Anforderung an die ausbalancierenden Strukturen und nutzt andere Kraftübertragungswege. Wechsle dann auf das andere Bein und die Griffposition der Hände.

ENERGIEPUSTE

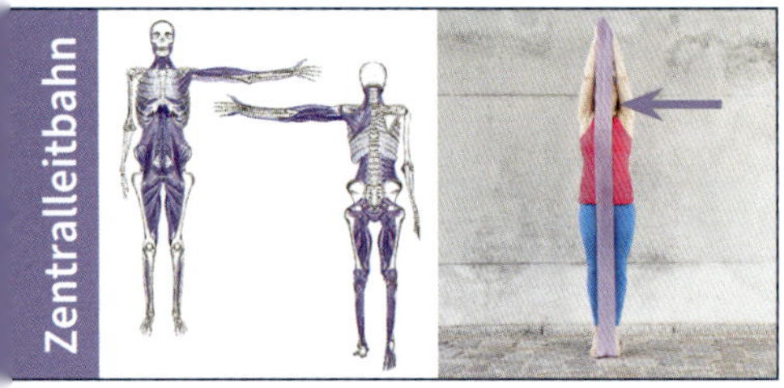

Equipment: Luftballon (Standardgröße, rundliche Form)
Wiederholungen: ca. 8-mal
Ausgangsposition: Stand

1. Stelle dich schmal und aufrecht hin, sodass sich der Brustkorb ungehindert ausdehnen kann. Nimm einen Luftballon und führe ihn zum Mund.
2. Puste den Luftballon mit so wenig Atemzügen wie möglich auf. Lasse die Luft wieder aus dem Ballon und beginne erneut. Verringere von Mal zu Mal die Anzahl, bis du mit einer einzigen Ausatmung den Ballon größtmöglich mit Luft füllst.

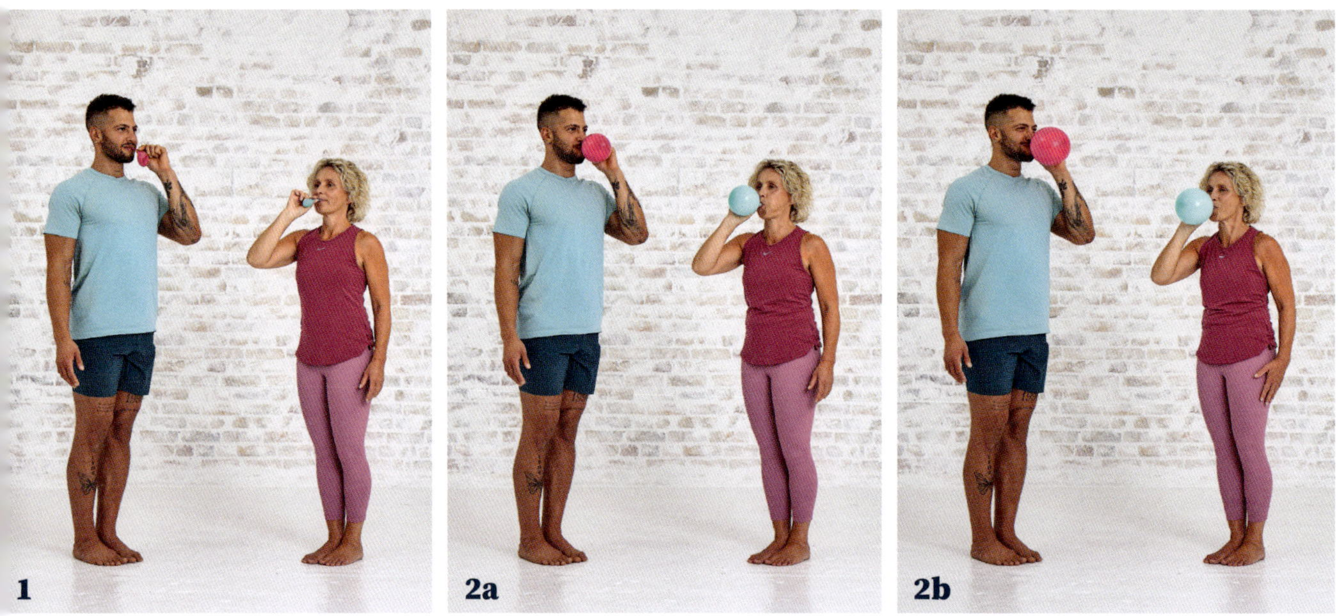

Sanfter Einstieg

Fehlt dir die Kraft in den Atemhilfsstrukturen, um einen Luftballon aufzupusten, lege stattdessen Daumen und Zeigefinger zu einem schmalen Spalt aneinander und halte ihn direkt vor die Lippen. Puste nun intensiv dagegen, bis deine Lunge geleert ist.

Benefit

Die Kraft für ein intensives oder impulsives Ausatmen gegen einen Widerstand wird zum einen durch das »innere Außen« (zwischen After zum Mund) und zum anderen durch die Strukturen zur Atemunterstützung (Beckenboden, Bauchraum, Zwerchfell, Brustfell) generiert. Das »innere Außen« fungiert als zentrale Stabilisierungssäule in der »flaschenartigen« Ausprägung der Zentralleitbahn im Rumpf.

STÄRKEN	▪ Volle Aufspannung durch Brustkorbbeweglichkeit ermöglicht das Mit-Luft-Füllen des Ballons	▪ Allgemeine Grundstärke im Rumpf ermöglicht Aufpusten des Ballons mit viel Power aus den Atem(hilfs)strukturen
HERAUS-FORDERUNGEN	▪ Schwäche im Widerstandsaufbau erschwert Aufpusten des Ballons	▪ Geringe Ausdehnung des Brustkorbs erschwert lange und tiefe Atemzüge
NEXT LEVEL	▪ Nach Abschluss der beschriebenen Übung lässt du die Luft im Ballon und verknotest ihn. Halte ihn nun mithilfe deines langen Ausatmens so lange wie möglich in der Luft. Wiederhole die Übung mehrmals. In der gestreckten Aufspannung erhöht sich der Kraftaufwand in der Zentralleitbahn.	▪ Nachdem du den Ballon wie beschrieben in mehreren Schritten mit Luft gefüllt hast, verknote ihn abschließend. Nun halte ihn pustend mithilfe eines langen Ausatmens so lange wie möglich in der Luft. Wiederhole die Übung mehrmals. Um dies in der gestreckten Aufspannung der Zentralleitbahn ausführen zu können, bedarf es einer erhöhten Beweglichkeit.

TRAININGSPROGRAMME

Die folgenden Zusammenstellungen bieten über das leitbahnausgerichtete Training hinaus weitere Schwerpunkte. Insgesamt eröffnen sich damit viele Möglichkeiten, die Übungen in diesem Buch den eigenen Bedürfnissen entsprechend zu nutzen und abwechslungsreich zu trainieren.

SCHWUNGVOLLER START IN DEN TAG

Wenn du Freude beim Training hast und neue Bewegungserfahrungen sammeln willst, eignet sich dieses Programm. Dem Wikinger verleihen die Übungen besonders viel Leichtigkeit und Lockerheit im Gewebe, während die Elfen durch diese stabilisierende und dennoch schwungvolle Einheit den Kopf frei bekommen.

	ÜBUNG	WIEDERHOLUNGEN/DAUER	ANLEITUNG AUF SEITE
1	Aktivierte Füße	40 Sekunden bis 2 Minuten ausführen	142
2	Pferdeatmung im Stand	Ca. 10-mal	82
3	Doppeltwist	1 Durchgang ausführen	232
4	Um die eigene Achse	1-mal pro Seite ausführen	220
5	Rückschlag	1-mal pro Seite ausführen	164
6	Bewegter Innenzug	1 Durchgang pro Seite ausführen	236
Übungen 3 bis 6 insgesamt 3-mal wiederholen			
7	Energiepuste	Next-Level-Varianten ausführen	250

AKTIV GEGEN STRESS

Dieses Programm eignet sich für dich, wenn du mehr Freiheit in Kopf und Körper brauchst. Die Übungen lösen Überspannungen und schaffen Raum und Durchlässigkeit in den faszialen Strukturen. Die abschließende Übung massiert die häufig besonders stressverspannte Rückenregion. Die Kombination aus Elastizitäts- und Dehnfähigkeitsanforderungen unterstützt den Abtransport von belastenden Stoffwechselendprodukten. Dieses Programm holt Wikinger aus stressbedingter Gewebeenge und gibt der Elfe mehr stabilisierende Widerstandskraft.

	ÜBUNG	WIEDERHOLUNGEN/DAUER	ANLEITUNG AUF SEITE
1	Fußgelenke druckvoll kreisen	8-mal pro Richtung und Seite ausführen	192
2	Integrierter Kiefer	40 Sekunden bis 2 Minuten ausführen	127
3	Trommelwirbel	30 Sekunden ausführen	178
4	Schulteröffner	1 Durchgang ausführen	206
5	Explosiver Dreh	8-mal pro Seite ausführen	228
6	Kniestoß	8-mal pro Seite ausführen	152
	Übungen 3 bis 6 insgesamt 3-mal wiederholen		
7	Gelöster Rückenstrecker	40 Sekunden bis 2 Minuten ausführen	121

RÜCKENINTEGRATION

Wenn du deinem Rücken wenig Bewegungsraum geben kannst und Schmerzen spürst, solltest du dieses Programm durchführen. Mithilfe dieses Sets werden die rückwärtigen faszialen Strukturen gelöst, verbunden und aktiviert. Der Vorher-Nachher-Test zeigt den direkten Effekt vom »Raum schaffen« in der Rückleitbahn. Wikinger können sich auf eine Entlastung und Elfen auf eine Stärkung von schwächeren Partien freuen.

	ÜBUNG	WIEDERHOLUNGEN/DAUER	ANLEITUNG AUF SEITE
1	Dehnung ist Kopfsache (als Vorübung zur Feststellung des Istzustands)	8-mal ausführen	190
2	Aktive Achillessehne	8-mal pro Seite ausführen	172
3	Elastischer Rücken	4-mal pro Seite ausführen	182
4	Doppeltwist	1 Durchgang ausführen	232
5	Elefanten laufen	1 bis 2 Minuten ausführen	244
6	Kraftbogen	8-mal pro Seite ausführen	176
Übungen 3 bis 6 insgesamt 3-mal wiederholen			
7	Dehnung ist Kopfsache (Vergleichsübung zur Feststellung eines Trainingsfortschritts)	8-mal ausführen	190

STARKE GELENKE

Wenn du dich im Alltag unsicher fühlst oder Gelenkprobleme hast, eignen sich diese Bewegungen. Die Gelenke werden innerhalb ihrer Leitbahn besonders effektiv trainiert. Festere Gewebetypen können durch die körperweiten Übungen ihren Bewegungsraum erweitern, während die weicheren Gewebetypen mehr Stabilität in diesen Strukturen erfahren.

	ÜBUNG	WIEDERHOLUNGEN/DAUER	ANLEITUNG AUF SEITE
1	Beckenschwung	4 Durchgänge à 8-mal pro Seite ausführen	196
2	Einzeltwist	8-mal langsam, 8-mal schnell ausführen	212
3	Kniekick	8-mal pro Seite ausführen	214
4	Schlängeln	1 Durchgang der Next-Level-Varianten ausführen	242
5	Schulterdreher	1 Durchgang ausführen	208
6	Spiralkraft	8-mal pro Seite ausführen	224
7	Bewegter Handstand	10- bis 20-mal ausführen	234
Übungen 3 bis 7 insgesamt 3-mal wiederholen			

FUNKTIONALES BAUCHTRAINING

Diese Übungen sind super für dich, wenn du deinen Bauch nicht nur fit aussehen lassen, sondern auch wirklich fit halten willst. Im Körperzentrum unterstützt die Integration möglichst vieler Strukturen und Leitbahnen ein ganzheitliches, nachhaltiges Bauchtraining, das auch was kann. Wikinger schaffen Aufspannung in diesem Bereich und Elfen entlasten sinnvoll ihren Rücken.

	ÜBUNG	WIEDERHOLUNGEN/DAUER	ANLEITUNG AUF SEITE
1	Telefonhörer plus »O-O-REGEL«	1-mal zur Wahrnehmung für effektive Brustbein- und Kopfhaltung in den Folgeübungen	168
2	Uhr	3-mal pro Seite ausführen	198
3	Bauchtraining für Schlaue	1 Durchgang der Next-Level-Varianten ausführen	162
4	Bogen spannen	1 Durchgang der Next-Level-Varianten ausführen	160
5	Poledance um die Wirbelsäule	8-mal pro Richtung ausführen	246
6	Rückschlag	Next-Level-Varianten 8-mal pro Seite ausführen	164
7	Propeller	Next-Level-Varianten 10 Sekunden pro Handposition und Beinseite ausführen	248
Übungen 2 bis 7 insgesamt 3-mal wiederholen			

GROSSES YOGA-SET ZUM AUSGLEICH

Wenn du sowohl deine Dehnfähigkeit als auch deine Mobilität verbessern willst, bietet sich dieses große Yoga-Set an. Darin sind achtsame Dehnelemente und impulsive Aktivität miteinander kombiniert und durch Atemübungen angereichert. Die Zusammenstellung zielt sowohl auf einen Zugewinn an Elastizität für die Elfe als auch die Geschmeidigkeit für den Wikinger.

	ÜBUNG	WIEDERHOLUNGEN/DAUER	ANLEITUNG AUF SEITE
1	4-4-4-4-Atmung	Mindestens 10-mal ausführen	78
2	Fliegender Schmetterling	5- bis 10-mal pro Seite ausführen	222
3	Stabiler Tisch	2 Durchgänge à 5-mal ausführen	238
4	Nest	30 bis 60 Sekunden pro Seite oder 5 Atemzüge lang ausführen	166
5	Federnder Schwung	20-mal pro Seite ausführen	204
6	Ausfallschritt	10- bis 20-mal ausführen	156
7	Bewegter Handstand	10- bis 20-mal ausführen	234
8	Frösche	10- bis 30-mal ausführen	174
9	Windmühlen-Atementspannung	1-mal pro Seite ausführen	88

KLEINES YOGA-SET FÜR GUTE LAUNE UND ENTSPANNUNG

Wenn du eine kurze Auszeit benötigst, Spannung ablassen und dann mit positiver Energie weitermachen willst, ist dieses Yoga-Set genau das Richtige für dich. Es bietet die Möglichkeit, Energie abzugeben, dadurch Leichtigkeit zu schaffen und fröhlicher zu werden. Der Elfen-Typ stabilisiert sich dabei, der Wikinger-Typ wird elastischer und anpassungsfähiger.

	ÜBUNG	WIEDERHOLUNGEN/DAUER	ANLEITUNG AUF SEITE
1	Body-Drops-Atmung	20-mal ausführen	84
2	Auf die Schulter klopfen	20-mal pro Seite ausführen	158
3	Langsitz	10- bis 30-mal ausführen	180
4	Flügel	20- bis 30-mal ausführen	202
5	Pferdeatmung	Ca. 10-mal ausführen	82

ANHANG

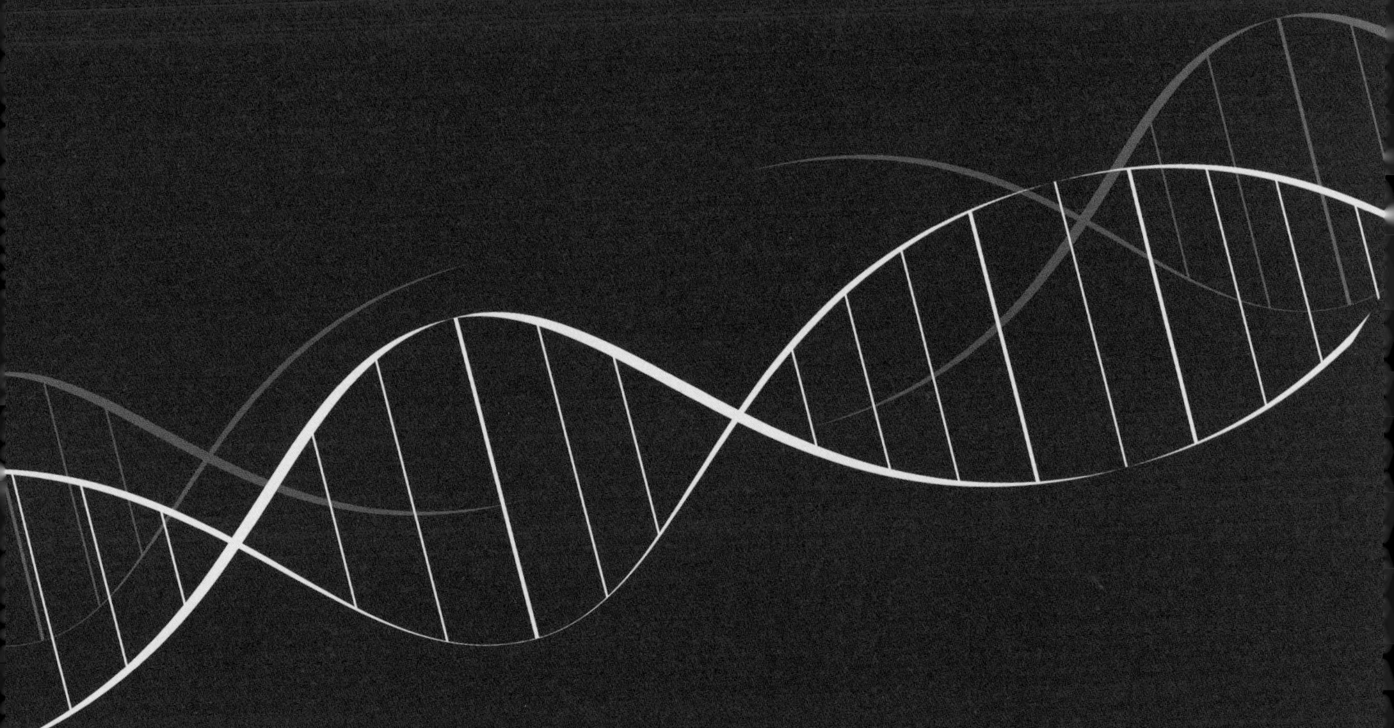

GLOSSAR UND FASZIENWÖRTERBUCH

BEGRIFFE	ERLÄUTERUNG IM FASZIENKONTEXT
Abfallprodukte	Stoffwechselendprodukte, die den Organismus verlassen sollten
Aktionsradius	Bereich, in dem eine Bewegung stattfindet
Anomalie	Abweichung vom Üblichen
Aufdehnung	Achtsame ein- oder mehrdimensionale Längung von Strukturen innerhalb der Faszie zur Spannungsregulation
Aufrichtung	Ausgeglichene Spannungsverteilung im individuellen tensegralen Leitbahnsystem
Aufspannung	Zielgerichtetes Nutzen des Volumen- und Längenpotenzials des Gewebes zur Verteilung der Kraftverhältnisse und als Vorbereitung für Bewegungsaktivität
Autophagie	Prozess der Zellen, mit dem sie eigene Bestandteile zerlegen, auflösen oder recyceln
Axon	Reizverarbeitender und impulsweiterleitender Teil der Nervenzelle
Belastungskompensation	Übertragung einer Belastung von einer defizitären Struktur auf eine andere
Bewegungsamplitude	Vom Gewebe zugelassener Bewegungsspielraum
Bindegewebsstränge	Dichte Faseransammlungen von parallel verlaufendem Gewebe

BEGRIFFE	ERLÄUTERUNG IM FASZIENKONTEXT
Blockaden	Funktionseinschränkungen einer Struktur, unter anderem ausgelöst durch Verletzungen, Verspannungen, mentale und geistige Enge
Deep Adipose Tissue (DAT)	Fettgewebe unterhalb der faserigen Schicht in der Mitte der Hypodermis, gehört zur oberflächlichen Faszie
Dehnbarkeit, Gewebedehnung	Eigenschaft, Strukturen zu längen
Dehnfähigkeit	Eigenschaft des Gewebes, bei Bedarf Strukturen zu längen und dort funktional nutzen zu können
Dehnreiz	Impuls, der Signale sendet, mehr Länge in eine Struktur zu bringen
Dendrit	Reizaufnehmender und weiterleitender Anteil der Nervenzelle
Dermis	Kollagenfaserreiche, bindegewebige Hautschicht direkt unter der Epidermis (oberste Hautschicht)
Durchlässigkeit	Blockadefreie Weiterleitung von Aktionsimpulsen, Wahrnehmungsreizen und Belastungsverteilung sowie barrierefreier Transport von Stoffwechselprodukten und Zellen
Extrazelluläre Matrix (ECM)	Zwischen den Zellen liegende Substanz, die als Medium für Informationen und Transport dient; besteht aus einem Fasernetzwerk (mehrheitlich Kollagenfasern) sowie aus der Grundsubstanz
Elastische Spannkraft	Spannung, die Beweglichkeit und einen Recoil-Effekt zulässt
Elastin	Faserprotein, das der Faszie als Bestandteil ihre Verformbarkeit verleiht
Elastizität	Eigenschaft des Gewebes, eine Formveränderung schnellstmöglich wieder in ihre Ursprungsform zu bringen

BEGRIFFE	ERLÄUTERUNG IM FASZIENKONTEXT
Extension	Verlängern einer Struktur unter Belastung
Exterozeption	Außenwahrnehmung und Verarbeitung externer Reize und Sinneseindrücke
Fasziale Kontinuität	Verbundenheit aller Körperteile über das fasziale Netzwerk unter Einbeziehung aller Strukturausprägungen
Fibrosierung	Krankhafter Umbauprozess von (Organ-)Gewebe zu kollagenem Bindegewebe
Frontalebene	Ebene, die den Körper mittig in einen vorderen und hinteren Teil teilt
Funktionalität	Fähigkeit einer Struktur, ihren natürlichen Aufgaben, unter anderem in Bewegungsabfolgen, nachzugehen
Gelenkflexibilität	Umfang an Beweglichkeit, die ein Gelenk einnehmen kann
Geschlossener Übertragungsring	Kontinuierlicher Spannungskreislauf im Körper, der entweder über Gliedmaßen oder Zusatzgeräte mittels Druck oder Zug aufgebaut wird
Geschmeidigkeit	Eigenschaft des Gewebes, uneingeschränkt differenzierte Bewegungen zuzulassen
Gewebegenetik	Vererbte Veranlagung der Gewebsstruktur
Gewebewasser	Das in der Grundsubstanz der Faszie befindliche Wasser; befindet sich zu ungefähr der Hälfte in einem freien und zur anderen Hälfte in einem gebundenen Zustand
Gleiten	Gleichmäßige, reibungslose Bewegungen von Strukturen
Gleitfähigkeit	Eigenschaft des Gewebes, bei Bedarf reibungslose Bewegungen von Strukturen gegeneinander zu ermöglichen
Großräumig	Weiten Bewegungsraum nutzend

BEGRIFFE	ERLÄUTERUNG IM FASZIENKONTEXT
Grundsubstanz	Der Anteil der extrazellulären Matrix (EZM), der nicht das Fasernetzwerk beinhaltet, sondern zum größten Teil aus Wasser sowie verschiedenen Zucker-Eiweiß-Verbindungen besteht und der die Fasern von allen Seiten umspült
Haltestrukturen	Strukturen, die einer Belastung entgegenwirken
Hyaluronan	Stark wasserbindende Zucker-Eiweiß-Verbindung
Inneres Außen	Beschreibt den Hohlraum des »Verdauungsschlauchs« vom Mund bis zum After (denn alles, was aus dem After wieder rauskommt, wurde nie von Körpersystemen aufgenommen)
Interozeption	Wahrnehmung physiologischer Prozesse im Inneren des eigenen Körpers
Interstrukturell	Zwischen Strukturen
Intrastrukturell	Innerhalb einer Struktur
Interstrukturelle Verschieblichkeit	Möglichkeit einzelner Strukturen, aneinander vorbeizugleiten
Isometrisch	Haltearbeit, bei der der Muskel eine Spannung erzeugt, aber die Muskellänge konstant bleibt
Katapulteffekt	Rückstellmechanismus, den fasziale Strukturen für die Energieumkehrung nutzen können
Keimblatt	Embryonale Zellschicht, aus der sich unterschiedliche Strukturen, Gewebe und Organe entwickeln
Kleinteilige Strukturen	Kleine Komponenten, die am Aufbau eines Systems beteiligt sind
Kollagen	Strukturprotein, das der Faszie als Bestandteil ihre Festigkeit verleiht

BEGRIFFE	ERLÄUTERUNG IM FASZIENKONTEXT
Kontinuität	Fortlaufende Existenz, die trotz möglicher Veränderungen in ihrer Umgebung oder in den Komponenten, aus denen sie besteht, eine grundlegende Beständigkeit beibehält
Kontraktion	Zusammenziehen einer Struktur
Kraftübertragungswege	Strukturelle Verläufe innerhalb der Faszie, die bei einer Belastungsanforderung kooperieren
Längendynamik	Kräfte bei Bewegungen, die Länge in Strukturen erfordern
Längentoleranz	Möglichkeit, eine Längenveränderung zuzulassen
Längenverschieblichkeit	Möglichkeit faszialer Strukturen, bei Längenveränderung aneinander vorbeizugleiten
Loose Connective Tissue (LCT)	Lockeres, zusammenhaltendes Bindegewebe
Lipide	Sammelbezeichnung für Fette
Leitbahnverlauf	Strukturelle Übertragungswege im Körper
Leitmilieu	Grundsubstanz als Transportweg
Makrophagen	Weiße Blutkörperchen, die als Fresszellen Teil der Immunantwort sind
Mesoderm	Mittleres der drei Keimblätter, die während der Embryonalentwicklung entstehen; andere Forscher sehen das »Meso« als ein besonders weit verbreitetes Zwischengewebe (kein eigenes Blatt), das die beiden Keimblätter miteinander verbindet und umhüllt
Metaorgan	Übergeordnetes Organ (Faszie), das andere verbindet beziehungsweise inkludiert
Mobilität	Physiologische Beweglichkeit

BEGRIFFE	ERLÄUTERUNG IM FASZIENKONTEXT
Mobilitätsradius	Umfang der physiologischen Beweglichkeit
Myofaszie	Faszienbereiche, in denen Muskelmasse eingelagert ist
Myofasziale Kette	Muskel-Faszien-Kette, konventioneller Begriff für Leitbahnen
Nahrungsmittelresorption	Aufnahme von Nährstoffen über den Darm
Omnipräsent	Allgegenwärtig
O-O-Regel	Ausführung, bei der sich der Oberarm stets auf gleicher Höhe mit dem gleichseitigen Ohr befindet
Osteopathie	Eigenständige, ganzheitliche Manualtherapie, die Bewegungs- und Funktionseinschränkungen in allen Geweben ertastet, definiert und behandelt
Oxidativ	Prozesse, die in Anwesenheit von Sauerstoff stattfinden
Pathologie	Lehre abnormer oder krankhafter Vorgänge und Zustände im menschlichen Körper
Pufferspeicherzone	Bereich, in dem Gespeichertes gleichzeitig dem Schutz gegen Einwirkungen dient
Range of Motion	Radius, in dem eine Bewegung ausgeführt werden kann
Recoil-Effekt	Rückstellmechanismus, den fasziale Strukturen für die Energieumkehrung nutzen können
Resilienz	Fähigkeit, mit Krisen, Problemen und Veränderungen umzugehen, sich anzupassen und daraus gestärkt hervorzugehen
Rezeptor	Ende einer Nervenfaser, das Reize aufnehmen und in eine Signalübertragung umwandeln kann
Rezeptororgan	Empfangendes Organ

BEGRIFFE	ERLÄUTERUNG IM FASZIENKONTEXT
Ringspannung	Kontinuierlicher Spannungskreislauf im Körper, der entweder über Gliedmaßen oder Zusatzgeräte mittels Druck oder Zug aufgebaut wird
Rückstellfähigkeit	Mechanismus, den fasziale Strukturen für die Energieumkehrung nutzen
Rolfing	Manueller Behandlungsansatz, der von Dr. Ida Rolf begründet wurde und das Ziel verfolgt, die Ursachen schlechter Haltung und Bewegungseinschränkungen zu therapieren
Superficial Adipose Tissue (SAT)	Fettgewebe oberhalb der faserigen Schicht in der Mitte der Hypodermis, gehört zur oberflächlichen Faszie
Säure-Basen-Haushalt	Physiologischer Regelkreis, der den pH-Wert zum Beispiel des Blutes in einem konstanten Bereich hält
Spannstütz	Belastungsausübung auf Fußrücken bei gestreckten Füßen
Spannungsnetzwerk	Flexibles, dreidimensionales Geflecht, das den ganzen Körper verbindet und durchzieht
Spiralverlauf	Übertragungsweg der Faszie, der spiralig um den Körper verläuft
Struktur	Allgemeine Bezeichnung für alle Gewebeformen
Strukturelle Integrität	Ungehinderte physiologische Funktionen und Unversehrtheit der Struktur
Synapse	Schaltstelle von Informationen (Übertragung von elektrischen oder chemischen Signalen von einer Nervenzelle auf die nächste) sowie Reizweitergabe ans Zielorgan (zum Beispiel Muskel) als Teil der Nervenzelle
Tensegral	Ganzheitlicher Spannungszusammenhalt

BEGRIFFE	ERLÄUTERUNG IM FASZIENKONTEXT
Tensegrity	Strukturelle Selbststabilisation durch Druck und Zug
Triggerpunkt	Allgemein: hohe Dichte von Rezeptoren Krankhaft: verhärtete Stelle innerhalb des myofaszialen Systems, die auf Druck schmerzhaft reagiert
Tonus	Spannungszustand
Übersäuerung	Störung des Säure-Basen-Haushalts durch zu viel Säure im Organismus
Vakuolen	Wabenähnliche Räume, die mit Flüssigkeit (Wasser, gelöste Stoffe, Proteine) und/oder Zellen gefüllt sind
Ventralraum	Bauchraum, in dem sich die Organe befinden
Verklebung	Abnahme der Gleitfähigkeit und Beweglichkeit zwischen nahe beieinanderliegenden Faszienschichten, bedingt durch Verdichtung der Grundsubstanz und/oder Zunahme von faserigen Verbindungen zwischen den Schichten
Verkürzung	Strukturelle Degeneration, die sich in einem beschränkten Bewegungsradius äußert
Verschieblichkeit	Möglichkeit faszialer Strukturen, sich frei zueinander zu bewegen
Viszeral	Eingeweide betreffend
Zellrecycling	Ausrangierte Zellbestandteile werden abgebaut und als Bausteine an anderer Stelle wiederverwendet
Zentrierung	Zusammenführen von umliegenden Strukturen zu einem Mittelpunkt unter Zugspannung
Zugreiz	Impuls, der einer Struktur das Signal sendet, auf einen Zug zu reagieren

ÜBUNGSÜBERSICHT

Atemübungen

Selbsthilfe für Elfen

Selbsthilfe für Wikinger

Übungen für die Vorderleitbahn

Übungen für die Rückleitbahn

Übungen für die Seitenleitbahn

Übungen für die Spiralleitbahn

Übungen für die Zentralleitbahn

EQUIPMENT UND BEZUGSQUELLEN

Die Übungen lassen sich mit den Produkten unterschiedlicher Hersteller durchführen. Aufgrund unserer Erfahrungen empfehlen wir besonders diese:

FASZIO® Cups von BellaBambi®: Die FASZIO® Cups sind formbar und anpassungsfähig. Sie haben eine griffige Oberfläche und bestehen aus einem robusten Material. Man kann sie mit einer Hand bedienen und, wenn man sie umdreht, als Triggerpointer nutzen. FASZIO® Cups bestehen aus biokompatiblem, strapazierfähigem Silikon, sind dermatologisch unbedenklich und auch für Allergiker geeignet. Du kannst die Cups über faszio.de/produkte beziehen.

FASZIO® Bälle von TOGU®: Die luftgefüllten FASZIO® Bälle bestehen aus einer eigens entwickelten Materialmischung aus Ruton, die in sich fest, im Ganzen aber flexibel ist und hohen Belastungen standhält. Das Ausrollen über den Ball wirkt intensiv und sehr tief in der Faszie. Je nach Zielsetzung können so Verklebungen gelöst, Verspannungen beseitigt, der Stoffwechsel angeregt und das Fasernetz aufgedehnt werden. Du kannst die Bälle über faszio.de/produkte erwerben.

Grafiken zum Download: Unsere Faszienillustrationen können als Unterrichts- und Anschauungsmaterial für die Physiotherapie, Sportpraxis und Lehrveranstaltungen verwendet werden. Zusätzlich gibt es nützliche Produkte für fasziale Behandlungen. Du kannst die Nutzungsrechte für die Grafiken und Modelle im Tensegrity-Stil über fascialnet.com erwerben.

VERWENDETE LITERATUR

Guimberteau, Jean-Claude; Armstrong, Colin: *Faszien – Architektur des menschlichen Fasziengewebes.* KVM Verlag, 2015

Krings, M.; Stone, A.; Schmitz, R. W.; Krainitzki, H.; Stoneking, M.; Pääbo, S. (1997). »Neandertal DNA sequences and the origin of modern humans«. In: *Cell* 90 (1): S. 19–30

Masi, Alfonse T.; Benjamin, Michael; Vleeming, Andry (2004): »Anatomical, biomechanical, and clinical perspectives on sacroiliac joints: an integrative synthesis of biodynamic mechanisms related to ankylosing spondylitis«. In: *Movement, Stability & Lumbopelvic Pain:* S. 205–227

Meinl, Daniela: *Das große Faszien Yoga Buch.* Irisiana Verlag, 2017

Myers, Thomas W.: *Anatomy Trains.* Urban & Fischer Verlag, 2022

Oellerich, Heike; Wessels, Miriam: *Cupping – Die neue Methode zum Lösen der Faszien.* Gräfe & Unzer, 2018

Oellerich, Heike; Wessels, Miriam: *Faszien Tuning.* Gräfe & Unzer, 2017

Oellerich, Heike; Wessels, Miriam: *Faszien-Training.* BLV Buchverlag, 2015

Schleip, Robert; Baker, Amanda: *Faszien in Sport und Alltag.* riva, 2021

Schleip, Robert: *Lehrbuch Faszien: Grundlagen, Forschung, Behandlung.* Urban & Fischer Verlag, 2020

Schleip, Robert: *Faszien-Fitness – erweiterte und überarbeitete Ausgabe.* riva, 2018

Schleip, Robert; Buschmann, Berengar: *Faszien-Krafttraining.* riva, 2016

Stecco, Carla: *Atlas des menschlichen Fasziensystems.* Urban & Fischer Verlag, 2016

DANK

Unser ganz besonderer Dank gilt **Juliane Galke**, die mit Kopf und Herz und viel grafischem Talent unsere gemeinsamen Visionen kreiert und in fantastische Illustrationen umgesetzt hat. Und dafür, dass sie auch bei diesem Projekt unsere leidenschaftliche fach- und inhaltliche Sparringspartnerin war.

Bei der Umsetzung dieses Buches war **Lena Schönteich** unsere beständige und verlässliche Stütze, die immer motiviert drangeblieben ist. Herzlichen Dank für die vielen guten Ideen, die gründlichen Korrekturen und das mentale Aufrichten!

Und natürlich danken wir auch den großartigen Models **Lena Schönteich**, **Carsten Peckmann** und **Gustavo Paulo Silva**, die mit ihrer Bewegungsgabe die Übungen perfekt umgesetzt haben.

Auch dem **FASZIO®-Team** gebührt reichlich Dank! Wir haben viele Jahre gemeinsam Ideen verwirklicht, Krisen gemeistert, Erfolge gefeiert und Freundschaften geschlossen. Ihr seid die Besten!

Wir möchten allen unseren **Teilnehmern** von ganzem Herzen danken, die immerzu neue Bewegungsideen mit uns ausprobiert und umgesetzt haben und mit einigen »Faszienkatern« umzugehen hatten.

Die Fasziengrafiken wurde mit viel Recherchefleiß, unermüdlichem Enthusiasmus und freundschaftlicher Unterstützung durch **Robert Schleip** von FASZIO® (Fascia Illustration Research Group) erarbeitet. Wir danken der **Fascia Research Society** für die Präsentation auf dem Fascia Research Congress 2022 in Montreal sowie den Faszienkoryphäen **Gary Carter**, **Peter Friedl**, **Stuart McGill**, **J. C. Guimberteau**, **Karin Gurtner**, **Werner Klingler**, **Helene Langevin**, **Tom Myers**, **Yuval Rinkevich**, **Carla Stecco** und **Jan Wilke** für ihre Zeit, Hinweise und Anerkennung.

ÜBER DIE AUTOREN

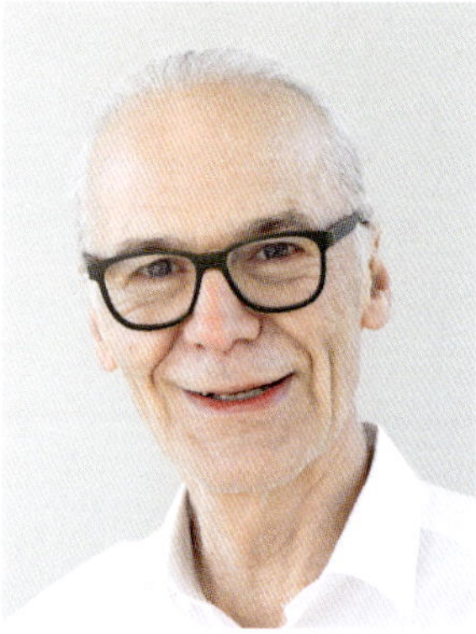

Robert Schleip, Prof. Dr., ist promovierter Humanbiologe, Diplom-Psychologe und einer der führenden Faszienforscher weltweit. Er ist Direktor der Fascia Research Group (Technische Universität München und Universität Ulm) und Mitinitiator aller internationalen Faszienkongresse seit 2007. Außerdem ist er Autor zahlreicher Fachartikel, Publikationen und Bücher, darunter der Bestseller *Faszien-Fitness*.

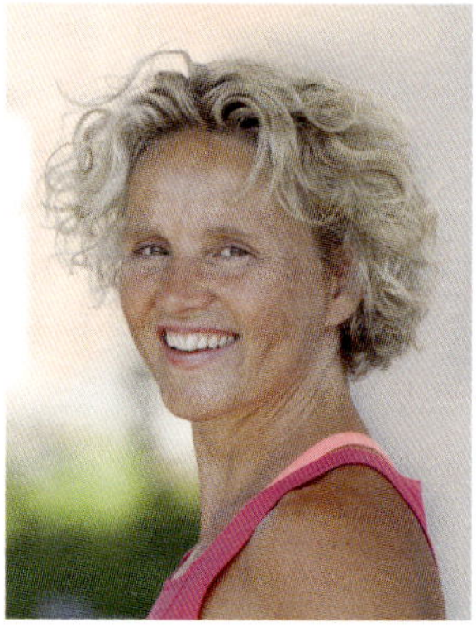

Heike Oellerich ist Personal Coachin und Trainerin für Gesundheitssport. Die Faszienenthusiastin ist Gründerin von FASZIO®, wo sie Aus- und Fortbildungen zu Faszientraining und -therapie leitet. Sie ist außerdem Konzeptentwicklerin für Bewegungsthemen, wissenschaftliche Mitarbeiterin in der Fascia Illustration Research Group und erfolgreiche Autorin zahlreicher Fitnessratgeber und Artikel.

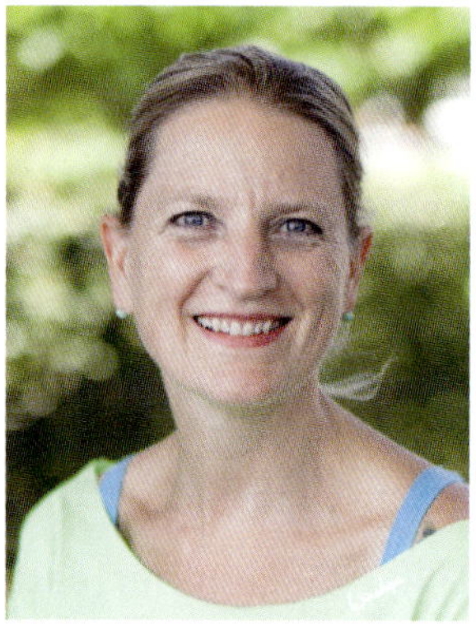

Miriam Wessels ist Sportwissenschaftlerin, Ausbilderin für Yogalehrer und -therapeuten, Heilpraktikerin und Faszientherapeutin. Ihrer Leidenschaft für das Thema Faszien geht die Gründerin von FASZIO® als Ausbilderin sowie als wissenschaftliche Mitarbeiterin der Fascia Illustration Research Group nach. Zudem ist sie erfolgreiche Autorin zahlreicher Fitnessratgeber und Artikel.